甲状腺与甲状旁腺疾病
热消融治疗实战教程

主　　编　于明安　王淑荣
副 主 编　郭建琴　魏　莹　赵朕龙

编　　者（按姓氏笔画排序）

于明安　王丹丹　王金玲　王淑荣　王锡菊　丛志斌

伍　洁　刘　洋　刘　影　刘方义　刘莉红　齐　鲁

孙艳华　苏鸿辉　李　妍　李　燕　李征毅　杨蓓蓓

张　凌　岳雯雯　赵军凤　赵朕龙　郝　巍　荆丽丽

柴慧慧　钱林学　徐庆玲　徐志峰　徐海苗　郭建琴

黄金昶　曹庆华　曹晓静　隋玉杰　彭成忠　彭丽丽

蔡振旭　霍胜男　魏　莹

编写秘书　赵朕龙

人民卫生出版社
·北京·

图书在版编目（CIP）数据

甲状腺与甲状旁腺疾病热消融治疗实战教程 / 于明安，王淑荣主编. —北京：人民卫生出版社，2023.2
ISBN 978-7-117-34187-5

I.①甲… II.①于… ②王… III.①甲状腺疾病 –
治疗 – 教材②甲状旁腺疾病 – 治疗 – 教材 IV.
①R581.05②R653.05

中国版本图书馆 CIP 数据核字（2022）第 242068 号

甲状腺与甲状旁腺疾病热消融治疗实战教程
Jiazhuangxian yu Jiazhuangpangxian Jibing Rexiaorong Zhiliao Shizhan Jiaocheng

著　　者　于明安　王淑荣
出版发行　**人民卫生出版社**（中继线 010-59780011）
地　　址　北京市朝阳区潘家园南里 19 号
邮　　编　100021
E – mail　pmph @ pmph.com
购书热线　010-59787592　010-59787584　010-65264830
印　　刷　北京盛通印刷股份有限公司
经　　销　新华书店
开　　本　787×1092　1/16　　印张：19
字　　数　486 千字
版　　次　2023 年 2 月第 1 版
印　　次　2023 年 2 月第 1 次印刷
标准书号　ISBN 978-7-117-34187-5
定　　价　89.00 元

打击盗版举报电话　010-59787491　　E- mail　WQ @ pmph.com
质量问题联系电话　010-59787234　　E- mail　zhiliang @ pmph.com
数字融合服务电话　4001118166　　　E- mail　zengzhi @ pmph.com

序 1

随着医学诊疗理念的提升和医学工程技术的飞速发展，在先进医疗仪器设备引导下的介入医学于近几十年来得到了快速发展，范围涵盖呼吸、循环、消化、神经、泌尿、生殖、肌骨等系统。

介入医学以对人体最小的创伤达到对病灶的最大破坏，即在治疗肿瘤的同时最大限度保护机体正常的解剖和功能。肿瘤介入诊疗不仅有微创、安全、有效等优势，还可对发生肿瘤的脏器及脏器周围组织进行保护，在短期可恢复正常功能，长期可最大限度保证患者各系统正常功能及患者生活质量。

肿瘤介入诊疗是在微创的基础上破坏肿瘤组织。另外，介入诊疗还增加了局部抗肿瘤免疫反应，保存并增强了机体整体的抗肿瘤免疫功能。实际上，肿瘤消融治疗是在影像引导下将1根针状电极经皮穿刺进入肿瘤，通过高温或低温等方式破坏肿瘤组织。目前，介入医学在一定程度上代表了医学发展的方向。国家卫生健康委员会将"外科微创化，内科介入化"列入了医院临床工作的指导方向。

甲状腺肿瘤和甲状旁腺功能亢进症（简称"甲旁亢"）发病率越来越高。对甲状腺肿瘤和甲旁亢的传统治疗是手术切除。10余年来，热消融已经在甲状腺肿瘤和甲旁亢治疗中显示出明显的优势。多项研究表明，相比于传统手术，微创治疗并发症少，远期效果好。另外，由于热消融一般在局部麻醉下进行，明显扩大了手术适应证，很多因合并症较多无法进行手术切除的患者都可以进行消融治疗，对这部分患者而言，热消融治疗为治愈疾病的重要手段。

近年来，甲状腺肿瘤和甲旁亢热消融治疗在我国得到了快速发展，王淑荣教授在国际上首次报道了甲状腺乳头状癌热消融治疗的研究成果；于明安教授在国际上首次报道了甲旁亢热消融治疗的临床研究成果。应该说中国医生在上述领域已经处于国际领先水平。越来越多的患者渴望进行微创治疗，越来越多的临床医生有志于在肿瘤微创领域开展工作，但当下尚缺乏对甲状腺肿瘤和甲旁亢热消融治疗的高质量指导用书，尤其是甲旁亢热消融方面。于明安教授和王淑荣教授以各自团队大量临床和科研工作为基础，汇总国内该领域专家的集体智慧，撰写了本书。

本书对甲状腺肿瘤和甲旁亢热消融治疗进行了详尽的阐述，包括病例纳入、术者资质和技术训练、患者心理干预、技术细节指导、常见并发症防范、特殊病例注意事项、术后复查内容和临床干预等，具有较高的实用性和指导性，读者可通过阅读本书，快速学习甲状腺肿瘤和甲旁亢热消融的流程、规范和技术要点，达到缩短学习曲线的目的。

相信随着介入医学的快速发展，会有越来越多的患者接受到介入微创诊疗服务。该技术对降低我国疾病治疗经济负担、加速患者术后恢复、提高患者生活质量具有重要意义。

中日友好医院院长　周　军

2023 年 1 月

序2

以肝癌微波消融为起点，影像引导下肿瘤经皮热消融治疗于 20 世纪 90 年代在我国拉开了序幕。经过近 30 年的不懈努力和开拓应用，经皮热消融治疗已成为肿瘤微创治疗的重要手段，并在临床得到广泛应用。与传统手术相比，肿瘤经皮热消融治疗具有微创、安全、疗效确切等优点，在肝脏、肾脏等多个脏器肿瘤性病变中广泛应用。在大量临床实践和科学研究的基础上，热消融已经被国内外多个肿瘤治疗相关指南推荐。

甲状腺结节和甲状旁腺功能亢进症（简称"甲旁亢"）在我国具有较高的发病率，尤其是甲状腺结节，无论良性还是恶性，近几十年来均呈快速增长趋势。甲状腺和甲状旁腺位于颈部，位置较深，周围毗邻许多重要结构，如气管、食管、神经和大血管等，该解剖特点为临床手术治疗带来一定的困难。甲状腺结节和甲旁亢治疗的传统方法是手术切除，但是创伤较大，可能发生的神经损伤等并发症严重影响患者的生活质量；甲状腺结节切除术后还常伴有甲状腺功能的丧失或低下。随着微创技术的发展，甲状腺结节和甲旁亢热消融治疗在临床得到初步应用并显示出诸多优势。由于高频超声可以做到术前精准定位，术中实时引导，术后超声造影可即刻评估疗效，超声引导下甲状腺结节与甲旁亢热消融治疗具有安全微创、疗效确切、可保留腺体功能、美观无瘢痕等优点，其远期效果可与手术媲美。

于明安教授与王淑荣教授长期从事甲状腺结节与甲旁亢热消融治疗工作，具有丰富的临床经验，两位教授联合国内该领域专家一起编写了本书，包括甲状腺结节与甲旁亢热消融相关理论基础、操作技巧、治疗方案的选择、常见并发症的防范和围手术期管理等内容。全书图文并茂，既有理论和实践操作指导，也有特殊病例经验分享，对专业人员快速掌握相关知识，缩短学习时间，减少患者并发症的发生有很大帮助。相信本书的出版，可以助力甲状腺结节与甲旁亢热消融技术的推广和临床应用，造福更多的患者。

中国人民解放军总医院第五医学中心介入超声科主任　梁　萍
2023 年 1 月

前 言

　　甲状腺及甲状旁腺疾病发病率呈逐年上升趋势，虽然开放性外科手术仍然是上述疾病明确有效的治疗方法，但随着医学模式的转变及人们健康意识的增强，超声引导下甲状腺及甲状旁腺疾病的热消融（微波、射频、激光）治疗得到了临床高度关注和广泛应用。多年的临床实践显示，甲状腺及甲状旁腺疾病热消融治疗具有安全、有效、微创、美观且可保留器官功能等特点，受到患者的广泛接受和认可。热消融技术开启了甲状腺及甲状旁腺疾病微创治疗的新时代。

　　随着热消融技术的应用及推广，越来越多的来自不同学科的医生关注并加入甲状腺及甲状旁腺疾病热消融治疗的行列，但目前很多医院甲状腺及甲状旁腺疾病热消融项目尚处于意向开展或刚刚起步阶段，医生的基础水平参差不齐，医学背景及学科领域也各不相同，迫切需要一本关于甲状腺及甲状旁腺疾病热消融治疗的指导教材，以使甲状腺及甲状旁腺疾病热消融治疗更规范、更安全、更有效地开展。

　　本书邀请了部分国内开展此项工作比较早、具有丰富临床经验的相关专家编写，系统介绍了甲状腺及甲状旁腺疾病热消融治疗相关的基础知识及临床实践经验。其内容涵盖目前甲状腺及甲状旁腺疾病国内外热消融治疗综述、疾病的影像学及病理学诊断、热消融设备和消融技术、麻醉及围手术期管理、各类疾病的消融技巧及手法、术后随访、并发症的防范及护理等内容，目的是将我们的经验、技术、理念等呈现给各位读者。相信此书将给有志于从事甲状腺及甲状旁腺疾病热消融治疗的医生带来帮助。

　　但我们深知目前许多经验技术还达不到最佳，对广大读者也只能起到借鉴的作用。所以恳请广大读者多提宝贵意见，在甲状腺及甲状旁腺疾病热消融治疗的道路上与我们相互借鉴、共同探讨、共同进步！欢迎各位前辈及同道指正！

2023 年 1 月

目 录

第一篇　甲状腺疾病热消融治疗学

第一章　总论 002

第一节　甲状腺疾病热消融概况 002

第二节　常用热消融方法 006

第三节　常用超声引导技术 008

第二章　甲状腺解剖及生理 013

第一节　概述 013

第二节　甲状腺解剖 013

第三节　甲状腺生理 017

第三章　甲状腺疾病超声诊断 018

第一节　概述 018

第二节　甲状腺疾病诊断要点 019

第四章　甲状腺疾病病理诊断 039

第一节　甲状腺结节细针抽吸细胞病理学诊断 039

第二节　针穿活检 056

第三节　应对可疑诊断的方法及穿刺活检后治疗时机的选择 066

第四节　基因检测 067

第五章 **相关麻醉方法** 069

第一节 局部麻醉 069

第二节 静脉复合麻醉 071

第三节 针刺麻醉的应用 073

第四节 麻醉相关并发症及不良反应处理 074

第六章 **甲状腺良性结节热消融治疗** 078

第一节 适应证及禁忌证 078

第二节 术前管理 079

第三节 操作方法及技术要点 083

第四节 术后管理 097

第五节 常见并发症及不良反应的处理与防范 100

第六节 典型病例展示 107

第七章 **甲状腺微小乳头状癌热消融治疗** 115

第一节 适应证及禁忌证 115

第二节 术前管理 117

第三节 操作方法及技术要点 122

第四节 术后管理 130

第五节 常见并发症及不良反应的处理与防范 134

第六节 典型病例展示 138

第八章 **甲状腺复发转移癌热消融治疗** 143

第一节 适应证及禁忌证 143

第二节 术前管理 144

第三节 操作方法及技术要点 147

第四节 术后管理 157

第五节 常见并发症的处理与防范 164

第六节 典型病例展示 169

第七节 展望 173

| 第九章 | 甲状腺疾病热消融围手术期护理 | 175 |

第一节　常规护理概述 175

第二节　甲状腺手术常规护理 176

第三节　心理疏导 183

第二篇　甲状旁腺疾病热消融治疗学

| 第十章 | 甲状旁腺疾病治疗方法概述 | 186 |

| 第十一章 | 甲状旁腺的解剖、生理与组织胚胎学 | 188 |

| 第十二章 | 甲状旁腺的影像学检查 | 196 |

第一节　超声检查 196

第二节　其他影像学检查 208

| 第十三章 | 甲状旁腺功能亢进症的病因、病理生理学及临床特点 | 213 |

第一节　概述 213

第二节　病因及分类特点 213

第三节　病理生理特点 215

第四节　临床表现 217

第五节　辅助检查 219

| 第十四章 | 甲状旁腺功能亢进症热消融治疗 | 223 |

第一节　适应证及禁忌证 223

第二节　术前管理 224

第三节　操作方法及技术要点 225

第四节 术后管理及疗效评价 227

第五节 常见并发症的处理与防范 229

第六节 综合治疗方案 243

第十五章 甲状旁腺功能亢进症热消融治疗的技术细节与
临床应用价值 249

第一节 常规热消融治疗技术细节 249

第二节 术中喉返神经功能的超声评估技术 253

第三节 低钙血症的术前、术后预测技术 258

第四节 超声造影技术在甲状旁腺功能亢进症热消融中的作用 260

第五节 特殊患者或部位甲状旁腺功能亢进症热消融治疗技术 263

第六节 热消融治疗的临床应用价值 272

第十六章 甲状旁腺功能亢进症热消融治疗围手术期护理要点 274

第一节 原发性甲状旁腺功能亢进热消融治疗围手术期护理要点 274

第二节 继发性甲状旁腺功能亢进症热消融治疗围手术期护理要点 276

第三节 特殊病例护理要点 278

第十七章 甲状旁腺功能亢进症热消融治疗复发和远处结节再生的
原因及对策 282

第一节 局部复发 282

第二节 远处结节再生 284

第十八章 甲状旁腺功能亢进症热消融治疗的新进展及展望 286

索引 289

第一篇

甲状腺疾病
热消融治疗学

第一章

总论

第一节 甲状腺疾病热消融概况

一、概述

甲状腺结节是临床常见病、多发病，其触诊检出率约 4%，随着影像检查技术的发展及高频超声的普及应用，借助影像学技术其检出率高达 60%。其中大多数结节为良性病变，甲状腺癌患病率仅约占 5%[1]。由于甲状腺良性结节的恶变潜能及对某些患者造成主观不适症状、影响美观等原因，所以部分良性结节患者也有治疗需求。目前，外科手术依旧为甲状腺结节治疗的主要方式，但其存在创伤大、影响美观、损伤正常腺体、易引起甲状腺功能减退症（简称"甲减"）等弊端。随着医疗模式的转变，甲状腺结节治疗方式正向着微创的方向发展，现代微创治疗理念不仅强调减轻机体生理创伤，同时高度重视减轻心理创伤，从而达到真正微创的目的。

近十几年，超声引导下的局部消融技术迅速兴起，将影像技术与热消融技术结合[2]，为肿瘤治疗提供了精准原位灭活的可能，甲状腺结节热消融术具有损伤小、恢复快、重复性好、不影响美观且可最大限度保全甲状腺储备功能等优点，目前已有大量研究报道了此项微创治疗方法的疗效和应用前景[3]。尽管热消融作为一种微创治疗方法已经成熟应用于肝、肺、肾等器官恶性肿瘤的治疗，但是在甲状腺恶性肿瘤方面的应用仍然存在争议[4]。本章主要对热消融术在甲状腺疾病治疗中的现状进行介绍，以合理评价该技术的作用。

二、甲状腺良性结节热消融治疗

（一）应用现状

超声引导下经皮热消融治疗是近年国内外开展的新技术，并在甲状腺结节中的应用中得到迅速推广，成为甲状腺良性结节非手术治疗的一种选择。热消融技术主要包括射频消融（radiofrequency ablation，RFA）、微波消融（microwave ablation，MWA）、激光消融（laser ablation，LA）、高强度聚焦超声（high-intensity focused ultrasound，HIFU）四种方式，其共同原理是利用热能破坏病变组织细胞，使其发生不可逆热变性与凝固性坏死，实现局部灭活病灶的目的。

2006 年，Kim 等将 RFA 最早应用于甲状腺良性结节的治疗，研究结果显示 RFA 可减小结节的体积，改善相关临床症状，对甲状腺良性结节的治疗安全有效。该研究开启了 RFA 应用于甲状腺良性结节治疗的先河，此后 RFA 在国内外多家临床中心被作为甲状腺良性结节的一种治疗方式。

Feng 等于 2012 年首次报道应用 MWA 治疗 11 例甲状腺良性结节患者的结果：术后随

访 12 个月，结节缩减率为（45.99 ± 29.90）%，取得与 RFA 相似的效果。随后，王淑荣团队对 222 例甲状腺良性结节患者行 MWA，术后 6 个月发现 82.3% 的结节体积缩小率超过 50%，30.7% 的结节在术后 6 个月复查时消失，进一步肯定了 MWA 在甲状腺良性结节治疗中的价值。

LA 治疗最早于 1983 年由 Bown 等提出，且首先在肝、肾和子宫肌瘤等肿瘤性疾病中得到应用。2000 年 Pacella 等首次将其应用于甲状腺疾病，并同样显示出良好的治疗效果。

HIFU 是一项相对新型的微创治疗方法，最早在 1990 年开始应用于实体肿瘤的治疗。Esnault 等首次报道 HIFU 应用于甲状腺良性结节的治疗，研究结果提示该技术的安全性、患者的耐受性均较好，并且副作用小，有望成为甲状腺良性结节的首选治疗方法。

热消融技术已经作为一项相对成熟的治疗手段应用于甲状腺良性结节，并在各个医院得到开展和推广。近年关于热消融治疗甲状腺良性结节的文献量也在不断上升。田文等[5] 曾统计报道 2015—2017 年文献发表量达 68 篇，同期治疗患者也达 4 000 余例。目前研究报道的数据显示，超声引导下热消融技术在甲状腺良性结节的治疗中安全有效，在创伤、对甲状腺功能影响、住院时间等方面与传统外科手术相比具有自身独有的优势[6]。但须注意，该项治疗技术虽然风险相对较小，但仍可能出现喉返神经损伤、结节破裂、皮肤灼伤、出血等并发症，因此对其具体操作流程中的关键部分，如术前穿刺活检、术中超声引导、术后随访体系构建等尚需通过严格的团队合作实施，并不断改进相关操作技巧和指征。

（二）展望及思考

尽管多项研究报道，热消融术用于甲状腺良性结节的治疗方便快捷，安全可靠，具有手术不可比拟的优势。甲状腺结节临床上虽较为常见，但大多数为良性，且绝大多数良性结节可随访观察，不需要特殊干预，但当其出现以下状况，如产生结节相关局部自觉症状（如异物感、压迫症状、疼痛或影响美观等）、合并甲状腺功能亢进症（简称"甲亢"）症状、有恶性倾向等情况，则需要考虑治疗。治疗时应让患者充分了解微创治疗技术的理念及其优势和劣势。美国甲状腺协会（American Thyroid Association，ATA）诊治指南和我国《甲状腺结节和分化型甲状腺癌诊治指南》均建议，临床无症状的甲状腺良性结节不需要处理，随访观察即可。

有关热消融术在甲状腺良性结节治疗中的地位，2012 年韩国甲状腺放射学会专家共识对甲状腺良性结节的 RFA 治疗效果持肯定态度，认为只要患者选择合适，并且由具有一定年资和相关临床经验的医生操作，RFA 治疗可以达到与外科手术相似的效果。同时，该共识对甲状腺良性结节的消融指征也进行了明确的规定，同时提出对于甲状腺结节持续增大的患者，根据临床症状和体征也可以考虑行热消融治疗。2015 年意大利发布甲状腺结节 RFA 治疗共识，其适应证与韩国甲状腺放射学会专家共识一致。前者严格指出，在行 RFA 前，必须至少行两次独立的超声引导下细针抽吸活检（fine-needle aspiration biopsy，FNAB）和 / 或针穿活检（core needle biopsy，CNB）以明确结节的性质，而对于超声显像表现为恶性特征的结节进行 RFA 时，即使穿刺结果提示良性也应特别注意，谨慎处理。

2018 年中国医师协会甲状腺肿瘤消融治疗技术专家组联合其他专业委员会，制定了《甲状腺良性结节、微小癌及颈部转移性淋巴结热消融治疗专家共识（2018 版）》[7]，对消融的术前准备、操作方法、评价体系及注意事项等进行了详细阐述。热消融作为一种新的治疗思路在临床上逐渐得到应用和认可，为充分发挥其治疗优势，需要规范操作，严格参考国内外的相关治疗指南和专家共识，秉承认真的工作态度和严谨的学术精神来对待甲状腺疾病热消融治疗。

三、甲状腺微小癌及颈部转移性淋巴结热消融治疗

（一）应用现状

将热消融术应用于甲状腺复发的恶性肿瘤要早于甲状腺良性肿瘤。2000 年 Pacella 等首次成功应用 LA 治疗术后复发的甲状腺癌。Dupuy 等于 2001 年首次报道将 RFA 应用于分化型甲状腺癌颈部局部复发灶的治疗效果：通过随访 10.3 个月，治疗部位未发现复发，初步肯定了 RFA 治疗分化型甲状腺癌术后复发灶的有效性及安全性。

随后，RFA 在临床上被越来越多地应用于甲状腺癌复发转移灶的治疗。Chung 等 [8] 于 2019 年首次公布了 RFA 对甲状腺复发癌热消融后的长期（80 个月）随访结果，RFA 后癌结节消失率达 91.3%，并且无延迟并发症出现，进一步明确了 RFA 在甲状腺复发癌中的应用价值。随着 RFA 技术的不断发展，其逐步被应用于分化型甲状腺癌 [特别是甲状腺微小乳头状癌（papillary thyroid microcarcinoma，PTMC）] 的原发灶治疗。Baek 等将 RFA 应用于无法手术的原发性甲状腺癌患者的治疗，并且获得了较好疗效，提出对于无法手术的患者，RFA 可以有效控制甲状腺癌的局部生长。而 Kim 等在 2010 年的研究中表示不推荐使用 RFA 治疗原发性甲状腺乳头状癌（papillary thyroid carcinoma，PTC），主要原因是消融后可能会出现无法检测的残留癌性组织和转移性淋巴结。

国内学者对原发性甲状腺癌热消融也进行了报道。刘晓岭等对 9 例 PTMC 患者共 11 个病灶行热消融，经过 12 ~ 18 个月随访，所有患者均未出现并发症并且无复发转移征象，提示 RFA 是治疗 PTMC 安全有效的方法。董文武等在 2015 年报道了原发性甲状腺癌 RFA 治疗后再手术的体会，提出不规范的热消融操作，不仅促使癌组织复发，同时严重损伤甲状腺周围区的组织。热消融术后的甲状腺腺体与周围组织存在不同程度粘连，局部水肿明显，给二次手术造成了很大困难。因而越来越多的研究者尤其是外科医生对热消融治疗原发性甲状腺癌持保留意见。

MWA 最早于 2014 由王淑荣团队应用于低危原发性 PTMC 治疗，提出 MWA 应用于低危 PTMC 安全可行、效果可靠。随后，王淑荣团队在 2015 年公布了 MWA 应用于甲状腺癌局部转移性淋巴结的治疗结果。该研究共纳入 17 例患者共计 23 个病灶，随访 18 个月，病灶体积缩减率达 91%，并且无复发及严重并发症出现，提示 MWA 可以用于甲状腺癌转移性淋巴结治疗。该团队又于 2020 年进一步公布了 MWA 治疗低风险的长期疗效，发现在 12 ~ 101 个月的随访过程中，所有肿瘤完全坏死，无局部复发；仅有 1 例 PTMC（1/119）在术后 23 个月时出现颈部淋巴结转移而再次行超声引导下淋巴结消融治疗，原发灶消融局部无复发，所有患者无并发症出现。以上发现为推荐热消融作为低危 PTMC 的标准治疗方法之一提供了循证医学依据 [9]。

Valcavi 等成功应用 LA 治疗 3 例未发生甲状腺外侵犯及相关淋巴结转移的 PTMC，证明 LA 在技术上完全毁损 PTMC 是可行的。Pacella 等对 1 例甲状腺低分化癌患者行 LA，随访 2 年未发现复发及转移的征象。

目前鲜见 HIFU 治疗原发性及复发性甲状腺癌的研究报道。

（二）展望及思考

超声引导热消融技术对恶性甲状腺结节的治疗仍然处于研究初期，相比于甲状腺良性结节，前者更受研究者的关注，且极具争议。争议的来源主要是由于目前仍无法彻底消除

在消融过程中超声显像未能检测到的体内转移性淋巴结，即无法预防消融不完全的问题。但是对于外科手术切除的范围，国际普遍的趋势为切除范围越来越小，2009 年 ATA 指南指出，对于单发直径 < 1cm 的 PTC，在无颈部淋巴结转移的情况下行甲状腺侧叶切除术可达到完全治疗；2016 再次修订的 ATA 指南将甲状腺癌的手术指征放宽，明确指出直径 1 ~ 4cm 的肿瘤可以做甲状腺单叶切除，甲状腺微小癌可以采取定期复查，同时，对于没有转移的 T_1 期、T_2 期分化型甲状腺癌，可不做预防性中央淋巴结切除。说明国际争论多年的甲状腺癌治疗问题已达成新的共识，同时，PTMC 的良好预后及惰性生物学特性也被学界接受。

Ito 等报道 340 例 PTMC 的观察结果，其平均随访时间为 74 个月，与接受手术的对照组相比，观察组患者在淋巴结转移、预后等各项指标中均未出现显著性差异。Ito 等对 1 235 例甲状腺微小癌患者随访观察的 6 年中发现，病灶增大 58 例（4.7%），新发淋巴结转移 19 例（1.5%；中央 4 例，外侧 15 例），43 例（3.5%）进展为临床疾病，没有远处转移及死于甲状腺癌者；5 年随访肿瘤增大率为 4.9%，10 年随访肿瘤增大率为 8.0%；5 年肿大淋巴结转移发生率为 1.4%，10 年肿大淋巴结转移发生率为 3.4%。

许多对死于非甲状腺疾病患者的尸体解剖研究显示，多达 5.2% 的患者存在潜伏性 PTMC，这种 PTMC 手术治疗的正确性尚需探讨。由于 PTMC 生物学行为较好，生长缓慢，部分患者终身携带病灶且无疾病进展。因此有日本学者提出大多数低危 PTMC 患者不应立即手术，随访观察可作为传统外科治疗的主要替代，并被日本 2010 年甲状腺肿瘤治疗指南采用。

在我国，很多直径 < 10mm，甚至直径 < 5mm 的 $T_1N_0M_0$ 的 PTC 都进行了甲状腺侧叶切除及预防性颈部淋巴结清扫，因此有众多学者提出了对于甲状腺微小癌过度诊断及过度治疗的问题。有学者提出，大部分甲状腺癌为病灶较小的低风险乳头状癌，这些患者中绝大部分接受了甲状腺全切术，另外还有相当比例的患者接受了颈部淋巴结清扫术和放射性碘治疗，但是研究表明这些干预措施并未在改善患者生存上获益。基于以上研究，对于不愿意接受随访观察的 CN_0 PTMC 患者，将病灶扩大消融后再行观察，也是一项介于被动观察和积极手术治疗之间的合适选择。

目前对于原发性甲状腺癌的最佳治疗方式仍然是外科手术切除，但是对于无法接受手术治疗及不愿接受手术治疗的患者，超声引导下热消融是积极有效的治疗方案。此外，对于复发性甲状腺恶性结节，若患者接受手术切除后出现复发结节，且合并组织严重纤维化，或患者体质弱无法接受再次手术切除治疗，可以选择热消融作为替代治疗方式。

2012 年，韩国甲状腺放射学会专家共识中明确指出不推荐 RFA 用于甲状腺滤泡性肿瘤或原发性甲状腺癌的治疗，因为对这两类甲状腺肿瘤 RFA 没有治疗益处的证据。另外对于复发性甲状腺癌，首选手术治疗，其次选择放射性碘和甲状腺激素抑制治疗。对于手术风险较高的患者和拒绝接受反复手术的患者可以选择热消融治疗。我国《甲状腺良性结节、微小癌及颈部转移性淋巴结热消融治疗专家共识（2018 版）》并未完全否定热消融术在甲状腺癌方面的治疗意义，但是严格规定了将热消融治疗用于甲状腺微小癌的适应证与禁忌证。中国医师协会超声医师分会结合我国甲状腺微小癌的诊治现状和实际情况，于 2019 年发布《甲状腺微小乳头状癌热消融诊疗指征专家共识》[10]，对 PTMC 的诊断方法、热消融治疗的适应证和禁忌证进行了详细说明，旨在规范国内 PTMC 热消融治疗的现状。另外，共识中强调，PTMC 热消融治疗要求严格把握适应证，同时要求患者充分知情，并在有资质的专业人员规范操作下进行。

鉴于目前应用热消融治疗甲状腺恶性肿瘤在临床尚存争议，缺乏大样本、多中心的前瞻性随机对照研究及长期有效的随访结果，该技术的应用价值还需要更多的循证医学证据加以验证，需要更权威的指南及共识加以规范。近年来，针对可手术的甲状腺癌原发灶甚至转移灶是否能进行热消融治疗还存在争议。从现有的报道看，各研究者均未设置对照组，纳入的病例数较少，且术后评价较为困难，无长期随访数据证实预后是存在争议的根本原因。因此，热消融能否作为甲状腺癌的初始治疗选择有待进一步研究证实。

（岳雯雯　王淑荣　王丹丹）

参考文献

[1] GHARIB H, PAPINI E, GARBER J R, et al. American Association of Clinical Endocrinologists, American College of Endocrinology, and Associazione Medici Endocrinologi medical guidelines for clinical practice for the diagnosis and management of thyroid nodules：2016 update. Endocr Pract, 2016, 22 (5): 622-639.

[2] MANGIAVILLANO B, AURIEMMA F, SCALTRINI F, et al. Endoscopic ultrasonography-guided radiofrequency ablation for a perianastomotic neoplastic colorectal recurrence. Am J Gastroenterol, 2019, 114 (11): 1709.

[3] LIM H K, CHO S J, BAEK J H, et al. US-guided radiofrequency ablation for low-risk papillary thyroid microcarcinoma: efficacy and safety in a large population. Korean J Radiol, 2019, 20 (12): 1653-1661.

[4] VORLÄNDER C, DAVID KOHLHASE K, KORKUSUZ Y, et al. High-intensity focused ultrasound ablation of thyroid nodules: first human feasibility study. Thyroid, 2011, 21 (9): 965-973.

[5] 田文，王宇，郗洪庆，等. 甲状腺疾病射频消融治疗现状与争议. 中国实用外科杂志, 2018, 38 (1): 75-78.

[6] YUE W W, WANG S R, LU F, et al. Quality of life and cost-effectiveness of radiofrequency ablation versus open surgery for benign thyroid nodules. Sci Rep, 2016, 24(1): 423-442.

[7] 中国医师协会甲状腺肿瘤消融治疗技术专家组，中国抗癌协会甲状腺癌专业委员会，中国医师协会介入医师分会超声介入专业委员会，等. 甲状腺良性结节、微小癌及颈部转移性淋巴结热消融治疗专家共识 (2018 版). 中国肿瘤, 2018, 27 (9): 768-773.

[8] CHUNG S R, BAEK J H, CHOI Y J, et al. Longer-term outcomes of radiofrequency ablation for locally recurrent papillary thyroid cancer. Eur Radiol, 2019, 29 (9): 4897-4903.

[9] YUE W W, QI L,WANG, D D, et al. US-guided microwave ablation of low-risk papillary thyroid microcarcinoma: longer-term results of a prospective study. J Clin Endocrinol Metab, 2020, 105 (6): dgaa128.

[10] 中国医师协会超声医师分会. 甲状腺微小乳头状癌热消融诊疗指征专家共识. 中华医学超声杂志 (电子版), 2019, 16 (8): 571-574.

第二节　常用热消融方法

一、微波消融

微波消融（MWA）是以微波针作为辐射天线，将其穿刺到肿瘤组织内，运用微波发生器产生 1 ～ 100W 的能量，通过微波天线发射 2 450MHz 的微波磁场，使肿瘤组织内原本杂乱无章的极性分子产生快速振荡，分子互相摩擦产生热量，高热使组织细胞脱水进而发生凝固性坏死。与 RFA 相比，MWA 具有不受电流传导、组织炭化等影响的特点，且具有产生能量更强、消融时间短、消融范围大等优势，因此其更适用于体积较大甲状腺结节的治疗。建议对于较大甲状腺结节（直径≥2cm）选择 MWA 治疗，因 MWA 治疗时间短、患者痛苦相对较小，对有经验的操作者通常更推荐采用。

消融针专为甲状腺消融设计，辐射尖端长度为 3mm，外径为 17G，针杆长度为 10cm。MWA 能量大，升温快，一般情况下，甲状腺结节的治疗能量为 20～30W，通常以较小功率启动，随后根据升温的快慢进行调整。隔离带技术、移动消融技术、杠杆撬动技术被广泛应用于 MWA 治疗甲状腺结节。

二、射频消融

射频消融（RFA）的原理是利用波长为 460～500kHz 的射频交变电流，通过插入肿瘤组织的射频电极传递产生高频交流电磁波（200～1 200kHz），使组织内的极性分子与离子在电磁波的作用下产生高速振动和摩擦，摩擦振动将机械能转化成热能，使组织温度升高。肿瘤组织在温度超过 50℃时就开始出现凝固性坏死，细胞内 DNA、溶酶体、线粒体、蛋白质等物质在温度达到 60℃时出现不可逆变性，组织细胞在温度超过 100℃时则直接脱水炭化进而坏死。研究报道，对于最大径较小（≤2cm）的结节宜采用 RFA，因为 RFA 功率较小，治疗过程中的能量调整更方便，安全性更高，但 RFA 升温曲线较平缓，一旦发生术中出血，则止血较为困难。此外，RFA 发射能量时需在人体中构成回路，不适合体内有金属植入物的患者，而 MWA 则没有此相关禁忌。

目前甲状腺射频消融针多为 17～18G，长 10mm，直径 6mm，工作频率 470kHz，功率 20～50W，起始功率一般设为 5W，然后根据升温快慢进行相关调整，另外甲状腺消融过程中也多应用隔离带技术、移动消融技术等以保护颈部重要组织避免热损伤。

三、激光消融

激光消融（LA）最早由 Bown 提出，原理是利用近红外激光（波长 1 064nm）定向和高能的特点，对靶组织加热，当温度达到 60℃时，组织迅速凝固坏死；局部温度短时间内超过 100℃，组织产生气化和炭化等现象，通过热效应达到破坏病变组织及细胞的目的。LA 过程中炭化的组织客观上会形成一个质硬而脆的包膜，使其内热量不容易被释放出去，促进了组织对热量的吸收，同时由于其阻止了热量向周围组织扩散，使 LA 毁损灶的范围能够得到控制，增强了其安全性。

LA 使用的光纤较纤细，仅需 21G 的引导针，操作灵活，消融区域范围较小，安全性更高。LA 使用的功率较低（3～5W），对周边组织的影响相对较小，能避免损伤重要的神经和血管，因此从安全性角度考虑，LA 更具优势。

四、高强度聚焦超声

高强度聚焦超声（HIFU）利用超声波可通过人体组织，并可通过特殊装置使其聚焦在特定靶区，使焦点区域瞬间达到高温，在组织病理学上表现为凝固性坏死，从而达到破坏病变区域的目的。HIFU 治疗过程中不需要穿刺，仅破坏病变区域组织，而病变区域外的组织相对无损伤。目前，由于尚缺乏合适的设备及颈部本身特殊的解剖特征，从而限制了该技术在甲状腺疾病中的广泛应用。相对其他几种消融方式，目前 HIFU 治疗甲状腺结节的研究报道还不多，仅有的几个报道主要集中于 HIFU 对甲状腺良性结节的治疗，鲜见应用于甲状腺恶性肿瘤中的报道。

（岳雯雯　王淑荣　王丹丹）

第三节　常用超声引导技术

超声引导热消融技术在甲状腺结节性疾病中应用广泛，近年来超声新技术的快速发展，对提高消融疗效发挥了重要作用，充分发挥超声影像信息的优势以指导治疗，是甲状腺热消融治疗中不可忽视的重要环节。

介入治疗中，理想的影像技术应具有多种功能，治疗前能对病灶进行准确评估，包括病灶大小、血供、与周围脏器的毗邻关系等，从而有助于确定合理的穿刺路径；治疗中能够实时准确监测消融过程，且可引导穿刺针穿刺并实时调整穿刺方向及深度，实时显示病灶消融凝固后的组织变化形态及消融范围；治疗后能准确评价消融疗效，并可灵敏判断是否出现相关并发症。通常超声技术引导精确、可靠，可最大化地实现甲状腺结节性病灶完整消融，最大限度地减少对周围组织结构的损伤，真正获得局部微创治疗的效果。

一、二维超声技术

甲状腺结节性疾病的临床诊断主要依靠影像学检查和实验室检查，其中影像学检查包括超声、X 线、CT、MRI 和核素检查等。2012 年发布的《甲状腺结节和分化型甲状腺癌诊治指南》中明确指出：高分辨率超声检查推荐为甲状腺结节的检查方法（A 级推荐）。对触诊、CT、MRI 等检查发现或怀疑有甲状腺结节的患者，均应通过颈部的高分辨率超声检查进一步确定诊断，并且通过超声来测量结节的大小，以及评估结节的位置、质地、形状、边界、包膜、钙化和与周围组织的毗邻关系等，同时还可以通过超声检查来评估颈部有无淋巴结转移及其性质。当超声发现实性低回声结节、形状和边缘不规则的结节、微小钙化的结节、针尖样或簇状分布的钙化结节和伴有超声显示颈部区域淋巴结异常的结节，则诊断为甲状腺癌的可能性会大大增加。

虽然超声在诊断甲状腺结节方面有实时动态显像、无创伤、重复性好和价格低廉的优点，但是甲状腺结节的超声征象具有较高的复杂性，单一超声指标用来诊断甲状腺癌的敏感性和特异性不高，所以需要对甲状腺结节进行多指标的超声检查并通过系统分析，提高甲状腺癌诊断的准确性。2009 年，Horvath 等首次提出了甲状腺影像报告和数据系统（thyroid imaging reporting and data system，TI-RADS）。TI-RADS 可以对超声检测的甲状腺结节的形状、回声、结构、钙化、纵横比等 10 余项指标进行分析，从而对甲状腺结节的危险性进行分级（表 1-1）。另外，利用 TI-RADS 还可以对甲状腺结节的病变评估和临床管理进行标准化，降低对超声医生经验的依赖性，并扩大超声技术在甲状腺结节检查中的应用。

表 1-1　甲状腺影像报告和数据系统分类

分类	超声表现
1 类	甲状腺实质正常,无结节

分类	超声表现
2 类	以囊性或实性为主,形态规则,边界清楚,或有蛋壳样、粗大钙化的良性结节
3 类	以实性为主,等回声,边界尚清,可能良性
4 类	恶性征象:实质性,低回声/极低回声,微钙化
4a 类	具有一种恶性征象
4b 类	具有两种恶性征象
4c 类	具有三、四种恶性征象
5 类	具有四种以上恶性征象,尤其是有微钙化和微分叶者
6 类	经病理证实的甲状腺恶性病变

注：甲状腺可疑恶性结节同时合并颈部的转移淋巴结,定为 5 类。

　　2011 年 Kwak 等在之前研究的 6 种分级的基础上,结合恶性率筛选出甲状腺恶性结节的特异性超声征象,即实性、低回声或显著低回声、微钙化、边缘分叶或模糊及纵横比 > 1,再依据甲状腺结节中含有上述恶性征象的数量进行 TI-RADS 分级。研究表明,Kwak 的改良型分级能更好地分辨出良恶性甲状腺结节,且随着超声征象数目的增加恶性风险度增高。美国放射学会（American College of Radiology, ACR）在 2015 年发表了白皮书,对甲状腺结节的描述词进行了规范；2017 年又发表了 TI-RADS 的白皮书[1],其中也是以甲状腺结节的组成、回声、形态、边缘及强回声病变作为危险因素进行评分,判断甲状腺结节的良恶性。因此,二维超声在甲状腺结节术前良恶性分级中占有重要地位。

　　高分辨率超声可以清晰显示甲状腺结节的位置及与周围组织的毗邻关系,是甲状腺疾病经皮穿刺治疗最为常用的引导技术。热消融治疗前,可借助二维超声,选择最佳进针路径,消融全程均需要进行超声监测,当热消融产生的气体强回声覆盖肿瘤全部时,即可停止消融。

二、超声造影技术

　　随着超声造影（contrast-enhanced ultrasonography,CEUS）技术的发展,甲状腺的超声成像技术水平得到了很大提高,为热消融治疗前甲状腺结节诊断,辅助甲状腺结节热消融治疗及消融治疗后疗效评价提供了更为可靠的影像学信息。

　　目前最常选用的造影剂是微气泡悬浮液制剂声诺维（SonoVue）,由于其在水溶液中溶解度极低,具有很好的稳定性,且采用低机械指数成像模式,可最大限度地减少对微泡的破坏。增强效果可持续几分钟,可进行实时连续成像,反复观察造影剂从开始进入组织到完全退出的全过程,进而显示病灶的灌注特点。声诺维为纯血池造影剂,不会外渗到血管外间隙,可以增强组织内毛细血管的多普勒信号,直接显示组织的微循环状态及细微结构。

　　（一）结节良恶性判定及消融范围的有效界定

　　高频超声显像以操作方便、无辐射、价格低廉及准确率较高等特点,成为甲状腺结节热消融中最常用的影像引导技术。常规二维超声评估甲状腺结节的性质主要基于结节的形态、内部回声、有无钙化、边界是否清晰及有无血供等作为参考,诊断准确率较高,但对于较小病灶,良恶性结节并存或多发结节恶变时的鉴别诊断方面仍存在一定的困难。目前,CEUS

技术越来越多地应用于临床，使实时动态观察病灶内微血管灌注成为可能，在肿瘤诊治中的临床应用价值已得到公认。

有研究报道，甲状腺腺瘤 CEUS 呈"快进慢退"的特征，并且增强模式以环状增强为主，其产生机制与甲状腺腺瘤病理特征密切相关。甲状腺腺瘤是由滤泡上皮反复增生所致，三维血管能量成像显示甲状腺腺瘤内血管较细，周边血流较为丰富，内部以网状立体状血流为主，部分呈"绒球状"由周边向中心延伸。

结节性甲状腺肿的 CEUS 表现呈多样性，可能与其病理过程有关。甲状腺肿反复增生、退缩形成的结节性病变称为结节性甲状腺肿，在增生和退缩的不同时期，其血供特点也不尽相同，从而构成了不同的造影模式。甲状腺乳头状癌（PTC）造影后，多表现为不均匀增强，并有早于周围腺体组织消退的趋势，其形成的原因推测与肿瘤组织内紊乱的新生血管及动静脉短路、血管盲端有关。此外，相关研究显示部分恶性结节内可见散在钙化点，可能是甲状腺结节不均匀增强的又一重要原因，但在增强特征和峰值强度方面，与结节性甲状腺肿相比有一定的重叠。

甲状腺结节热消融方式的选择与结节的囊性、实性密切相关。对于囊性或囊实性结节需要先将结节内的囊液抽净，然后对实性部分进行消融；实性结节则可直接消融，因此术前甲状腺结节的性质判定尤为重要。在甲状腺结节热消融治疗中，对二维超声上表现为极低回声的结节，无法明确判定囊性或实性时，可注入造影剂，若呈稀疏充填，则证明此为实性结节而非囊性结节。当部分结节由于囊性变后合并出血机化而呈低回声改变时，依靠常规超声往往很难鉴别，此时 CEUS 有助于明确结节是囊性还是实性。

（二）消融过程中病灶坏死范围判定

超声引导技术具有无辐射、操作方便及可实时直观显示的优势，经皮热消融肿瘤通常将该技术作为最常用的引导手段，因此超声检查对治疗疗效及消融是否彻底的评估尤为重要。虽然二维超声可以显示介入治疗后消融区的变化，如消融区较原结节区增大，边界不清，内部回声发生改变，但较难界定真实消融范围，并且二维超声较难发现残存病灶。CEUS 能敏感地显示肿瘤血管灌注特征，准确鉴别肿瘤性质，并能直观显示消融后坏死组织与残留肿瘤组织灌注的差异，已被广泛应用于肝脏肿瘤的局部消融治疗。

在甲状腺结节热消融术中和术后 5 ~ 15 分钟，肿瘤内部及周边均可见一过性高回声区，这一回声改变被认为是由肿瘤组织受热后其中的水分气化和细胞坏死产物共同形成的微气泡，此高回声区仅能粗略地反映消融程度。在肿瘤消融过程中，肿瘤组织的毁损范围以观察增强回声范围为依据，通过二维超声图像显示的一过性高回声改变，来大致评估消融所致凝固性坏死的真实程度，即气化增强区完全覆盖肿瘤区则认为消融彻底，气化增强区未覆盖或部分覆盖肿瘤区则认为治疗不彻底。一旦消融区由于各种原因呈无增强或周围正常腺体组织出现气带回声则很容易发生误诊。CEUS 判断热消融肿瘤组织是否灭活彻底是依据病灶区有无造影剂灌注，即灭活彻底的病灶区无造影剂灌注，灭活不彻底的病灶内残存区可见造影剂灌注，这种从微循环水平判定病灶组织活性的方法明显优于二维超声。

CEUS 应用于热消融术后即刻疗效判定的主要意义：①确定真实消融范围。与病理相比，二维超声所测消融范围准确性低，CEUS 测量消融范围准确性高。②准确判断消融是否完全。研究显示，在结节消融是否完全判断方面，CEUS 与二维超声的判定结果存在差异。将 CEUS 应用于甲状腺结节热消融术后即刻疗效评价，有助于及时发现残存组织并进行补充治疗，从而确保消融疗效。③反复应用。病灶较多且需多切面观察时，可反复多次注射造影剂，且无毒副作用。④安全可靠，无辐射，且过敏反应罕见。

（三）消融术后疗效评价

CEUS 虽已应用于肝癌等恶性肿瘤消融术后的疗效评价，但由于消融术应用于甲状腺疾病开始较晚，尚需深入研究，再加上甲状腺疾病临床入选病例多为良性肿瘤患者，造影剂价格相对较贵，需要中高端超声仪器配备造影软件功能等因素的影响，使甲状腺结节热消融术后 CEUS 表现方面的文献报道甚少。

目前甲状腺结节热消融术后疗效的评价手段主要通过二维超声和彩色多普勒超声，其评价指标主要为结节体积缩小率、结节消失率及消融灶内的血流情况，然而应用 CEUS 评价的报道较为少见。通过二维超声对术后结节是否残存及毁损范围的界定较困难；CEUS 使用的是微气泡型造影剂，是一种血池造影剂，可清楚显示组织内完全失灌注区域及灌注减低区域，通过对其范围进行测定，能对其毁损灶的大小及活性进行精确判断。

国内外学者已公认 [2-3] 可以将增强 CT 或增强 MRI 显示无强化作为评判热消融术后肿瘤完全坏死的重要指标，其病理学基础是肿瘤发生凝固性坏死及肿瘤血管的破坏导致无造影剂的填充。CEUS 在肝癌、肾癌等热消融术后疗效评价方面的应用报道较多 [4-5]。研究表明，CEUS 技术能敏感地显示肿瘤治疗后残存组织内细小的血流信号，达到与增强 MRI 相同的诊断价值，因而也可作为评判残存病灶和肿瘤复发的指标。

三、超声弹性成像

（一）术前诊断

弹性成像技术通过不同弹性系数的组织在外力作用下产生的不同应变，采用不同颜色对组织内不同应变进行色彩编码获取组织内部应变分布图像，为肿瘤良恶性诊断提供辅助信息。甲状腺良性病变多由大小不一的滤泡组成，质地较软，而恶性组织乳头分支较多，且血管间质较多，各间质也存在较多微小钙化体，继而增加了组织的硬度，因此超声弹性成像（ultrasonic elastography，UE）可应用于消融术前恶性甲状腺结节的诊断。多项研究 [6-7] 发现，UE 可有效辅助二维超声诊断，提高甲状腺结节良恶性诊断的准确率。

（二）术中监测及术后随访

热消融促使实体肿瘤升温脱去细胞内和细胞间质中的水分，蛋白质热凝固，使组织变得干燥，消融组织变硬，UE 技术诞生前这种硬度变化无法客观描述。UE 是一种可以捕捉生物组织弹性特征的新技术，它弥补了二维超声的不足，充分利用病变组织弹性变化的特点，可更加清晰地显示、定位病变及鉴别病变的性质。将 UE 与热消融相结合，一方面可以反映术后消融灶和周边正常组织之间弹性的差异，鉴别消融灶和周边正常组织；另一方面有助于明确消融灶的大小，使消融后病灶评价更客观准确。

（岳雯雯　王淑荣　王丹丹）

参考文献

[1] TESSLER F N, MIDDLETON W D, GRANT E G, et al. ACR thyroid imaging reporting and data system (TI-RADS): white paper of the ACR TI-RADS committee. J AM Coll Radiol, 2017, 14 (5): 587-595.

[2] SIGOVAN M, SI-MOHAMED S, COURAND P Y, et al. MRI-based detection of renal artery abnormalities related to renal denervation by catheter-based radiofrequency ablation in drug resistant hypertensive patients. Eur Radiol, 2018, 8 (28): 3355-3361.

[3] KAPTAN M A, ACU B, ÖZTUNALı Ç, et al. Correlation of 3-T MRI and CT findings with patient symptoms and treatment outcome in radiofrequency ablation of osteoid osteoma. Acta Orthop Traumatol Turc, 2019, 53 (4): 239-247.

[4] LIU Z, WANG X F, XING L, et al. The application comparison of contrast-enhanced ultrasound and contrast-enhanced computed tomography in radiofrequency ablation treatment for hepatocellular carcinoma. Cancer Biother Radiopharm, 2019, 34 (10): 621-625.

[5] O'NEAL D, COHEN T, PETERSON C, et al. Contrast-enhanced ultrasound-guided radiofrequency ablation of renal tumors. J Kidney Cancer VHL, 2018, 5 (1): 7-14.

[6] ZHAO C K, XU H X. Ultrasound elastography of the thyroid: principles and current status. Ultrasonography, 2019, 38 (2): 106-124.

[7] GREGORY A, BAYAT M, KUMAR V, et al. Differentiation of benign and malignant thyroid nodules by using comb-push ultrasound shear elastography: a preliminary two-plane view study. Acad Radiol, 2018, 25 (11): 1388-1397.

第二章

甲状腺解剖及生理

第一节　概述

　　甲状腺位于颈部，属浅表器官，病变易被发现，中国传统医学称甲状腺为瘿，所患疾病为瘿病。公元前 1600 年，中医用海藻治疗瘿病。孙思邈在《千金要方》中记载了用海藻、羊甲状腺治疗瘿瘤。《太平广记》中有手术割治瘿瘤的记载。

　　西方医学中，古罗马医生 Galen 首次描述甲状腺。Thomas Wharton 对其正式命名。1776 年 Albrechtvon Haller 明确提出甲状腺是无管腺。18 世纪以前，人们对甲状腺的功能有了初步了解。19 世纪以后，对甲状腺的功能、病理生理及甲状腺肿的研究逐步深入。1812 年，Courtois 在海藻灰烬中发现了碘元素，1816 年 Prout 用其成功治愈了甲状腺肿。1878 年 Ord 首次描述黏液性水肿，1891 年 Murray 第一次对羊的甲状腺浸剂处理后进行皮下注射，成功治愈该病，此后相继出现动物甲状腺干粉制剂治愈该病的报道。1895 年 Baumann 在甲状腺中发现碘元素。1926 年 Harington 首次确认甲状腺激素的分子结构并于 1927 年人工合成。

　　随着临床医学及相关学科的发展，甲状腺疾病诊治取得了迅猛的发展，对甲状腺疾病发病原因、诊断及治疗方面的研究已涉及基因领域。针吸活组织检查（简称"活检"）及彩色多普勒超声检查等技术应用于甲状腺，大大提高了甲状腺肿块术前诊断的准确率；甲状腺腔镜手术的开展，较好地满足了一部分特殊患者的心理要求；近年来开展的热消融技术，为甲状腺结节治疗的新的超微创手段。

（徐志峰）

第二节　甲状腺解剖

　　甲状腺位于甲状软骨下方、气管的两旁，由中央的峡部和左、右两个侧叶构成，峡部有时向上伸出一锥状叶，借纤维组织和甲状腺提肌与舌骨相连（图 2-1）。峡部一般位于第 2~4 气管软骨环的前方；两侧叶的上极通常平甲状软骨，下极多位于第 5~6 气管软骨环水平。男性的甲状腺峡部位置一般较低，多在胸骨上缘水平；肥胖女性、老年人、颈项较短者的甲状腺峡部位置也较低；有的人甲状腺下极很低，可下达纵隔内，称为胸骨后甲状腺。正常甲状腺既"摸不着"也"看不见"，如甲状腺"摸得着"或"看得见"，则提示甲状腺肿大。甲状腺重 20~30g，女性比男性略大且重，经期和妊娠期会增大，老年人甲状腺萎缩，重量仅为青壮年的 1/3~1/2。

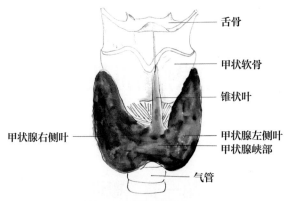

图 2-1　甲状腺解剖

一、甲状腺被膜

甲状腺由两层被膜包裹，内层被膜称甲状腺固有被膜，很薄，紧贴腺体并形成纤维束伸入到腺体实质内；外层被膜包绕并固定甲状腺于气管和环状软骨，实际上该膜不完全包被甲状腺，尤其在与气管接触处没有该层膜。外层被膜易于剥离，又称甲状腺外科被膜，内外两层被膜间有疏松的结缔组织、甲状腺动脉和静脉、淋巴、神经和甲状旁腺。手术时分离甲状腺应在此两层被膜之间进行。由于甲状腺借外层被膜固定于气管和环状软骨，还借左、右两叶上极内侧的悬韧带悬吊于环状软骨，因此，吞咽时，甲状腺亦随之上、下移动。临床上常借此鉴别颈部肿块是否与甲状腺有关。

二、甲状腺血供

甲状腺的血液供应十分丰富，主要由两侧的甲状腺上动脉（颈外动脉的分支）和甲状腺下动脉（锁骨下动脉的分支）供应（图 2-2）。甲状腺上动脉和下动脉的分支之间及与咽喉部、气管、食管的动脉分支之间都有广泛的吻合、沟通，手术时虽将甲状腺上动脉和下动脉全部结扎，甲状腺残留部分仍有血液供应。

甲状腺有三条主要静脉，即甲状腺上静脉、中静脉和下静脉，其中，甲状腺上静脉和中静脉血液汇入颈内静脉，甲状腺下静脉汇入无名静脉。

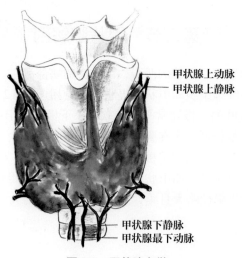

图 2-2　甲状腺血供

三、甲状腺淋巴结

甲状腺内丰富的淋巴管网逐渐向甲状腺被膜下集中，形成集合管，然后伴行或不伴行周边静脉汇入颈部淋巴结。颈部淋巴结分为七区（图 2-3）。

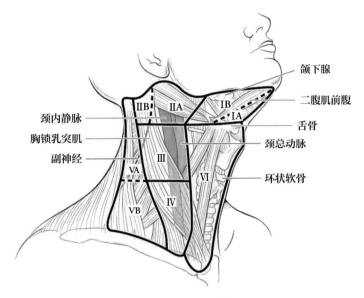

图 2-3　甲状腺淋巴结

Ⅰ区：包括颏下区及颌下区淋巴结。分布有 1 ~ 14 枚淋巴结，收纳颏、唇、颊、口底部、舌前、腭、舌下腺和颌下腺的淋巴液。Ⅰ区以二腹肌为界分两部分，内下方为ⅠA区，外上方为ⅠB区。

Ⅱ区：为颈内静脉淋巴结上区，即二腹肌下，相当于颅底至舌骨水平，前界为胸骨舌骨肌侧缘，后界为胸锁乳突肌后缘。该区淋巴结常是喉癌转移的首发部位，具有重要的临床价值。Ⅱ区以副神经为界分为两部分，其前下方为ⅡA区，后上方为ⅡB区。

Ⅲ区：为颈内静脉淋巴结中区，从舌骨水平至肩胛舌骨肌与颈内静脉交叉处，前后界与Ⅱ区相通。

Ⅳ区：为颈内静脉淋巴结下区。从肩胛舌骨肌到锁骨上，前后界与Ⅱ区相通，位于肩胛舌骨肌、锁骨和胸锁乳突肌侧缘所围成的区域。

Ⅴ区：包括枕后三角区淋巴结或称副神经淋巴链及锁骨上淋巴结。后界为斜方肌前缘，前界为胸锁乳突肌后缘，下界为锁骨。Ⅴ区以肩胛舌骨肌下腹为界，上方为ⅤA区，下方为ⅤB区。锁骨上淋巴结即属于ⅤB区。

Ⅵ区：为内脏周围淋巴结或称前区，包括环甲膜淋巴结、气管周围（喉返神经）淋巴结、甲状腺周围淋巴结，6 ~ 16 枚。有学者将咽后淋巴结也归为这一区。此区两侧界为颈总动脉和颈内静脉，上界为舌骨，下界为胸骨上窝。喉前淋巴结位于环甲膜部，收纳声门下区淋巴液，具有重要的临床意义。

Ⅶ区：美国癌症联合委员会（American Joint Committee on Cancer，AJCC）在公布 TNM 分期时，又补充第七个分区，即上纵隔淋巴结，两侧界为颈总动脉，上界为胸骨上窝，下界为主动脉弓水平。

Ⅱ、Ⅲ、Ⅳ区共同构成颈内静脉淋巴结链，收纳腮腺、颌下、咽后壁及颈前淋巴结的淋巴液，因此是颈廓清术中的重点区域。

四、甲状腺周围神经

与甲状腺密切相关的神经有喉上神经和喉返神经（图2-4）。

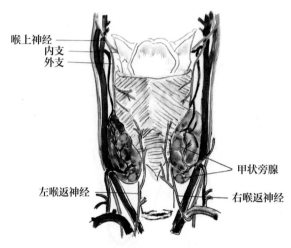

图2-4 甲状腺周围神经

喉上神经来自迷走神经，分为内支和外支：内支为感觉支，它与甲状腺上动脉的喉支伴行，穿甲状舌骨膜入喉，分布在喉内黏膜上，主管喉部黏膜感觉；外支与甲状腺上动脉及其分支伴行至环甲肌，支配环甲肌运动，使声带紧张。若喉上神经内支损伤，上喉部黏膜感觉丧失，表现为"呛水"；若喉上神经外支损伤，环甲肌麻痹，声带松弛，使发音减弱易疲劳，表现为"低音"。在施行甲状腺手术时，一定要保护好喉上神经，勿使之损伤。

喉返神经亦来自迷走神经，多在甲状腺下动脉的分叉间穿过，沿气管食管沟上行，于甲状软骨下角的后方经咽缩肌下部进入喉壁，支配声带以下的喉黏膜感觉及全部喉部肌肉运动。喉返神经是喉部肌肉的运动神经，由2束纤维组成，前支支配声带的内收肌；后支支配声带的外展肌。单纯前支损伤的结果是内收肌麻痹，声带在外展位，患者一般无呼吸困难，仅出现声音嘶哑，这种嘶哑为暂时性的，随着健侧声带的代偿性内收（可能超过中线）而与患侧声带闭合，可使发音逐渐恢复；单纯后支损伤的结果是外展肌麻痹，声带在内收位。若病变仅累及一侧，不仅发音无明显变化，且因健侧声带的外展可供足够的通气，一般无呼吸困难。如两侧的后支损伤，则可造成严重的呼吸困难，甚至窒息，常需进行气管切开，以抢救患者的生命。

大多数病例的喉返神经分支位置较高，神经损伤时多累及全支，结果使声带处于中间位，即在内收与外展位之间。如仅单侧损伤，其结果与单纯前支损伤相似，可无呼吸困难而有暂时性声音嘶哑；如两侧全支损伤，则声音嘶哑不能代偿而成永久性。简单而言，一侧喉返神经后支损伤，可无明显临床症状，而一侧前支或全支损伤，虽无呼吸困难，但将是永久性声音嘶哑或失声。若为两侧后支损伤，则出现呼吸困难，甚至窒息，需进行气管切开。

在施行甲状腺手术时，要高度重视对喉返神经的保护，特别在甲状腺下动脉分叉处、环状软骨入喉处。此两处称喉返神经的"危险区"，在此两处操作时要特别慎重。甲状腺手术后，如患者出现发音变化或呼吸不畅，一定要进行声带检查（纤维喉镜检查），判断是否有神经损伤及损伤的类型。

（徐志峰）

第三节　甲状腺生理

甲状腺的主要功能是合成、贮存和分泌甲状腺激素。甲状腺激素分为甲状腺素（thyroxine，T_4）和三碘甲状腺原氨酸（triiodothyronine，T_3）两种，与体内的甲状腺球蛋白（thyroglobulin，Tg）结合，贮存在甲状腺的结构单位——滤泡。释放入血的甲状腺激素与血清蛋白结合，其中大部分为 T_4（约 90%），少部分为 T_3（约 10%）。

甲状腺激素的主要作用：①增加全身组织细胞的氧消耗及热量产生；②促进蛋白质、碳水化合物和脂肪的分解；③促进人体的生长发育及组织分化。此作用与年龄有关，年龄越小，甲状腺激素缺乏的影响越大，胚胎期缺乏常影响脑及智力发育，可致痴呆，同样也对出生后脑和长骨的生长、发育影响较大。T_3 作用于垂体细胞，可使生长激素分泌增加，还可使已释放的生长激素发挥最大的生理效应。

甲状腺功能与人体各器官、系统的活动和外部环境密切相关，主要调节的机制包括下丘脑 - 垂体 - 甲状腺轴控制系统和甲状腺腺体内的自身调节系统。首先甲状腺激素的产生和分泌需要垂体前叶分泌的促甲状腺激素（thyroid-stimulating hormone，TSH），TSH 直接刺激、加速甲状腺激素合成和分泌，而甲状腺激素的释放又对 TSH 起反馈性抑制作用。例如，人体在活动或因外部环境变化，甲状腺激素的需要量激增时（如寒冷、妊娠期妇女、生长发育期的青少年），或甲状腺激素的合成发生障碍时（如给予抗甲状腺药物），血中甲状腺激素浓度下降，即可刺激垂体前叶，引起 TSH 的分泌增加（反馈作用），而使甲状腺合成和分泌的速度加快；当血中甲状腺激素浓度增加到一定程度后，又反过来抑制 TSH 的分泌（负反馈作用），使甲状腺激素合成和分泌的速度减慢。

TSH 的分泌除受甲状腺激素反馈性抑制的影响外，还主要受下丘脑促甲状腺激素释放激素（thyrotropin-releasing hormone，TRH）的直接刺激。而甲状腺激素释放增多时除对垂体 TSH 释放有抑制作用外，也对下丘脑释放的 TRH 有对抗作用，间接地抑制 TRH 分泌，从而形成了下丘脑 - 垂体 - 甲状腺轴反馈调节系统。此外，甲状腺本身还有一个能改变甲状腺激素产生和释放的内在调节系统，即甲状腺对体内碘缺乏或碘过剩的适应性调节。甲状腺通过上述调节控制体系维持机体正常的生长、发育和代谢功能。

（徐志峰）

第三章

甲状腺疾病超声诊断

第一节 概述

一、正常超声表现

（一）二维超声

正常甲状腺实质呈分布均匀的中等水平回声（略高于颈前肌群的回声）（图 3-1）。判断甲状腺结节的回声，应与正常甲状腺实质回声进行比较，从而判定为低、等、高回声。甲状腺被膜呈菲薄纤细的高回声带，表面光滑、整齐，现有超声设备尚不能区分甲状腺两层被膜。甲状腺前方可见结构层次清晰的、线条状高回声的皮肤、皮下组织、浅筋膜、颈筋膜浅层及低回声的舌骨下肌群、两侧的胸锁乳突肌。甲状腺峡部后方可见气管，由于内部含有气体，表现为弧形强回声带的多重回声，逐次减弱为声影区。甲状腺左后方气管旁可见食管回声。甲状腺后外侧可见颈总动脉、颈内静脉。甲状腺正后方与颈椎之间可见颈长肌。甲状腺侧叶上下径 4～6cm，左右径（横径）1.5～2cm，前后径通常小于 2cm，峡部前后径 0.2～0.4cm。当甲状腺侧叶前后径大于 2cm 时，可诊断为甲状腺肿大。

（二）彩色多普勒超声

甲状腺实质血流信号显示与超声仪器的灵敏度有关，灵敏度高的超声仪器血流信号呈短条状分布，动脉为闪烁的明亮血流，静脉较为暗淡。甲状腺上动脉位置表浅，走行平直，较易显示。甲状腺上、下动脉内径小于 2mm，收缩期峰值流速（peak systolic velocity，PSV）22～33cm/s，阻力指数（resistance index，RI）0.55～0.66（图 3-2）。

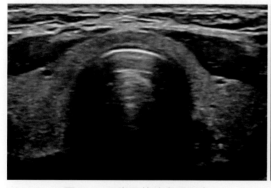

图 3-1　正常甲状腺实质回声

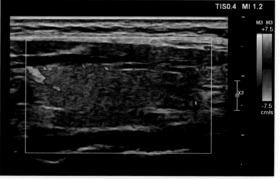

图 3-2　甲状腺彩色多普勒超声图像

（三）超声造影

正常甲状腺实质 CEUS 呈均匀高增强，无充盈缺损。

（四）弹性成像

正常甲状腺实质质地较软，弹性评分较结节评分低。

二、检查内容与方法

（一）仪器选择

选择配有高频线阵探头的中、高档彩色多普勒超声诊断仪，一般选用频率为 7～12MHz 的高频线阵探头，当甲状腺异常肿大或胸骨后甲状腺肿时，可采用凸阵探头及腔内探头作为补充。

（二）检查体位

患者取仰卧位，适当垫高肩部使颈部后仰，检查前应去除颈部佩戴的饰品，充分暴露颈前区。对于某些颈部粗短或较肥胖的患者，可在颈部垫枕使头部后仰，以便于检查。若甲状腺肿物过大，可嘱患者将头偏向对侧，以利于肿物的显示。检查过程中，检查医生应详细询问患者病史、临床症状和体征、实验室检查及其他影像学检查，以便于更加全面掌握受检者的病情。

（三）扫查方法及测量

横切扫查是将探头置于颈前正中，甲状软骨下方，从甲状腺上极水平自上而下滑行扫查至甲状腺下极，于甲状腺横切面的最大切面测量前后径及左右径（横径）。纵切扫查是将探头沿甲状腺左、右侧叶长径由内向外或由外向内滑行扫查，于甲状腺纵切面的最大切面测量上下径。彩色多普勒血流成像（color Doppler flow imaging，CDFI）检查应注意甲状腺实质血流信号分布情况，注意彩色速度标尺及增益的调节。脉冲波多普勒一般不需测量，对于甲状腺功能异常者需要测量甲状腺上、下动脉内径、PSV 及 RI 等。在扫查过程中，观察甲状腺形态大小、位置、实质回声及血流分布情况，同时注意实质内有无结节等病变，要注意观察结节病变的数目、大小、边界、内部回声、有无钙化及钙化类型、结节血流分布情况及丰富程度等。

检查时应注意力度及扫查手法，避免探头对甲状腺过度加压。在扫查甲状腺下极时，应注意观察甲状旁腺、纵隔内甲状腺肿等，如果扫查胸骨后甲状腺，可采用梯形成像显示。此外，还应注意观察颈部两侧有无异常肿大的淋巴结。

（杨蓓蓓　刘莉红　孙艳华）

第二节　甲状腺疾病诊断要点

一、甲状腺腺瘤

（一）概况

甲状腺腺瘤是起源于甲状腺滤泡细胞，甲状腺最常见的良性肿瘤。临床分滤泡状和乳头状实性腺瘤两种，并以前者多见。甲状腺腺瘤常为甲状腺内单个边界清楚的结节，有完整的包膜，直径为 1～10cm。该病病因未明，女性的发病率为男性的 5～6 倍。部分甲状腺腺瘤患者血 TSH 水平增高，TSH 可刺激正常甲状腺细胞表达前癌基因 *C-MYC*，从而促使细胞增生。

（二）临床表现

患者多为女性，年龄常在 40 岁以下，病程缓慢，多数在数月到数年甚至时间更长，患者因稍有不适而发现或无任何症状而发现颈部肿物。肿瘤直径一般在数厘米，巨大者少见。巨大瘤体可产生邻近器官受压征象，但不侵犯这些器官。有少数患者因瘤内出血瘤体会突然增大，伴胀痛，如乳头状囊腺瘤；有些肿块会逐渐吸收而缩小；有些可发生囊性变；病史较长者，往往因钙化而使瘤体坚硬。

少数功能自主性腺瘤（约 20%）可引起继发性甲亢，另有 10%～25% 可癌变。由于甲状腺腺瘤可继发甲亢或发生恶变的可能，临床建议手术切除治疗。部分甲状腺腺瘤可发生癌变，具有下列情况者，应当考虑恶变的可能：①肿瘤近期迅速增大；②瘤体活动受限或固定；③出现声音嘶哑、呼吸困难等压迫症状；④肿瘤硬实、表面粗糙不平；⑤出现颈淋巴结肿大。

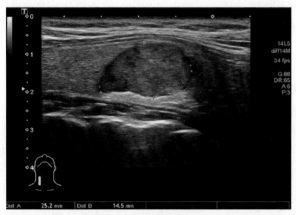

图 3-3　甲状腺腺瘤

（三）超声表现

1. 常规超声　二维超声甲状腺大小形态正常或患侧增大，实质内多为单发、圆形或椭圆形肿块，边界清楚，大部分腺瘤有包膜，且包膜回声纤细、完整（图 3-3）。80% 腺瘤周边见特征性的薄晕，薄晕环厚度 ≤ 2mm，目前认为晕环是由于小血管围绕或腺瘤周边水肿、黏液性变等原因所致，对腺瘤的鉴别诊断有较大意义。

腺瘤内部回声特点与病理类型相关，大多数腺瘤表现为均匀等回声结节，伴侧后方声影。小滤泡型和无滤泡型腺瘤以低回声为主，而大滤泡型腺瘤以高回声为主。肿瘤后方回声稍增强。腺瘤可合并囊性变、出血或坏死，表现为混合回声或无回声，若肿瘤迅速增大、发生疼痛，应考虑瘤内出血。部分腺瘤可合并钙化，多为粗大斑块状钙化。腺瘤周围甲状腺实质回声正常。CDFI 表现为轮状高血供或边缘血供，晕环处可见环形血流信号，典型血流分布是血管从肿瘤边缘伸入中央区，表现为相对规则的"轮辐状"血流信号。脉冲波多普勒显示周边血流速度大于内部，且均呈低阻血流。甲状腺腺瘤有 10%～25% 可能癌变，因此检查过程中要仔细观察结节的边界及形态。此类结节若出现以下征象，需积极处理：①钙化，不论是大钙化还是微小钙化；②单发；③边缘晕不规整。对于结节伴多发、蜂窝样改变及均匀完整的边缘晕则视为更具有良性倾向 [1]。

2. 超声造影（CEUS）　多数甲状腺腺瘤患者 CEUS 可见病灶处有明显的环状增强带特征，腺瘤回声呈高增强，与甲状腺腺瘤来源于滤泡上皮细胞，多呈膨胀性生长，在生长过程中周边形成丰富的环绕状血管相关（图 3-4）。CEUS 时间 - 强度曲线（time-intensity curve，TIC）显示造影剂在增强早期迅速进入甲状腺腺瘤，造影剂增强时间和达峰时间较周围甲状腺组织早，且峰值强度（peak intensity，PI）多较周围组织强，消退时间也较周围组织晚，呈"进入快、消退慢、高增强"的增强形式，主要是由于结节周边及内部血供相对丰富，微血管血流灌注较正常甲状腺组织多。

3. 超声弹性成像（UE）　甲状腺腺瘤定性弹性评分多为 3 分以下，以绿色和蓝绿色为主，为软结节和中等硬度结节。其原因主要是病灶多以甲状腺腺瘤或甲状腺腺体本身胶质储存滤泡为主，致其病灶较软。

（四）鉴别诊断

1. 结节性甲状腺肿 是单纯性甲状腺肿的后期表现，且较甲状腺腺瘤多见。甲状腺可体积增大，内可见单发或多发回声不等的结节，结节通常形态规则，边界清晰，可伴钙化或液化。CDFI 显示结节内部及周边均可见血流信号。

2. 甲状腺癌 通常表现为实性低回声及极低回声，形态多不规则，可见毛刺或成角，一般纵横比 > 1（纵径指与皮肤垂直的结节的

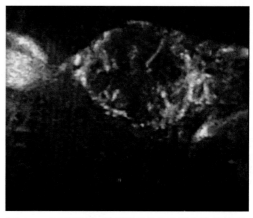

图 3-4 甲状腺腺瘤周边形成丰富的环绕状血管

最大前后径，横径指与皮肤平行的结节的最大径，两者比值为纵横比），一般边界模糊、不清，可伴有微小钙化。对于较大的甲状腺癌，血供可较丰富且分布杂乱、不规则，对于甲状腺微小癌，肿瘤内部血供不丰富。

（五）实验室与其他影像学检查

1. 实验室检查 一般各项功能检查多正常。甲状腺自主高功能腺瘤（Plummer 病）能自主分泌过量的甲状腺激素，引起全身甲状腺毒症。

2. 核素扫描 ^{131}I 扫描示甲状腺为"温结节"，囊腺瘤可为"凉结节"。甲状腺核素扫描多为"温结节"，也可以是"热结节"或"冷结节"。

3. 颈部 X 线检查 若瘤体较大，正侧位片可见气管受压或移位，部分瘤体可见钙化影像。

4. CT 检查 螺旋 CT 对良性疾病的诊断符合率为 96.66%[2]，平扫及增强可以从甲状腺结节的大小、数量、形态、边缘、密度、强化方式及与邻近组织的关系方面对其进行定性诊断。甲状腺腺瘤在多层螺旋 CT 检查中虽特异性及准确性不及二维超声及 CEUS 高，但仍有其特征性的影像学表现，如病灶处密度低、边界清晰、钙化征、囊性灶偏少和可见完整包膜等；增强后，因瘤体周围正常组织血运及贮碘功能正常，使病灶周围强化程度高且均匀，而瘤体受包膜和纤维成分等因素影响，增强后密度偏低，与周围正常组织边界清晰。

5. MRI 检查 甲状腺软组织分辨率低，MRI 平扫通常不能显示甲状腺及甲状腺结节包膜结构，且对于较小的结节也常不能显示或显示不清。

二、结节性甲状腺肿

（一）概况

结节性甲状腺肿由弥漫性甲状腺肿演变而来，属于单纯性甲状腺肿的后期（结节期）阶段，是甲状腺最常见的良性病变之一。其发病原因目前尚未明确，考虑与性别、年龄、遗传、自身免疫、精神压力、碘摄入量等综合因素相关，发病机制可能是多种原因导致的 TSH 分泌增多，过多的 TSH 反复刺激腺体增生和结节样变。本病多见于女性和老年人，青春期、妊娠期、哺乳期发病或加重，可有地方性甲状腺肿家族史，7% ～ 14% 的患者存在恶变可能。

（二）临床表现

甲状腺明显增大，一叶或双叶可扪及一个或多个大小不等、质地不一的结节。依结节的多少和大小不同，患者往往可出现一些临床症状和体征。巨大的结节性甲状腺肿主要表现为邻近器官压迫而出现的压迫症状。颈静脉受压，可出现面颈部充血；气管受压或气管移位、软化、弯曲、狭窄而影响呼吸，如活动时气促，甚至休息、睡眠时也感呼吸困难，亦可并发肺气肿、支气管扩张，继而发生肺循环障碍，导致右心肥大和扩张；食管受压可出现持续性吞咽困难；喉返神经受压可出现声音嘶哑、痉挛性咳嗽；喉返神经麻痹可出现严重的声音嘶哑与失声；当颈交感神经受压时，可出现霍纳综合征，出现同侧瞳孔缩小，眼球内陷，上睑下垂，睑裂缩小，面色红润而干燥，鼻黏膜出血，鼻道阻塞，眼内压降低等。病程长的巨大结节性甲状腺肿，甲状腺可以延伸至颈下、胸前。有的向胸骨后延伸，构成胸骨后甲状腺肿。结节性甲状腺肿可能并发甲亢（10%～15%），也可以恶变（4%～7%），临床诊断中应注意。

（三）超声表现

1. **常规超声**　根据结节性甲状腺肿病变时间长短及有无继发改变，声像图表现多样。

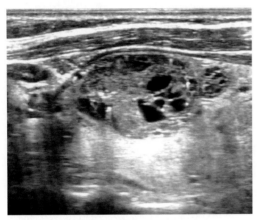

图 3-5　典型结节回声
呈"海绵样"或"蜂窝样"改变

甲状腺正常大小或不对称性增大，实质内可见单发或大小不等多发结节，结节以外的实质回声早期可均匀，随着病情的进展，逐渐出现回声不均匀，结节数量也由少到多。结节多形态规则，呈圆形或椭圆形，纵横比＜1，一般无明显包膜，多数边界清晰，部分结节也可相互融合导致界限欠清晰，绝大多数结节无明显晕环回声。

结节内部回声表现多样，可呈高回声、等回声、低回声及混合回声，一般回声不均匀，典型结节回声呈"海绵样"或"蜂窝样"改变（图 3-5），即结节内可见多发微小囊性无回声结构聚集，其间为纤细分隔，约占整

个结节体积的 50% 及以上，此类结构被诊断良性结节的特异性高达 99.7%，但敏感性较低，仅为 10.4%，对于此类结节建议超声随访，而非采用细针抽吸（fine-needle aspiration，FNA）检查 [3]。

结节性甲状腺肿可合并出血、囊性变或钙化等，钙化一般较大，呈斑片状。此处需要注意的是鉴别浓缩胶质、微钙化及粗钙化。浓缩胶质是唯一只见于良性结节的超声征象，表现为点状强回声，后方伴彗星尾，需与微钙化相鉴别。粗钙化多属于营养不良性钙化，后方伴声影，常见于良性结节，但也可出现在恶性结节中，检查过程中应注意对钙化形态、性质的判断及鉴别。结节性甲状腺肿合并出血患者，可有短期内颈部疼痛并肿大病史，超声显示相同位置结节体积较之前增大，结节内出现无回声区，无回声区一般透声差，呈致密点状回声。

2. **超声造影（CEUS）**　结节性甲状腺肿的病理改变主要是滤泡上皮增生性病变，且由于组织的反复增生及不断修复而形成结节，在结节性甲状腺肿病灶发展的不同时期，CEUS增强模式会随着内部成像及血供变化而不同，早中期多以均匀增强为主，到晚期，肿块增大，尤其合并液化性坏死时，结节表现为不均匀增强甚至无增强（图 3-6）。CEUS TIC 显示

结节性甲状腺肿的显影时间与周围的正常甲状腺组织基本同步或稍慢，PI 不等，消退时间与周围的甲状腺组织基本同步或稍晚。因为常规超声图像特征和 CEUS 表现的多样性，结节性甲状腺肿容易与甲状腺癌相混淆，发生误诊和漏诊。相关临床研究结果证实，在常规超声检查的基础上，联合 CEUS 和 TIC 能为甲状腺良恶性结节的鉴别诊断提供有价值的诊断信息 [4]，且具有准确性高、安全性强的特点。

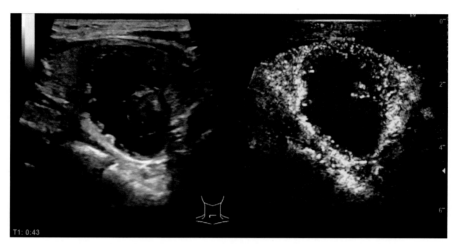

图 3-6　合并液化性坏死时，结节表现为不均匀增强或甚至无增强

3. **超声弹性成像（UE）**　UE 良性病灶评分多为 3 分以下，以绿色和蓝绿色为主。亦有部分结节评分为 4 分以上，可能与病灶较小或病灶内发生纤维化或腺体弥漫性病变，使病灶硬度较高，弹性评分较高。

（四）鉴别诊断

1. **毒性弥漫性甲状腺肿**　表现为甲状腺双侧叶对称性增大，以上下径增大为主，形态饱满，被膜规整，实质回声不均匀，粗糙，可有结节感，部分病情反复发作者实质内可见条状纤维化高回声，但实质内无明确占位效应的结节。脉冲波多普勒显示毒性弥漫性甲状腺肿患者甲状腺上动脉血流速度增快，可达 80 ~ 120cm/s。

2. **甲状腺癌**　通常表现为实性低回声及极低回声，形态多不规则，可见毛刺或成角，一般纵横比 > 1，一般边界模糊，可伴微小钙化。甲状腺微小癌多乏血供。而结节性甲状腺肿通常形态较规则，呈椭圆形，内部回声多呈海绵样变，部分结节可合并出血、钙化，多为粗大钙化；CDFI 显示结节内部及周边较丰富的血流信号。

3. **甲状腺腺瘤**　多数腺瘤表现为等回声结节，结节内部回声均匀，可合并囊性变、出血或坏死。CDFI 表现为环绕的"轮辐状"高血供或边缘血供。

（五）实验室与其他影像学检查

1. **实验室检查**　单纯性甲状腺肿患者血清 TSH、T_3、T_4 水平正常。血清甲状腺过氧化物酶抗体（thyroid peroxidase antibody，TPO-Ab）、甲状腺球蛋白抗体（thyroglobulin antibody，TgAb）一般为阴性，少数轻度升高，可提示其将来发生甲减的可能性较大。

2. **^{131}I 摄取率**　正常或升高。

3. **核素扫描**　可以评价甲状腺形态及甲状腺结节的功能。弥漫性甲状腺肿可见甲状腺体积增大，放射性分布均匀，结节性甲状腺肿可见"热结节"或"冷结节"。

4. **颈部 X 线检查**　对病程较长，甲状腺肿大明显或有呼吸道梗阻症状或胸骨后甲状腺肿的患者应进行气管 X 线摄片，以了解有无气管移位、气管软化，并可判断胸骨后甲状腺肿的位置及大小。

5. **CT 检查**　颈部 CT 并不能提供比超声更多的信息，且价格较高，但对于胸骨后甲状腺肿有较高的诊断价值。结节性甲状腺肿因甲状腺组织长期反复增生、萎缩，纤维组织增生、包绕，导致界面略显不清晰，故增强 CT 中，强化环中断较甲状腺腺瘤多。

6. **MRI 检查**　结节性甲状腺肿病理改变主要是滤泡的增生与复旧及继发的囊性变、出血、坏死、钙化、纤维化等，分为增生期、静止期及结节期。通常表现为甲状腺弥漫性增大，结节呈规则的圆形或椭圆形，且结节数目多，大小差异大，多伴有囊性变或钙化灶。甲状腺结节中的出血灶、钙化灶并非 MRI 检查的优势，而囊性病变通常能够在 MRI 平扫中较清晰显示，囊性病变内成分不同，所显示的 MRI 信号不同。

三、甲状腺癌

（一）概况

甲状腺癌是一种起源于甲状腺滤泡上皮或滤泡旁上皮细胞的恶性肿瘤，也是头颈部最为常见的恶性肿瘤。甲状腺癌的病因很多，与碘的摄入、放射线照射、TSH 刺激、性激素、促甲状腺肿物质、遗传等有关。根据肿瘤起源及分化差异，甲状腺癌又分为甲状腺乳头状癌（PTC）、甲状腺滤泡癌（follicular thyroid carcinoma，FTC）、甲状腺髓样癌（medullary thyroid carcinoma，MTC）及甲状腺未分化癌（anaplastic thyroid cancer，ATC）。

PTC 最为常见，占全部甲状腺癌的 60%～70%，其中肿瘤最大径 < 1cm，且不伴有局部淋巴结和 / 或远处器官转移及甲状腺外侵犯的 PTC 称为甲状腺微小乳头状癌（PTMC）。弥漫性硬化型甲状腺乳头状癌（diffuse sclerosing variant papillary thyroid carcinoma，DSV-PTC）是 PTC 中的一种亚型，占 PTC 的 0.7%～6.6%。DSV-PTC 男女发病比例约为 1∶4.3，且更常见于青年人群，发病年龄 20～30 岁。FTC 占甲状腺癌的 10%～15%，属于中度恶性肿瘤，8%～10% 发生远处转移，且血行转移多于颈部淋巴结转移，多见于 30～50 岁人群。MTC 起源于甲状腺滤泡旁细胞（C 细胞），较 PTC 侵袭性强，恶性程度高，易复发，预后差，因此对 MTC 的早期诊断尤为重要。

（二）临床表现

甲状腺癌早期多无明显症状和体征，通常在体检时通过甲状腺触诊和颈部超声检查而发现甲状腺小肿块。典型的临床表现为甲状腺内发现肿块，质地硬而固定、表面不平是各型甲状腺癌的共同表现。腺体在吞咽时上下移动性小。ATC 可在短期内出现上述症状，除肿块增长明显外，还伴有侵犯周围组织的特性。晚期可产生声音嘶哑、呼吸、吞咽困难，交感神经受压引起霍纳综合征，侵犯颈丛出现耳、枕、肩等处疼痛，以及局部淋巴结和远处器官转移等表现。颈部淋巴结转移在 ATC 发生较早。MTC 由于肿瘤本身可产生降钙素和 5- 羟色胺，血清癌胚抗原（carcinoembryonic antigen，CEA）也可升高，患者可出现腹泻、心悸、面色潮红等症状。

临床表现为颈部单侧或双侧肿物（甲状腺或颈部淋巴结肿大），约 85% 患者因发现颈部肿物就诊；少部分患者因肿物压迫喉返神经、气管或食管，出现声音嘶哑、气促等症状而就诊；此外，也有因出现甲亢或甲减症状而就诊的患者[5]。

（三）超声表现

1. 常规超声

（1）PTC：以单发实性结节为多，可同时合并腺瘤、结节性甲状腺肿等。肿瘤一般边界模糊，呈"蟹足样"浸润，多无完整包膜或晕环，但部分PTC可见厚薄不均、不规整的晕环，这与恶性结节侵袭性生长有关。甲状腺癌多以实性不均匀低回声或极低回声为主，即回声低于正常腺体或相邻颈前肌群的回声。肿瘤常伴有点状钙化（即微钙化直径≤1mm）和不规则粗钙化，而微钙化是诊断PTC高度可靠的特征，常呈密集、簇状分布。现有的"萤火虫"技术

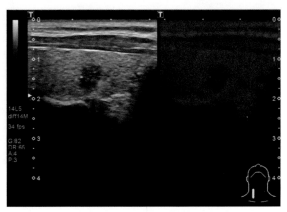

图 3-7　"萤火虫"技术可提高微钙化的检出率

（图 3-7）能够提高微钙化的检出率，其采用独特的信号处理技术，将采集的原始信号重新处理，提取和增强微钙化的信号，同时消除其他可能导致假阳性的高回声，并将原始灰阶图像显示为蓝色背景，微钙化显示为白色亮点，达到凸显微钙化的目的。

肿瘤形态多不规则，可有毛刺或成角，纵横比 > 1，ACR TI-RADS 分类中指出纵横比一般取甲状腺横切面上结节的前后径与横径之比。纵横比 > 1 是由于肿瘤细胞以前后分裂生长为主，具有侵袭性，而其他方向上肿瘤细胞相对静止所致。

部分 PTMC 恶性特征不明显，当超声难以定性诊断时，需密切随访观察。CDFI 表现无特异性，血流信号表现为可多可少，总体分布杂乱、不规则，PTMC 一般为乏血供。少数 PTMC 浸润周围组织，出现颈部淋巴结转移，主要表现为淋巴结肿大，以前后径增大为主，内部结构异常，部分表现可与原发肿瘤相似，内部亦可见微小钙化，部分淋巴结还可出现坏死、囊性变等，CDFI 显示淋巴结内门型血流消失（图 3-8）。在扫查颈部淋巴结时，要注意甲状腺癌淋巴结转移首先到达颈前组淋巴结，然后是侧颈部淋巴结，以颈部Ⅵ区和Ⅳ多见，此区域淋巴结出现囊性变或结构异常时，要注意甲状腺和颈部其他区域淋巴结的扫查，避免遗漏。此外，部分癌灶可突破甲状腺被膜，侵犯颈前肌群、气管等毗邻的组织器官。

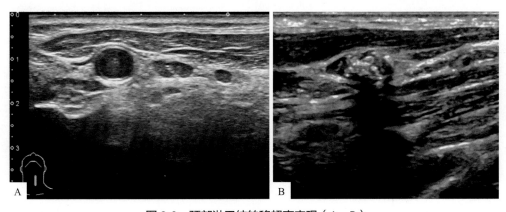

图 3-8　颈部淋巴结转移超声表现（A、B）

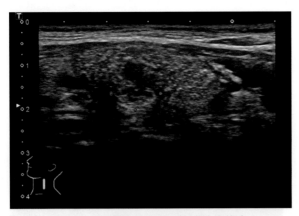

图 3-9　弥漫性硬化型甲状腺乳头状癌

弥漫性硬化型甲状腺乳头状癌（DSV-PTC）超声表现为甲状腺单侧或双侧体积增大，形态饱满；甲状腺实质内弥漫性或簇状分布的点状强回声，即微钙化（又称"暴风雪样"改变），但一般无明显的肿物感；部分可有结节样病灶，但通常边界模糊不清；部分患者表现为腺体内的高回声病灶，可能与病灶纤维化程度及钙化密度有关。超声表现与病理的砂粒体、广泛淋巴细胞浸润及纤维化相对应。部分患者可有颈部淋巴结肿大，且肿大淋巴结常伴微钙化

（图 3-9）。CDFI 一般无明显特异性。声像图上不易与桥本甲状腺炎（Hashimoto thyroiditis，HT）相鉴别。有研究发现，20 例 DSV-PTC 患者中有 85%（17/20）合并 HT。因此，对于怀疑 DSV-PTC 的患者，应行超声引导下组织活检，并尽可能选用针穿活检，且尽量选择微钙化密集区活检；如有颈部淋巴结转移的征象，尽可能选择淋巴结穿刺。

（2）FTC：超声表现为内部呈低至高回声，以质地均匀等回声及高回声为主；肿瘤边界光滑，有晕环，一般包膜呈较厚且不规则改变，常与滤泡性腺瘤较难鉴别。肿瘤大且晕环厚薄不均、连续性不完整常提示恶性，CDFI 显示肿瘤内部血流丰富，大部分表现为结节中央血管为主型血供，而滤泡性腺瘤以边缘血管为主型血供。

（3）MTC：超声表现为低回声肿物，是由于 MTC 的癌细胞大而重叠，分化程度低，透声性好。MTC 病变位置最具特点，多位于甲状腺中上部（由于起源于甲状腺上极的滤泡旁细胞）。MTC 体积多相对较大，形态一般不规则，边界不清晰，无包膜，可有不完整晕环（图 3-10）。病灶内可见钙化强回声，以不规则粗大钙化为主，这是由于该钙化灶是由淀粉样物质包绕的局部钙盐沉积而成，与 PTC 的砂粒体不同。部分可伴颈部淋巴结肿大及甲状腺外侵犯。CDFI 显示血流信号较丰富（图 3-11），为混合型高血供。实验室检查血清降钙素升高有助于鉴别诊断。

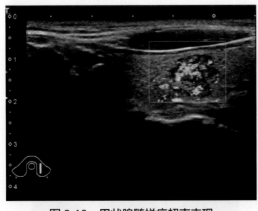

图 3-10　甲状腺髓样癌超声表现

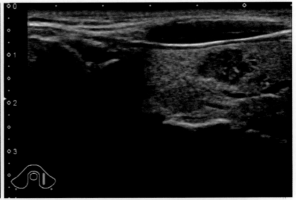

图 3-11　甲状腺髓样癌彩色多普勒超声表现

（4）ATC：超声表现为形态不规则低回声肿物，回声通常低于颈前肌群回声，边界不

清，结节内部回声不均匀，可出现坏死区，一般无钙化和微钙化（图 3-12）。颈部异常淋巴结肿大很常见。当肿瘤较大且生长迅速，呈浸润性生长时，可累及甲状腺双侧叶，肿瘤可出现坏死液化。CDFI 表现多以不规则血流信号为主。此外，对于中老年女性，出现短期增大的甲状腺无痛性肿物，且回声极低，也要考虑甲状腺淋巴瘤的可能，穿刺活检是必须的，且尽量采用针穿活检。

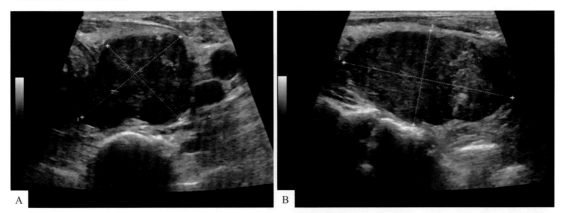

图 3-12　甲状腺未分化癌超声表现（A、B）

2. **超声造影（CEUS）**　超声是目前甲状腺癌术前影像学诊断的首选，多模态超声技术进一步提高了甲状腺良恶性结节诊断的准确性。CEUS 对甲状腺癌诊断具有较高的敏感性和特异性[6]。研究表明，不均匀低强化伴边缘强化欠佳、快速流出是甲状腺癌 CEUS 的特征，主要与组织内以恶性增生为主及血管壁薄、管径细小、受压、血液流速低等因素相关，而恶性结节生长到一定程度时常合并出血、坏死及纤维化，这也是使其表现为不均匀增强的病理基础。甲状腺癌主要以 PTC 为主，结节内可能会存在有微小癌栓，导致微血管腔狭窄或出现闭塞，同时由于正常甲状腺组织中有丰富的血管，甲状腺癌在恶性浸润生长的过程中会大量破坏正常血管结构，导致结节内血管少于周围正常甲状腺组织血管，因此 PTC 的 CEUS 及 TIC 图像特征为内部低增强，边缘不均匀增强，造影剂缓慢进入，PI 低。

对于超声特征不典型的甲状腺癌，CEUS 可通过病灶的微血管分布特征进一步区分良恶性并作为是否行细针抽吸活检（fine-needle aspiration biopsy，FNAB）或随访的参考依据。最新研究将 CEUS 特征倾向恶性评为 1 分，倾向良性评为 −1 分，有利于对 CEUS 特征恶性风险的整体评价，实现与 TI-RADS 评分的整合。量化CEUS+TI-RADS 对甲状腺癌的诊断优于 TI-RADS，特异性更高。

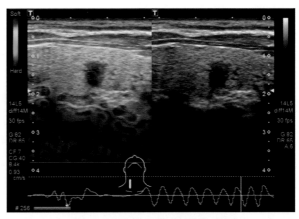

3. **超声弹性成像（UE）**　研究发现，恶性病灶弹性成像评分多为 4 分以上，病灶中心主要以蓝色为主（图3-13）。主要可能与甲状腺癌生物学特征相关，恶性病灶形态多不规则，乳头分支多，硬度的增加主要是因为纤

图 3-13　恶性病灶超声弹性成像

维成分及存在砂粒体。按照甲状腺结节 TI-RADS 分级诊断标准，对结节的回声、钙化和纵横比进行分析，TI-RADS 分级 > 4 级且弹性成像评分 > 3 分，认定为甲状腺癌[7]。

（四）鉴别诊断

1. 亚急性甲状腺炎 临床较常见，一般与病毒感染有关，发病前患者多有感冒病史，伴上呼吸道感染、颈部疼痛的症状，起病较急，是一种自身免疫性疾病，可自行缓解并消失。本病好发于女性，40 ~ 50 岁多见，临床表现有发热，颈部疼痛并放射至耳根部。主要因甲状腺滤泡结构破坏，引起本病。

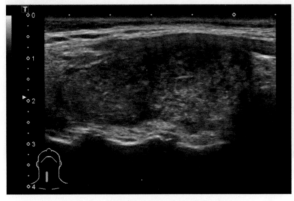

图 3-14　亚急性甲状腺炎超声表现

超声可表现为患侧甲状腺肿大，回声不均匀，可见片状不规则回声减低区，多切面扫查无占位效应，边界模糊，甲状腺前缘与颈前肌群界限不清，探头加压局部疼痛（图 3-14）。CDFI 多无明显异常改变，病变部位血流信号未见异常。在病变急性期，由于甲状腺滤泡破坏，释放过多的甲状腺激素入血，可引起甲状腺功能异常，出现甲状腺 ^{131}I 摄取率下降，血清 T_3、T_4 水平升高的"分离现象"，TPO-Ab 和 TgAb 可轻度增高，这可能是由于甲状腺组织非特异性损伤所致，但其增高程度明显低于 HT。经随访观察，亚急性甲状腺炎甲状腺内低回声区有双侧游走性。甲状腺癌虽然也表现为实性低回声，但有占位效应，可有微小钙化，一般纵横比 > 1，且局部没有压痛，实验室检查不伴有甲状腺功能异常；经随访观察，结节位置固定，无游走性。

2. 结节性甲状腺肿 甲状腺大小、形态正常或增大，实质内可见回声不等的结节，部分结节可相互融合，边界模糊。CDFI 显示结节内部及周边均可见血流信号。

3. 甲状腺腺瘤 多有包膜（纤细、完整），80% 周边见特征性的薄晕。多数腺瘤表现为等回声结节，可合并囊性变、出血或坏死。CDFI 表现为环绕的"轮辐状"高血供或边缘血供。

4. 桥本甲状腺炎（HT） 是一种慢性淋巴细胞性甲状腺炎，其超声表现与 DSV-PTC 相似，主要表现为腺体双侧叶弥漫性增大、粗糙且不均匀低回声，尤其是部分 DSV-PTC 患者合并 HT，不易鉴别。当超声提示 DSV-PTC 可疑时，需进行穿刺活检。但 DSV-PTC 患者多有淋巴细胞性甲状腺炎的背景，癌灶分布不均匀，组织病理学上肿瘤细胞少，大部分为纤维硬化组织和淋巴细胞浸润，无论是细胞学检查还是组织学检查均易误诊为良性病变，因此有时声像图比穿刺病理更重要。

5. "木乃伊结节" 甲状腺内的一些囊性或囊实性增生结节随着时间推移，囊液会逐渐吸收、胶质凝集，较大病变会萎缩塌陷为一个较小的实性结节，称为"木乃伊结节"或"僵尸结节"。此类结节内部可出现纤维化和钙化，声像图上颇具一些恶性结节的特点，需鉴别诊断。此类结节超声主要表现为规则的蛋壳样钙化，周边有低回声晕环，后方伴声影，结节内无血流信号，连续随访观察可见病变较之前缩小。具有上述特征越多，病变越有可能是"木乃伊结节"。结合以往声像图，如在相同部位有过较大囊性或囊实性结节，则是诊断"木乃伊结节"的重要依据。从硬度上讲，"木乃伊结节"大致介于正常甲状腺和恶性结节之间，弹性成像显示此类结节比正常甲状腺组织稍硬，但不如恶性结节硬，可以为鉴别诊断提供一定的价值。

（五）实验室与其他影像学检查

1. 实验室检查 一般甲状腺功能正常，部分可伴有甲亢或甲减表现。MTC 可出现血清降钙素升高。

2. 核素扫描 实性甲状腺结节应常规行核素检查，甲状腺癌 ^{131}I 和 Tc 显像多表现为冷结节。

3. 基因检测 FNAB 是甲状腺癌术前诊断的重要环节，但仍然有部分患者无法确诊。*BRAF*、*RAS*、*RET/PTC* 等基因突变的检测可以作为术前确诊甲状腺癌的重要辅助诊断指标，已经作为美国甲状腺协会（ATA）指南的推荐证据。分子细胞学病理诊断是涵盖DNA、mRNA 和 miRNA 等的检测，其中 miRNA 在甲状腺癌术前诊断中的应用是新的研究方向和热点之一。

4. CT 检查 可清晰地显示甲状腺病灶的位置、大小，形状、密度及边界等形态学特征，而且可显示胸骨后病变等超声检查的盲区及甲状腺病灶与周围气管、食管等毗邻组织器官间的关系。CT 检查显示恶性结节无包膜，因肿瘤的浸润性生长，与周围腺体分界不清，强化后多结节边缘连续性中断，表现为包膜不完整，也被称为"残圈征"或"咬饼征"。

5. MRI 检查 对甲状腺良恶性结节的诊断价值日益受到重视，但常规 MRI 侧重于从病变的大小、强化形式、边界及与周围组织器官的关系等形态学方面进行诊断，缺乏具有诊断意义的量化指标。随着 MRI 技术的进步，磁共振弥散加权成像（diffusion-weighted imaging，DWI）、磁共振波谱成像（magnetic resonance spectroscopy，MRS）等功能磁共振影像技术日趋成熟并应用于临床，其中 DWI 的表观弥散系数（apparent diffusion coefficient，ADC）能定量评价病灶水分子弥散状况，间接反映潜在的分子增殖机制而备受关注，具有良好的应用前景。

四、甲状腺复发转移癌

（一）概况

甲状腺复发转移癌包括甲状腺床复发癌及颈部淋巴结转移癌。颈部淋巴结转移癌约占颈部恶性肿瘤的 3/4；在颈部肿块中，发病率仅次于慢性淋巴结炎和甲状腺疾病。根据淋巴引流特点可以追寻原发灶。原发癌灶绝大部分（85%）在头颈部，尤以甲状腺癌转移最为多见。颈部淋巴结转移癌需与发育畸形和炎症性病变相鉴别。除病理检查可助其诊断外，肿块发生的部位亦是判断其性质的重要临床因素。

（二）临床表现

甲状腺癌颈部淋巴结转移主要表现为颈侧区或锁骨上窝出现坚硬如石的肿大淋巴结。初起常为单发、无痛，可被推动，以后很快出现多个淋巴结，并侵及周围组织。此时，肿块呈结节状、固定，有局部或放射性疼痛。晚期肿块可发生坏死，以致溃破、感染、出血，外观呈菜花样，分泌物带有恶臭。

（三）超声表现

2015 年美国甲状腺协会（ATA）《成人甲状腺结节与分化型甲状腺癌诊治指南》中提出可疑淋巴结特征包括淋巴结皮髓质分界消失、微钙化、囊性改变、强回声、淋巴结变圆及周边血流。需要指出的是，任何一个单独的特征都不足以诊断所有的转移性淋巴结。淋巴结皮髓质分界消失的敏感性高，但特异性较低；而微钙化的特异性最高；周边血流的敏感性和特异性都较高。

1. 常规超声

（1）转移淋巴结解剖部位：颈部Ⅵ区（中央区）是甲状腺癌淋巴结转移发生率最高的部位（图 3-15），但目前超声对Ⅵ区淋巴结的微转移识别能力有限，但Ⅵ区较大淋巴结及侧颈部淋巴结检出率较高，超声检出的甲状腺转移性淋巴结一般位于侧颈部。超声作为甲状腺肿瘤诊疗指南推荐的首选治疗方法，应提高对Ⅵ区淋巴结的检出率。

（2）淋巴结大小：肿瘤细胞侵入淋巴结生长增殖，导致受累淋巴结体积增大，颈部Ⅱ区转移淋巴结一般短径以 7 ~ 10mm 为阈值（图 3-16），而Ⅵ区转移性淋巴结相对较小，以此标准将会降低检出敏感性。

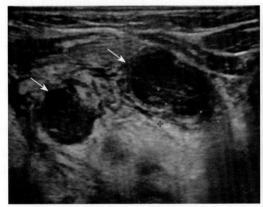

图 3-15　颈部正中Ⅵ区转移淋巴结（箭头）　　图 3-16　转移淋巴结短径

箭头所指淋巴结短径为 2.07cm，
远远超过正常值。

（3）淋巴结长短径比值：甲状腺癌颈部淋巴结转移 80% ~ 82% 长径/短径（long axis/short axis，L/S）比值 < 2（图 3-17），良性颈部淋巴结 70.5% ~ 83% 的 L/S 比值 ≥ 2，以 L/S 比值 < 2 为标准，诊断甲状腺颈部淋巴结转移的敏感性 46% ~ 80%，特异性 64% ~ 70.5%。

（4）淋巴结边界：甲状腺癌转移性淋巴结边界较模糊（图 3-18），良性淋巴结边界较清晰，但边界清晰度易受主观因素的影响，应引起高度重视。

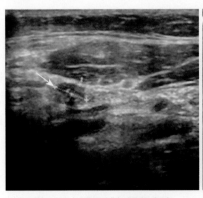
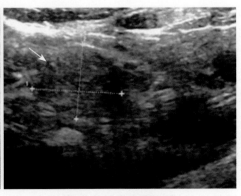

图 3-17　淋巴结长短径之比　　　　　　图 3-18　淋巴结边界

箭头所指淋巴结长径/短径比值 < 2。　　箭头所指淋巴结边界模糊不清。

（5）淋巴结内部回声：PTC 转移性淋巴结与周围肌肉组织相比 71% ~ 87.5% 呈高回声（图 3-19），而 MTC 转移性淋巴结一般呈低回声。高回声诊断 PTC 淋巴结转移敏感性 86%，准确率 90%，特异性 95.5%。

（6）淋巴结囊性变：囊性变可发生于甲状腺原发肿瘤，也可发生于转移性淋巴结。PTC 常发生囊性变，14.9% 的 PTC 患者初期表现为颈部囊性淋巴结（图 3-20）。当颈部淋巴结出现囊性变时，应考虑 PTC 淋巴结转移可能。74.5% 的 PTC 颈部淋巴结病理表现为囊性灶，其中约 24.5% 超声表现明显，以淋巴结囊性变为依据诊断甲状腺癌淋巴结转移，特异性可达 100%，准确率 55% ~ 90%。

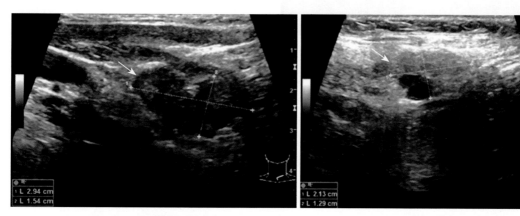

图 3-19 淋巴结内部回声

图 3-20 淋巴结局部囊性变（箭头）

箭头所指淋巴结回声强弱不均匀。

（7）淋巴结门：肿瘤细胞浸润淋巴结后，破坏淋巴结髓窦，引起淋巴结门结构消失（图 3-21）。甲状腺癌淋巴结转移时 88% ~ 99.5% 淋巴结门消失，以此诊断淋巴结转移癌的敏感性 88% ~ 100%。

（8）淋巴结钙化：46% ~ 68.7% 的甲状腺癌转移性淋巴结可见砂粒样钙化强回声，多位于淋巴结边缘。砂粒样钙化是甲状腺癌淋巴结转移的特征性表现（图 3-22），75% 的 MTC 患者转移性淋巴结内可见点样强回声，点样强回声诊断甲状腺癌淋巴结转移具有高度的特异性。

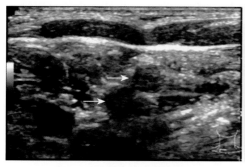

图 3-21 淋巴结门结构改变

箭头所指淋巴结门结构消失。

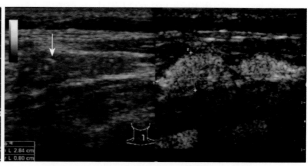

图 3-22 淋巴结局部见点样钙化斑（箭头）

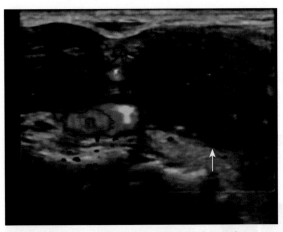

图 3-23　淋巴结显示边缘血管（箭头）

（9）边缘血管：据统计，超声可见 PTC 转移性淋巴结 29% 显示边缘血管（图 3-23），47% 显示边缘血管和淋巴结门血管，24% 只显示淋巴结门血管，76% 的 PTC 颈部淋巴结转移有较特异性的边缘血管。

肿瘤累及的淋巴结沿淋巴管走行，从淋巴结的边缘逐渐累及中央。早期淋巴结表现可能尚不明显，或仅在淋巴结的部分区域出现病变，此时淋巴结声像图特征可能不典型，只有淋巴结正常结构被较大范围破坏后才能出现相应典型声像图表现。

2. 超声造影（CEUS） CEUS 通过实时动态观察淋巴结内血供状态和灌注方式，有助于淋巴结内坏死区及肿瘤转移区的检测。转移性淋巴结的 CEUS 灌注模式主要以向心性不均匀灌注为主，灌注方式与肿瘤细胞侵入淋巴结方式相关，肿瘤细胞以向心性方式向淋巴结中央部扩散，最后淋巴结原有的整体结构被破坏。当淋巴结增大到一定程度时因缺乏血供而导致内部坏死，CEUS 表现为淋巴结内的无灌注区。肿瘤组织在各个方向的增殖速度不一致，故引起的灌注缺损区形态也不规则。文献报道甲状腺癌转移淋巴结 CEUS 多呈整体高增强伴局部无灌注区，TIC 的 PI 较高且造影剂消退较晚，与转移淋巴结的血管密度呈渐进性增加，并且血管走行迂曲、管径变细有关。

较小颈部淋巴结转移癌通常处于病变的早期，以及肿瘤细胞的浸润状态还不足以形成典型的恶性淋巴结的增强模式，尤其是 PTC，一些微小的转移灶或坏死灶由于造影剂的弥散不容易识别，需结合二维超声表现如呈高回声、多伴有微钙化等进行诊断。CEUS 可清晰显示较大的恶性淋巴结形成的新生滋养动脉，表现为多条从淋巴结边缘进入的穿支样血管，该征象特异性较高。

3. 超声弹性成像（UE） 采用 UE 鉴别诊断浅表淋巴结的性质目前尚无统一标准，浅表淋巴结应用该技术是因为恶性肿瘤组织的浸润会导致淋巴结硬度的变化。根据不同肿瘤的病理类型不同，其硬度也不同。有研究结果显示，鳞状细胞癌转移淋巴结的硬度最高，甲状腺癌转移淋巴结、肺腺癌转移淋巴结、消化道腺癌转移淋巴结等次之。

当然，在行淋巴结 UE 的过程中也存在一定的偏差，例如：突出于皮肤表面的淋巴结，或皮肤下深度 > 4cm 的淋巴结影响声束在淋巴结内的分布情况，一般显示较为困难。有研究表明，剪切波速度（shear wave velocity，SWV）对直径 < 1cm 淋巴结的诊断准确性最高，说明 SWV 受淋巴结大小的影响。理论上讲，在放置感兴趣区（region of interest，ROI）时应尽量避免有钙化灶的区域，故对于内有点状微钙化的甲状腺癌转移淋巴结，弹性结果存在偏差。另外，弹性结果还会受到颈部大血管的搏动、呼吸幅度等因素的影响，但还有待进一步研究。

（四）鉴别诊断

1. 淋巴瘤 是起源于淋巴造血系统的恶性肿瘤，分为霍奇金淋巴瘤和非霍奇金淋巴瘤。临床表现为无痛性进行性增大的包块。超声表现为淋巴结体积增大，常多发、多部位受累，淋巴结形态饱满，长径／厚径＜2，边界清晰，实质增厚，髓质结构紊乱、变形、偏心，甚至消失，部分结节可相互融合。内部为低回声，甚至为极低回声，可见筛网状结构，部分可出现微小高回声结节灶，少数淋巴瘤可见囊性坏死或钙化。CDFI血流信号丰富，血流分布表现为多种类型的血流模式，可呈不规则"树枝状"。RI和PI值较低。同时可有身体其他部位淋巴结肿大。

2. 颈淋巴结炎 多继发于其他炎症病灶，如口腔、咽喉及头面部感染等。超声表现为颈部淋巴结均匀肿大，包膜完整，形态正常，实质增厚，淋巴结门结构可见，长径／厚径＞2，一般无融合。局部明显压痛。淋巴结炎症形成脓肿时，结节内可见低至无回声区。CDFI显示急性淋巴结炎一般血流信号增多，呈规则的"树枝状"血流信号，而慢性淋巴结炎血流信号一般较少。

3. 淋巴结结核 结核杆菌感染所致，儿童及青壮年多见，好发于颈部。病灶常多发，部分淋巴结可融合，与周围软组织分界不清伴局部水肿，形态结构不规整，内部回声通常为低回声，表现为不均匀、杂乱回声或呈混合性回声，内可见坏死液化、纤维化、钙化及斑块状强回声等，斑块状强回声多由凝固性坏死所致。部分淋巴结髓质破坏，淋巴结门结构消失。CDFI一般不丰富，可表现为多种血流模式，淋巴结门血管偏心移位较具特征性。通常为低阻血供。诊断需结合临床及实验室检查，结合病史可鉴别诊断，尤其是年轻患者，颈部异常回声包块，且回声杂乱，有液化，与周围组织界限不清，但无红、肿、热、痛等临床表现，排除恶性病史，首先考虑结核。

（五）实验室与其他影像学检查

1. 实验室检查 常用的方法有穿刺抽吸和活组织检查两种。穿刺抽吸法所取组织少，诊断上有局限性。近期反复各种检查未找到原发灶者，最好选1个大小2～3cm，且有活动性的淋巴结，将其整体切除送病理检查，对明确病理分类和分型有重要的临床意义，特别是淋巴瘤的分型。

2. CT和MRI检查 是最常用和有效的寻找原发灶的检查手段。如疑为头颈部原发，应重点查头颈部；对于锁骨上淋巴结转移病例，应进行胸部、腹部和盆腔扫描。增强MRI和功能MRI可发现口咽、下咽病变及咽后淋巴结、咽旁间隙微小病灶及甲状腺和纵隔病变，而且可对颈部转移淋巴结的大小、部位、有无坏死、与周围组织及血管间的关系进行观察，还可为分期提供较精确的依据。研究表明，甲状腺癌淋巴结转移发生率30%～80%，其血供丰富，可明显强化、囊性变，并可伴有钙化；而淋巴结肿大发生率仅为8.3%。

3. PET 是利用肿瘤细胞的高代谢和增殖迅速的特点，将集聚在细胞内的放射性物质（目前主要使用的是氟代脱氧葡萄糖，简称FDG）成像。但是对于头颈部肿瘤，PET的诊断准确率为69%，临床检查和影像学检查未查出原发灶的病例，PET的检出率低于25%，而且精确定位较为困难。对于胸部、腹部肿瘤PET的检出率略高，但由于费用较贵，一般不推荐将PET作为寻找原发灶的常规检查。

五、甲状腺功能亢进症（弥漫性、结节性）

（一）概况

甲状腺功能亢进症（简称"甲亢"）是由于血液循环中甲状腺激素过多，引起代谢率增高和神经兴奋性增高为主要表现的综合征。据统计，甲亢的发病率呈现逐年升高及低龄化的趋势。目前，甲亢的确切病因尚未明了，因发病机制复杂，发病原因尚难确定为某个单一因素，可能与很多因素相关。①自身免疫因素：甲亢患者体内存在长效甲状腺刺激素抗体和甲状腺球蛋白抗体（TgAb），刺激和加强甲状腺功能；②家族或遗传因素：很多甲亢患者有家族史，此类患者为全身淋巴增生的遗传体质，纤弱敏感的女性易患此症；③精神或神经因素：不少患者在发病前往往有过某种精神、神经方面的创伤，如忧虑、悲伤、惊恐、痛苦和脑外伤等，或因此而病情加重；④其他因素：如性腺活动的影响、感染等。

（二）临床表现

甲亢的临床表现主要由循环中甲状腺激素过多引起，其症状和体征的严重程度与病史长短、激素升高程度和患者年龄等因素相关。症状主要有易激动、烦躁失眠、心悸、乏力、怕热、多汗、消瘦、食欲亢进、大便次数增多或腹泻，女性出现月经稀少。可伴发周期性瘫痪和近端肌肉进行性无力、萎缩，后者称为甲亢性肌病，以肩胛带和骨盆带肌群受累为主。格雷夫斯病（Graves 病）有 1% 伴发重症肌无力。少数老年患者高代谢的症状不典型，而表现为乏力、心悸、厌食、抑郁、嗜睡、体重明显减少，称为"淡漠型甲亢"。

（三）超声表现

1. 常规超声　甲状腺多呈弥漫性对称性肿大，以长径增大为主，边缘多不规则，包膜不光滑，与周边组织无粘连。甲亢病理特点为甲状腺滤泡细胞弥漫性增生，滤泡间质间血管丰富、充血和淋巴细胞浸润，65%～80% 的甲状腺实质呈不均匀、稍低回声。受病程及治疗影响低回声表现多样，可表现为均匀性减低，或局限性不规则斑片状减低，或弥漫性细小减低回声呈结节状。病情反复者，实质内可见条状或线状纤维化高回声，呈网格样分布。16% 患者可出现增生性结节，部分结节可出现钙化或出血、囊性变等（图 3-24）。CDFI 表现为甲状腺实质红蓝相间明亮的血流信号，即"火海征"或"海岛征"。"火海征"的产生是因为甲状腺激素作用于甲状腺血管，使血管增生、扩张、充血（图 3-25）。如果血流信号增多较为局限，则称为"海岛征"。甲状腺上、下动脉内径增宽，大于 2mm，脉冲波多普勒示甲状腺上、下动脉 PSV 增快（50～120cm/s），频谱呈高速低阻。

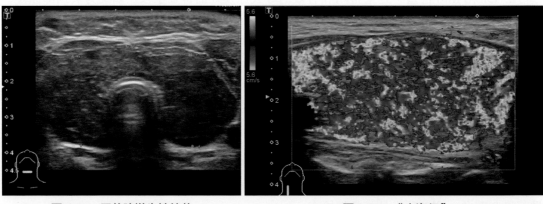

图 3-24　甲状腺增生性结节　　　　　　　　图 3-25　"火海征"

（1）毒性结节性甲状腺肿：继发于甲状腺腺瘤（高功能腺瘤）或结节性甲状腺肿，占甲亢的 10%～30%，超声显示单个结节多继发于高功能腺瘤，多个结节则继发于结节性甲状腺肿。高功能腺瘤血供丰富，流速增高。

（2）甲状腺炎性甲亢：可发生于慢性自身免疫性甲状腺炎或亚急性甲状腺炎，在病变的急性期，甲状腺滤泡破坏，释放过多的甲状腺激素入血，产生甲亢。超声有慢性自身免疫性甲状腺炎和亚急性甲状腺炎表现，血流信号增加，流速增快。

2. 超声造影（CEUS） CEUS 表现为快进快退一过性絮状均匀一致增强，与甲状腺组织丰富的供血有关。

3. 超声弹性成像（UE） 原发性甲亢患者的 SWV 小于正常人群，即甲状腺组织的硬度明显降低。与甲亢患者的甲状腺病理学改变有关：患者甲状腺呈弥漫性肿大，甲状腺组织内滤泡上皮细胞肥大、增生并呈高柱状，滤泡腔内胶质减少甚至消失，甲状腺小叶内血管扩张，小叶间隔炎性水肿，这些病理改变均造成了甲状腺组织密度的降低，致使甲状腺硬度也减低。据相关性分析结果可知，SWV 与血清 TSH 成正相关，主要是由于甲亢患者血清 TSH 减少后会刺激甲状腺组织，从而使滤泡上皮细胞水解甲状腺球蛋白（Tg）（一种胶质蛋白），TSH 越低，胶质水解越多，甲状腺组织的硬度就越小，SWV 也越小。

（四）鉴别诊断

1. 单纯性甲状腺肿 又称地方性甲状腺肿或非毒性弥漫性甲状腺肿，一般是由于缺碘等原因导致甲状腺代偿性增大，通常不伴有甲状腺功能的异常和全身症状。超声表现为甲状腺弥漫性对称性增大，多为轻中度肿大，实质回声尚均匀，病变增生期甲状腺实质回声一般没有明显变化。病变胶质贮积期腺体内可出现胶质囊肿，表现为实质内出现无回声结节，内可见点状强回声，伴彗星尾。随后发展为结节期即结节性甲状腺肿，实质内可出现大小不等的多发结节，结节间甲状腺实质回声可出现欠均匀或不均匀。CDFI 甲状腺实质内血流信号未见明显增加或减少。脉冲波多普勒甲状腺上、下动脉内径及 PSV 在正常范围。结合典型超声表现及实验室检查，有助于鉴别诊断。

2. 桥本甲状腺炎（HT） 是一种自身免疫性疾病，甲状腺弥漫性肿大、峡部增厚，以前后径增大为主。因淋巴细胞浸润实质回声表现为不均匀减低，可有较多条状高回声（纤维化），病变后期腺体可萎缩。部分腺体内亦可见多发小低回声，部分还可见高回声结节形成。CDFI 显示甲状腺实质血流信号表现各异。早期合并甲亢时血流信号丰富，但甲状腺上动脉 PSV 多低于 80cm/s；后期合并甲状腺功能减低及纤维化时血流信号减少。可伴有甲状腺球蛋白抗体（TgAb）和微粒体抗体升高。结合实验室检查，有助于鉴别诊断。

（五）实验室与其他影像学检查

1. 实验室检查 游离 T_3、T_4 中，两者之一或两者均升高；TSH 降低；抗 TSH 受体抗体阳性或刺激性抗体阳性；甲状腺摄碘率升高。

2. ^{131}I 摄碘率 目前主要用于甲状腺毒症病因的鉴别，甲亢类型的甲状腺毒症 ^{131}I 摄取率增高；非甲亢类型的甲状腺毒症 ^{131}I 摄取率减低。

3. 核素扫描 对诊断甲状腺自主高功能腺瘤有重要意义，肿瘤区有大量放射性核素聚集，肿瘤区外甲状腺组织和对侧甲状腺无核素吸收。

4. MRI 检查 部分因甲状腺滤泡炎症破坏导致甲状腺激素漏出的假甲亢状态患者和甲亢患者同样都表现出血清高甲状腺激素的状态，因此临床常会漏诊或误诊。研究表明核医学诊断对该病的诊断效果较好。

六、桥本甲状腺炎

（一）概况

桥本甲状腺炎（HT）由日本学者 Hashimoto 于 1912 年首先报道，是自身免疫性甲状腺炎的一个类型，也是甲减常见的原因。由于自身抗体的损害，病变甲状腺组织被大量淋巴细胞、浆细胞和纤维化所取代，血清中可检出 TPO-Ab 和 TgAb 等多种抗体，其中 90% 以上患者具有高 TPO-Ab 滴度，此抗体在 HT 患者体内可长期存在，在本病的诊断、治疗及预后等方面的价值优于其他抗体，可作为诊断 HT 的特异性抗体 [8]。本病多见于女性，任何年龄均可发病，但一般年龄多分布在 30～50 岁，亦可见于儿童。

（二）临床表现

HT 起病隐匿，进展缓慢，早期临床表现常不典型。甲状腺肿大呈弥漫性、分叶状或结节性，质地多硬韧，与周围组织无粘连。常有咽部不适或轻度吞咽困难，有时有颈部压迫感。偶有局部疼痛和触痛。随病程延长，甲状腺组织被破坏出现甲减。患者表现为怕冷、心动过缓、便秘甚至黏液性水肿等典型症状及体征。少数患者可以出现甲状腺相关眼病。

（三）超声表现

1. 常规超声

（1）弥漫型 HT：甲状腺双侧叶弥漫性肿大伴峡部增厚，以前后径增大为主，表面凹凸不平，实质回声受病情及治疗影响而表现不同。早期甲状腺稍大，实质内可见散在分布的低回声区；中期随着病情进展，甲状腺体积弥漫性增大，因大量淋巴细胞浸润实质回声表现为不均匀减低，低回声范围增大，呈"蜂窝样"低回声或"虫蚀样"低回声；后期病变中可出现分布广泛的纤维组织增生，超声表现为实质内较多条状高回声，且相互交错呈不规则网格样改变，腺体可萎缩，质略偏硬 [9]（图 3-26）。CDFI 甲状腺实质血流信号表现各异，多以轻中度增多为主，早、中期病变合并甲亢时血流信号可明显增多，但甲状腺上动脉 PSV 多低于 80cm/s，后期合并甲状腺功能减低及腺体纤维化时血流信号可减少、稀疏。

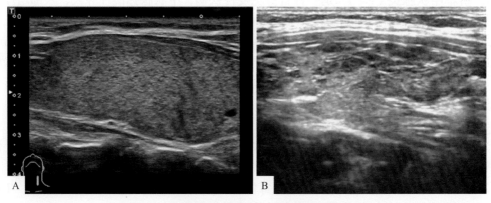

图 3-26　弥漫型桥本甲状腺炎超声表现（A、B）

此外，部分患者可伴有颈部Ⅵ区、Ⅵ区后气管旁淋巴结反应性肿大，最具特征的是峡部出现两个淋巴结反应性肿大。患者如甲状腺短期增大，尤其是中老年女性，应警惕甲状腺淋巴瘤的可能。

（2）结节型 HT：在 HT 病情发展过程中，由于实质内纤维组织增生，将甲状腺分隔为若干大小不等的结节，表现为甲状腺实质内布满结节样低回声区，结节亦可出现囊性变、钙化等。甲状腺内存在界限清晰的低回声结节，CDFI 示结节内充满彩色血流信号，傅先水称之为"局灶性火海（focal inferno）"。研究发现，几乎所有表现为"局灶性火海"的低回声结节都是良性的，是结节型 HT 的一种特殊表现。对于这类结节，如果没有出现甲状腺功能异常，通常不需要临床干预。

此外，甲状腺中还有一类结节，呈明显高回声，与周围腺体组织界限清楚，将这类结节称为"白衣骑士"。这类结节周围通常没有"晕"，病理基础主要是浓缩的胶质或桥本结节。这类结节一般为良性，因此，临床不需要干预。

2. 超声造影（CEUS） 由于恶性结节的微血管数量、形态、结构等与良性结节存在差别，因此，CEUS 对 HT 背景下良恶性结节的鉴别有积极的意义。目前研究普遍认为甲状腺恶性结节以低增强、不均匀增强为主，消退时间早于周边甲状腺组织，原因是恶性结节生长迅速，新生血管床尚未发育完全，血管分布不均衡，局部血供不足，又因结节恶性浸润性生长对周围组织及新生血管破坏，故恶性结节呈不均匀低增强。良性结节 CEUS 显示边界多清楚，且由于良性结节呈膨胀性生长，压迫周边组织形成晕环，因此其增强后边界多清楚且可出现周边环状强化。

（四）鉴别诊断

1. 亚急性甲状腺炎 患侧甲状腺肿大，实质内可出现单发或多发片状不规则回声减低区，且边界模糊，与颈前肌群界限不清，局部压痛（图3-27）。发病前患者多有感冒病史。CDFI 多无明显异常改变。实验室检查 C 反应蛋白和红细胞沉降率可升高，TSH 降低。

2. 结节性甲状腺肿 甲状腺大小正常或不对称性增大，实质内可见单发或大小不等多发结节，结节以外的

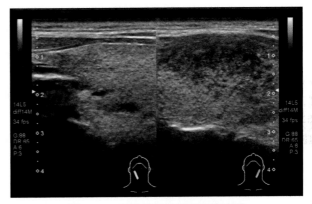

图 3-27　亚急性甲状腺炎超声表现

实质回声可均匀或不均匀，典型结节回声呈"海绵样"或"蜂窝样"改变，结节可合并出血或钙化等。CDFI 于结节内及周边均可见血流信号。

3. 甲状腺癌 PTC 边界模糊，呈"蟹足样"浸润，多以实性不均匀低回声或极低回声为主，有点状钙化（微钙化 ≤ 1mm），形态不规则（纵横比 > 1），可有毛刺或成角，部分可有颈部淋巴结肿大。CDFI 表现为可多可少的血流信号，总体血流分布杂乱。

（五）实验室与其他影像学检查

1. 实验室检查 TgAb 和 TPO-Ab 升高。早期甲状腺滤泡被破坏，T_3、T_4 释放入血，可以起甲亢，血清 T_3、T_4 升高，随着病程进展，甲状腺功能被破坏严重，可合并甲减，血清 T_3、T_4 减低。

2. ^{131}I 摄取率 可低于正常，也可高于正常，多数患者在正常水平。

3. 核素扫描 显示甲状腺增大但摄碘减少，分布不均，如有较大结节状可呈"冷结节"表现。

4. CT 检查 表现为相应的腺体弥漫性肿大和密度减低。当 HT 合并结节性病变时，声像图特征多变且不典型，CT 在 HT 结节性质的诊断中具有较高价值[10]。

5. MRI 检查 平扫检查 HT 不如超声占优势，且由于病变病理发展特点，DWI 检查表现多样，缺乏特异性，但对于在此病变基础上形成的一些肿瘤结节的鉴别诊断仍具有一定价值，可降低临床漏诊率。

（杨蓓蓓　刘莉红　孙艳华　徐志峰）

参考文献

[1]   张华斌.《华斌的超声笔记》第 3 辑. 北京：科学技术文献出版社，2018.

[2]   赵德官. 螺旋 CT 对甲状腺疾病的诊断及鉴别价值研究. 中国 CT 和 MRI 杂志，2017，15（5）：45-47.

[3]   中国超声医学工程学会浅表器官及外周血管专业委员会. 甲状腺及相关颈部淋巴结超声若干临床常见问题专家共识（2018 版）. 中国超声医学杂志，2019，35(3)：193-204.

[4]   JIA Z, HONG D. Application of contrast-enhanced ultrasound for evaluation of thyroid nodules. Ultrasonography, 2018,37(4):288-297.

[5]   吕燕芬，陆永苹，徐飞，等. 桥本甲状腺炎合并乳头状癌的病理和超声特征分析. 中国临床医学影像杂志，2018，29（8）：592-594.

[6]   LI F, WANG Y, BAI B, et al. Advantages of routine ultrasound combined with contrast-enhanced ultrasound in diagnosing papillary thyroid carcinoma. Ultrasound Q, 2017,33(3):213-218.

[7]   张金堂，黄品同，骆洁丽. 超声造影与弹性成像联合评分法对 TI-RADS 4 类甲状腺结节良恶性的诊断价值. 中华超声影像学杂志，2017，26（8）：677-681.

[8]   李辉. 血清甲状腺过氧化物酶抗体及球蛋白抗体对诊断桥本甲状腺炎的临床意义. 医药前沿，2018，8（27）：185-186.

[9]   黄霓，何承芳. 探讨超声诊断不同时期慢性淋巴细胞性甲状腺炎的价值. 影像研究与医学应用，2019，3（10）：225-226.

[10]   李筱漾，龙腾河，廖明壮，等. CT 和超声剪切波弹性成像在桥本甲状腺炎结节诊断中的应用价值. 中国医师杂志，2019，21（8）：1214-1216.

第四章

甲状腺疾病病理诊断

第一节　甲状腺结节细针抽吸细胞病理学诊断

目前，术前病理诊断在甲状腺结节的诊断和治疗中有非常重要的作用。甲状腺穿刺活检技术包括细针抽吸活检（FNAB）和针穿活检（CNB），可以通过超声引导经皮穿刺活检，达到对甲状腺结节细胞学及组织学的诊断，并可以进行免疫组织化学（简称"免疫组化"）及基因检查，为患者提供微创精准的诊断依据，减少了不必要的外科手术切除。

流行病学数据提示甲状腺结节是门诊、体检人群中常见的阳性发现之一，并有逐年增高趋势。据报道，国内女性甲状腺结节的发病率约4%，其中90%以上属良性结节，从众多的甲状腺结节中筛选出甲状腺癌，尤其需要外科干预的甲状腺癌是临床的重要任务。WHO肿瘤分类及诊断标准系列《内分泌器官肿瘤病理学和遗传学》认为，在甲状腺结节的诊断和选择治疗手段方面，甲状腺肿块细针抽吸细胞病理学（fine-needle aspiration cytopathology，FNAC）检查是值得选用的方法。随着FNAC的使用，甲状腺癌的外科受益从15%提高到40%左右。在判断甲状腺占位是否需要手术或保守治疗方面，FNAC已被美国甲状腺协会（ATA）和美国国家综合癌症网络（NCCN）指南认为是最经济、可靠的检查方法。

一、甲状腺细针抽吸细胞病理学检查的概述、适应证、禁忌证及并发症

（一）概述

FNAC检查是指利用细针穿刺病变部位，吸取其组织、细胞成分制作成涂片、细胞蜡块等，观察病变的残留组织结构、细胞形态、间质变化及免疫、分子病理学等改变，从而推断病变性质的细胞病理学检查方法。甲状腺肿块FNAC检查的目的及鉴别诊断主要包括：①非肿瘤性疾病与肿瘤；②良性肿瘤与恶性肿瘤；③恶性肿瘤的组织学类型；④原发性癌与转移性恶性肿瘤。

随着检查技术的成熟和经验的积累，尤其是新技术、新方法的应用及从业人员素质的提高，甲状腺FNAC检查的特异性和敏感性也越来越高，但也存在部分诊断困难的病例，主要原因为：①穿刺标本细胞数量少，制片不满意；②肿瘤与非肿瘤性疾病之间细胞病理学特点有重叠；③良恶性肿瘤及各类型肿瘤间的细胞病理学特点有重叠；④同时存在肿瘤与非肿瘤或多发性肿瘤；⑤囊性、坏死性、血管性、有钙化被膜或硬化性病变或肿瘤；⑥缺乏操作及诊断经验。

WHO在甲状腺肿瘤分类及诊断标准中指出，FNAC检查对甲状腺癌的诊断敏感性为70%～96%，特异性为72%～100%，假阴性率为1%～11%，假阳性率为0～7%。所以甲状腺FNAC检查与临床医生的协调极为重要：一方面细胞病理学医生必须密切结合相关临床、实验室材料，不能确认或疑似病例尽可能予以描述镜下所见或作出提示性诊断，并提出建议

或解释结果；另一方面临床医生应尽可能提供详细的临床信息，必要时参与病例讨论，对于 FNAC 检查已确认病变性质但与临床极不符合的病例及时沟通非常关键，同时需要临床医生配合做好对 FNAC 检查假阴性、假阳性患者的解释工作。

近 30 年有关甲状腺肿块的 FNAC 检查规范或指南层出不穷，如 1996 年巴氏细胞病理学会（Papanicolaou Society of Cytopathology，PSCO）、2006 年美国临床内分泌医师学会（American Association of Clinical Endocrinologists，AACE）、2007 年英国甲状腺协会（British Thyroid Association，BTA）的甲状腺病理指南均包含对甲状腺细针抽吸术（FNA）所取标本的满意度评价，分层诊断系统及推荐的 FNA 后处理方法，但内容存在差异，甚至矛盾，大多缺少高质量的随机对照试验。为此 2007 年 10 月，美国国家癌症研究所（National Cancer Institute，NCI）在马里兰州的 Bethesda 讨论通过了新的甲状腺细胞病理学 Bethesda 报告系统（Bethesda System for Reporting Thyroid Cytopathology，BSRTC）指南，旨在加强甲状腺 FNA 相关的多学科间信息沟通及教育培训，2015—2016 年 NCI 又对 2007 版 BSRTC 的文献进行了回顾性讨论，并在 2016 年第 19 届国际细胞学大会上进行了专题讨论，于 2017 年推出了新版的甲状腺病变细胞学检查 BSRTC 报告方式，目前已经获得 ATA/NCCN 等机构的联合推荐。

（二）适应证、禁忌证及并发症

1. 适应证　一般情况下无论是触诊还是影像学发现的甲状腺结节，需确诊结节的良恶性以进一步决定是否外科治疗都是进行 FNAC 检查的适应证。

（1）触诊发现的结节：通常触诊发现的结节一般直径 ≥ 1cm，如果为孤立性结节则具有临床意义，可成为 FNAC 检查的适应证；如为多发结节，则应在超声评估后决定是否穿刺及穿刺的结节部位。

（2）影像学检查发现的结节：临床触诊未检出，影像学偶尔发现者，又称意外瘤，主要指超声发现的结节。

1）最大径 > 1.5cm 的实性结节恶性比例为 10%～15%，需行 FNAC 检查，除外单纯囊性结节，或有间隔无实性区域的囊性肿块。

2）最大径为 1.0～1.5cm 的交界性结节，如超声明显偏向为良性（超声 TI-RADS 分级在 3 级或以下）可定期随访；否则应进行 FNAC 检查。

3）所有超声疑为恶性的结节：表现为微钙化，低回声实质结节，不规则、分叶状边界，结节内血管生成，淋巴结转移或包膜外播散等，TI-RADS 分级在四级及以上者不论大小，包括最大径 < 1.0cm 的微小癌。

2. 禁忌证　通常直视下或超声引导下的甲状腺 FNAC 属于微创性检查，不良反应或并发症少，但以下情况下慎用此项检查。

（1）出凝血功能严重障碍。

（2）中重度心绞痛、心肌梗死、心力衰竭、重度高血压及脑血管病变。

（3）严重哮喘、呼吸衰竭。

（4）精神障碍、极度紧张及重度癫痫。

3. 并发症　甲状腺 FNAC 检查为微创性检查，在严格遵守操作规范的情况下并发症通常少而轻。

（1）出血、血肿形成：由于甲状腺部位特殊，局部组织疏松，穿刺后在血肿大时可引起压迫症状。

（2）局部疼痛。

（3）针吸部位感染、脓肿形成。

（4）一过性头痛、头昏、晕厥（晕针）。

（5）诱发癫痫发作、心绞痛等。

以上并发症多为一过性，短暂休息并进行相应处理后多能恢复，但也要注意尽量避免，尤其在穿刺术前掌握适应证，术后告知患者注意事项，特别是对穿刺部位的压迫止血和观察。

二、甲状腺细针抽吸细胞病理学检查方法

在甲状腺 FNAC 检查过程中，必须严格执行操作规范和技术要求，把握好检查的方法与质控规范十分重要，这是确保此项检查的质量及检查顺利进行的前提。

（一）术前准备

1. 操作间准备 甲状腺 FNAC 检查的操作间必须先进行空气消毒，并具备基本的硬件设备如诊断床、穿刺椅；有完善的照明、通风、采光条件；准备穿刺操作用具储藏橱柜，固定、染色等制片设备，专用的医疗垃圾存放设备，医用离心机、初检用显微镜等。

2. 术前病史了解及必要的检查 细胞病理学检查是一门与临床医学关系非常密切的交叉性学科，在行甲状腺 FNAC 检查前非常有必要详细了解患者的临床病史及相关检查资料，通常包括：患者身份信息；肿块大小、位置等（详细的颈部体检）；周围淋巴结情况；既往甲减、桥本甲状腺炎（HT）、抗甲状腺抗体阳性、毒性甲状腺肿（其间质细胞易误为异形细胞）病史等；^{131}I 治疗和放射线照射史（可导致细胞核变化），以及治疗日期；肿瘤史及甲状腺癌家族史（尤其 MTC 和 PTC）；血清 TSH 水平（低 TSH 水平，患甲状腺恶性肿瘤风险较低）；出凝血时间；详细的术前头颈部超声检查结果及核医学检查结果。

3. 检查前告知并签署知情同意书 术前必须告知患者相关的检查情况，并嘱其签署知情同意书。一般来说知情同意书应该包括以下内容：细胞病理诊断是以细胞形态学为基础的诊断项目，其结果作为临床医生确定病变性质、指导治疗方法的重要依据，有较高的临床意义；此项检查属微创性检查，具有一定的缺陷和不足；适应证与禁忌证；可能出现的并发症和预防治疗措施；检查前后的注意事项；检查的特殊性，也就是检查的敏感性、特异性、假阳性和假阴性；进修医生和实习医生可能参与操作的情况；患者或委托人的签字及时间；主治医生签字及时间等。

（二）针吸操作规范

严格遵守操作规范及相关规定是保证甲状腺肿块 FNAC 检查质量的重要前提，同时也是减少穿刺并发症的重要条件，对保护医患双方权益、确保医疗安全具有十分重要的意义。

1. 人员资质及准备 甲状腺 FNAC 检查操作一般由具有执业医师资格的临床医生或细胞病理学医生完成，在进行独立操作前需进行专业培训并获得相应的资质，严重呼吸道感染或有开放性伤口的人员避免进入操作间，针吸操作医生需戴口罩、帽子及无菌手套，动作轻柔，并做好相应的解释工作。

2. 穿刺方式及选择 甲状腺 FNAC 检查方式包括直接细针抽吸和超声引导下细针抽吸，两者的特点见表 4-1。

表 4-1　甲状腺不同细针抽吸细胞病理学检查方式比较

条目	直接细针抽吸	超声引导下细针抽吸
1	经济,省时	相对直接,价格高,费时
2	仅适用于能触及的肿块	用于不能触及的肿块(肿块过小、位置过深、位于甲状腺下极)
3	难以判断肿块确切大小,影响对进针深度的判断	可选择更具肿瘤风险的肿块进行细针抽吸,如钙化区
4	如为多发结节,难以判断更具肿瘤风险的结节	对于囊性和囊实性肿块,可对囊壁和实性区域取材,有助于识别肿块的囊性性质,肿块 > 25% 区域为囊性者推荐进行该检查
5	囊性或囊实性肿块,可能仅获得细胞稀少的囊液或胶质,不能获取囊壁或实性区域,易产生假阴性结果	有助于判断肿块真实部位
6	难以判断肿块源自甲状腺还是甲状腺周围组织	直接细针抽吸未获得满意的或明确的结果,可行该检查

3. 针具选择　一般而言,"细针"的标准是指内径 ≤ 0.9mm 的针具（国内标号 ≤ 9 号,国外标号 ≥ 20G）。甲状腺 FNAC 检查用针多选择 22 ~ 25G,推荐使用口径为 23G 以上的针具,国内多用小于 7 号的干燥一次性无菌注射器,小口径针具可显著减少针吸操作的出血量。针具长度多在 3cm 以内。依个人习惯可以配合使用各种持针器具,如手柄及助吸装置;也可采用专用的 FNAC 检查针具,如一次性专用针吸针筒;也可以有选择性地使用槽式切割式针吸器具,但虽然可取得组织学标本,其敏感性和特异性并不比细针抽吸有优势,且成功率相对较低,风险及费用较高,故应慎重选择。此外,还有些实验室在针吸操作时为了保证负压及吸引方便而使用各种类型的注射器手柄,但由于操作手腕离开肿块的距离加大,使得精细动作变得困难,在不需要大负压的甲状腺 FNA 中不提倡应用手柄。

4. 操作流程　穿刺操作前,以穿刺点为中心进行皮肤消毒（直径 > 5cm）,如无特殊情况不铺设洞巾。

甲状腺等体表肿块 FNA 一般不需要麻醉,但也有医生使用局部麻醉,深部和不可触及的肿块穿刺因耗时长可用麻醉,但针穿活检需用麻醉,一般为局部麻醉,1% 或 2% 的利多卡因配成 0.5ml 溶液皮下注射。需注意局部麻醉后可导致表皮肿胀而使肿块触诊不清。

选择进针部位的原则:选择最近路线垂直进针,注意避开浅表静脉及动脉搏动明显处,扁平形肿块可以采用斜行进针。

在对甲状腺肿块穿刺时常采用两种不同的吸取方法:①负压吸取。一般只需要少量负压持续吸取,通常拉动针管 1 ~ 2ml 即可。质韧病变需较大的负压,如纤维性甲状腺炎或软组织肿瘤。②无负压吸取。操作时仅用穿刺针而不连接注射器,通过穿刺针上下提插的虹吸作用吸取细胞和组织碎片。优点是操作简单,动作精细,出血量少,适合组织较脆的甲状腺肿块,因此应用广泛;缺点是细胞量相对减少,而且不适合对囊性病变的操作。

甲状腺 FNAC 检查的成功与否很大程度上取决于穿刺操作的成功与否,所以穿刺操作是整个检查的前提。熟练地掌握操作技巧,积累操作经验很重要。FNA 的操作技巧如下。

（1）针尖进出过程中充分利用针尖斜口的切割作用很关键,可显著增加细胞吸出量。

（2）可在切割吸取的同时转动针尖,使针尖斜口"刮取"组织。

（3）在同一穿刺点，穿刺针进入组织后通常在不同方向针吸2～3次；每个部位穿刺次数建议＜3次。

（4）针吸过程中固定肿块的左手必须明确肿块的具体位置。

（5）尽量避免刺穿时穿刺针进入肿块后方的组织。

（6）吸出足量的细胞后退针前务必去除针筒内负压，通常将针头与针筒分离一下后再接上即可。

（7）退针后分离针头、针筒，快速将针头内吸出的成分推到玻片或保存液中。

（8）在实际操作中还要注意：①囊性肿块应尽量吸尽囊液后再检查原肿块部位，若仍有实性占位则需再次吸取，以免遗漏病变；②针吸时密切注意患者反应，询问其感受，有明显不适时暂停操作或立即退针；③退针后应用无菌棉球压迫穿刺点，范围应达到针刺点周围3cm以上，时间应＞15分钟，随后贴无菌敷贴；④针吸完毕后建议患者在穿刺室休息区休息半小时后离开，出现不适反应时及时处理；⑤穿刺次数因肿块性质而异，血供丰富的肿块应减少穿刺次数避免术后较多出血，有现场评价者评估细胞量已足够可穿刺2次，无现场评价者穿刺2～5次。

5. **制片**　在针吸完成后通常直接手工制作涂片，一般3～4张，可以直接针尖推涂或采用推片法制作（图4-1）。

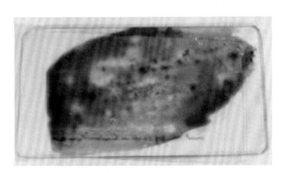

图4-1　手工涂片

液基薄层制片技术现在已越来越广泛地应用于细胞病理学领域，其诸多优点如及时固定、细胞结构清晰、清除红细胞等有利于FNAC的制片和诊断，但其在FNAC中的应用也存一定争议，最大的问题在于液基制作后人为分散了细胞团，使细胞片内的残留组织学图像明显减少，同时也使一些有诊断价值的间质黏液、炎症细胞及特殊结构消失而增加了诊断的难度，故建议将液基制片技术作为辅助技术与常规细胞制片方法联合应用（图4-2）。

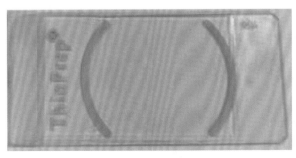

图4-2　液基制片

细胞块（cell block，CB）制作技术目前已经被认为是最有潜力和应用前景的细胞病理学技术。CB 是指通过 FNAC 检查后将取得的普通制片后剩余标本用生理盐水或 95% 酒精冲刷，将冲刷液中的全部细胞离心浓缩后处理成块状，石蜡包埋成细胞蜡块并切片、染色等再进行观察的细胞病理学技术，在某种程度上具有组织切片的特点。CB 的优点：①最大限度保留了残存的组织结构，细胞及小组织残片相对集中，可提供更多的诊断信息；②由于可重复切片为进一步开展特殊染色、免疫组化及分子检测等（如甲状腺刚果红染色，免疫细胞化学 TG、TTF-1 及 BRAF[1] 等分子病理学检测）提供了平台；③可永久保存标本，制片背景清晰，血细胞、炎症细胞数量减少等。CB 的缺点是对穿刺操作要求高，需要有一定的细胞量，制作过程较烦琐、复杂，制作成功率一般为 60% ~ 80%，故一般在满足常规涂片制作的基础上再进行 CB 制作（图 4-3）。

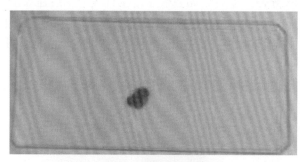

图 4-3　细胞块切片

无论采用何种制片方法，取得的标本除采用 Diff-Quick 染色外必须立即固定，推荐使用 95% 酒精或乙醚 - 乙醇液（无水酒精和 95% 酒精以 1∶1 混合）；普通涂片，液基薄片的固定时间通常为 15 分钟，而 CB 则需 3 小时以上。

常规的染色方法是巴氏染色，在床边评价时通常进行 Diff-Quick 染色，国内 HE 染色应用也十分广泛。

6. 标本快速现场评价（rapid on site evaluation，ROSE）　对内镜下标本（特别是 TBNA 标本）、超声引导下甲状腺肿等穿刺标本、细胞量较少的标本进行取样后即刻 ROSE，是近年来发展较为迅速的技术。ROSE 对保证取样、制片质量、缩短检查时间具有十分重要的临床意义。

通常 ROSE 技术是指临床或超声医生在支气管镜下纵隔、肺门等部位进行淋巴结穿刺和超声引导下甲状腺结节穿刺后，病理科人员现场快速染色，镜下判定取样质量，决定是否需要再次取样，这一过程大大提高了这些检查的敏感性。有研究结果证实：经过专业培训的肺科、超声科医生如果具备细胞病理学基础知识，可以直接床旁评估而避免日常诊疗过程中病理科医生介入，缩短取样时间，并减少患者检查费用，提高 TBNA 等穿刺的有效率。

7. 甲状腺癌 FNA 的辅助检查　临床应用最广泛的主要为免疫组化染色及原位杂交技术，随着 CB 技术的推广，免疫组化在 FNAC 中的应用日渐广泛，在甲状腺恶性肿瘤中的主要标志物如下。

（1）MTC：Calcitonin，TG，CEA，CHGA。

（2）ATC：CK，galectin-3。

（3）乳头状增生和 PTC：galectin-3，CK19，HBME-1。

（4）甲状旁腺肿瘤：PTH，TTF-1。

三、甲状腺细针抽吸细胞病理学检查的 BSRTC 报告方式及标准

甲状腺 FNAC 检查尚无公认统一的报告系统或报告方式的指南，目前国内外应用较多的是 2017 年推出的 Bethesda 报告系统（BSRTC），本部分以此为依据简单介绍 BSRTC 的主要内容。

（一）标本满意度评价

甲状腺癌 FNAC 检查的关键之一是能否获得合格的细胞标本。合格标本是指取样及制片过程中细胞固定及时，染色对比度清楚，包含的细胞量及细胞成分代表性好且足以确定诊断的标本。目前对合格标本尚无统一的意见，NCI 在讨论中提出以下指导性意见。

（1）并非简单评价细胞多少，不同类型肿块满意度标准不一。

（2）不同类型肿块均需达到的满意度：细胞保存质量好；制片质量好。有异形细胞者，无论满意度如何，均属可诊断的标本。

（3）实性肿块满意标本的一般概念为每张涂片至少含 5～6 团滤泡上皮细胞，每团至少有 10 个细胞，最少 2 张涂片；而在 WHO 的甲状腺肿瘤分类及诊断标准系列中提出，对肿瘤性病变的 FNAC 检查满意标本标准是至少 6 组滤泡上皮细胞，每组应含有 15～20 个滤泡细胞，呈片状或滤泡样结构。

（4）以下三类标本虽然不满足上述标准，但属于满意标本：①炎症性病变，如 HT，不需要评价滤泡上皮细胞数量；②富于胶质的肿块，不需要评价滤泡上皮细胞数量；③含有任何数量的不典型滤泡上皮细胞。

（5）囊性病变如无细胞或细胞过少，应报告为"不具诊断意义"或"不满意"，注明仅见囊液，并可建议结合临床及影像学检查结果。

（二）分级诊断术语及形态学标准

BSRTC 是一个六级分级诊断的系统，并提出了相应的细胞形态学标准，在此介绍如下。

1. Bethesda Ⅰ级 不能作出诊断（nondiagnostic，ND）或标本不满意（unsatisfactory，UNS）。

（1）以下情况报告 ND/UNS：①除炎症性病变、富于胶质的肿块、含有任何数量的不典型滤泡上皮细胞的滤泡上皮细胞数量不足；②血液掩盖，细胞观察不清；③固定保存细胞不良，细胞明显退变；④仅含有囊性成分，ND/UNS，仅见囊液，此时临床意义很大程度上取决于影像学改变，如果提示单纯囊性，则考虑为良性，如果影像学可疑，则此次 FNAC 被认为不具代表性。

（2）ND/UNS 的恶性风险：①计算困难，大多 ND/UNS 不进行手术治疗；② 2007 版 Bethesda 报告系统推出后最初几年的 ND/UNS 切除标本恶性风险报道为 9%～32%，近几年文献报道总体恶性风险是 5%～10%；③由于结合超声检查，手术标本的恶性比例高于总体 ND/UNS 恶性风险。

（3）ND/UNS 一般建议重复穿刺，但过去认为间隔 3 个月再进行穿刺，ATA 目前认为不需要，间隔时间较长会导致患者进一步焦虑，反复 FNAC 提示 ND/UNS 的结节建议手术切除。

2. Bethesda Ⅱ级 良性（benign）。分级为良性的病种包括但不限于结节性甲状腺肿、淋巴细胞性甲状腺炎及甲状腺肿中的增生性/腺瘤样结节，其恶性发生风险较低，一般来说＜1%，通常临床随访，定期影像学检查，如肿块增大可复查 FNAC。常见病种及诊断标准如下。

1）结节性甲状腺肿（图4-4）：①大量水样胶质；②滤泡上皮细胞成单层蜂窝片状排列，可形成巨滤泡，或单个散在出现；③滤泡上皮细胞小而圆，核具有细颗粒状均匀分布的染色质，深染致密，细胞质少量至中等量，脆且易碎；④有囊性变者可见散在吞噬细胞；⑤罕见微滤泡结构。

在上述特征不完全出现或部分缺乏时，常报告为良性滤泡性结节（benign follicular nodule，BFN）。

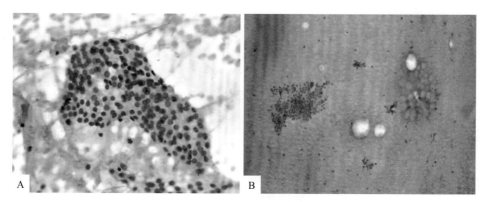

图4-4　结节性甲状腺肿[1]

A. 背景中大量水样胶质及片状平铺的滤泡上皮细胞；B. 散在组织细胞及大量水样胶质，并见片状平铺的滤泡上皮细胞。

2）自身免疫性甲状腺炎/慢性淋巴细胞性甲状腺炎/桥本甲状腺炎（HT）（图4-5）：①见少量胶质；②淋巴细胞数量多少不一，滤泡中心细胞多见，较常见的是小淋巴细胞、浆细胞及中心母细胞，有时病变中甚至仅可见淋巴细胞，缺少上皮成分，此时易误诊为淋巴瘤，但也有发展为淋巴瘤的病例，建议变换角度再行FNAC或流式细胞检测；③滤泡上皮细胞没有最低数量要求，胞质嗜酸，核可大小不一，甚至可能出现类似毛玻璃样改变及出现核沟，PTC应谨慎诊断，但HT合并PTC的病例非常多见；④许特莱细胞（Hurthle细胞）常见，颗粒状胞质丰富，细胞核大，有明显核仁。

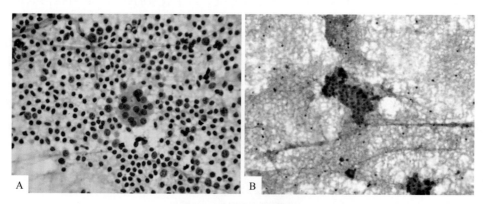

图4-5　桥本甲状腺炎

A. 各个转化阶段的淋巴细胞及小团嗜酸性变滤泡上皮细胞；B. 散在的淋巴细胞及成团嗜酸性变滤泡上皮细胞。

---

[1] 本书参照国际惯例不标注病理图的放大倍数。

3）肉芽肿性甲状腺炎（亚急性甲状腺炎）（图 4-6）：①见大量不同大小的多核巨细胞，其属于异物型巨细胞，核表现为类上皮样，有时可出现郎格罕斯细胞；②胶质肉芽肿形成；③变性的滤泡上皮细胞，多表现为胞质嗜酸性改变，并可出现空泡旁颗粒改变，甚至出现嗜酸细胞；④不等量的炎症细胞；⑤非干酪性坏死的细胞碎片；⑥要注意与 HT（表 4-2）及间变性癌鉴别。

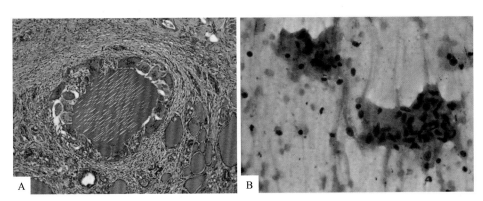

图 4-6 亚急性甲状腺炎

A. 吞噬大量胶质的异物巨细胞（组织切片）；B. 吞噬大量胶质的异物巨细胞（细胞涂片）。

表 4-2 桥本甲状腺炎和亚急性甲状腺炎的鉴别

病变	背景胶体	中心母细胞	多核巨细胞	上皮样细胞
桥本甲状腺炎	无或很少	常见	少见	无
亚急性甲状腺炎	常见	无	常见	常见

4）毒性甲状腺肿（图 4-7）：①吸出物为胶样颗粒状物；②滤泡上皮细胞"核大浆宽"，细胞间界限欠清，胞质丰富染色较红，胞质边缘常见滴状或火焰状突出，即"火焰细胞（flame cell）"，治疗后消失；③细胞核常见一定程度的异型性，核大小差异明显，常深染；④结合较为特异的临床表现。

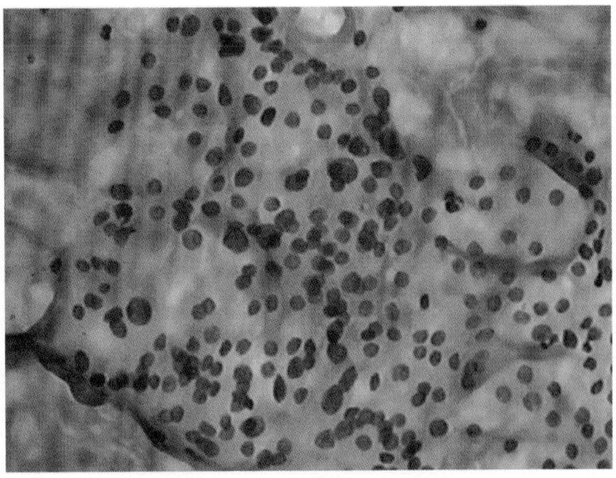

3. Bethesda Ⅲ级 意义不明确的非典型细胞（atypia of undetermined significance，AUS）或意义不明的滤泡性病变（follicular lesion of undetermined significance，FLUS）。

图 4-7 毒性甲状腺肿

"核大浆宽"改变的滤泡上皮细胞。

（1）定义：标本中的细胞具有结构和/或细胞核不典型性，但不足以诊断可疑滤泡性肿瘤（suspicious follicular neoplasm，SFN）或黏膜下肿瘤（submucosal tumor，SMT）。

（2）使用范畴

1）AUS：意义不明确的非典型细胞，范围较广。

2）FLUS：意义不明确的滤泡性病变，代表非典型滤泡上皮细胞，不能用在非滤泡病变。

（3）AUS/FLUS 的风险等级：计算同样困难，因为大多不手术，而手术者大多是因为影像学怀疑，所以按手术病理 AUS/FLUS 计算恶性风险会被高估。2017 版 Bethesda 报告系统认为：①如果甲状腺伴乳头状癌核特征性的非浸润性滤泡性甲状腺肿瘤（NIFTP）等于癌，风险等级 10%～30%；②如果 NIFTP 不等于癌，风险等级 6%～18%。

（4）属于排除性诊断，作为诊断的最后选择 2007 版；Bethesda 报告系统建议报告 AUS/FLUS 的比例小于 7%，2017 版建议在 10% 以下（报道为 5%～30%）。

（5）临床处理

1）在标本量充足的前提下，建议对此类标本进行分子检测。

2）细胞数量不足，建议重新 FNAC。

5）如果影像学提示恶性可能，也可以进行腺叶切除。

（6）AUS/FLUS 镜下诊断特点（图 4-8）

1）见到数量明显的微滤泡团，但不够滤泡性肿瘤（follicular neoplasm，FN）的诊断标准。

2）细胞和胶质均少，但嗜酸细胞较多。

3）制片不良，影响滤泡细胞非典型性的判断。

4）风干导致细胞核轻度增大，不规则，核质模糊。

5）细胞凝块导致细胞拥挤。

6）背景主要为良性改变（如 HT、毒性甲状腺肿、良性滤泡病变），局部细胞具有 PTC 的部分特征。

7）少量滤泡细胞核增大，常伴有明显核仁。

8）放射性碘、卡比马唑或其他药物治疗后。

9）出血、囊性变等引导的修复性改变。

10）出现非典型性淋巴细胞，但不足以诊断可疑非霍奇金淋巴瘤（non-Hodgkin lymphoma，NHL）。

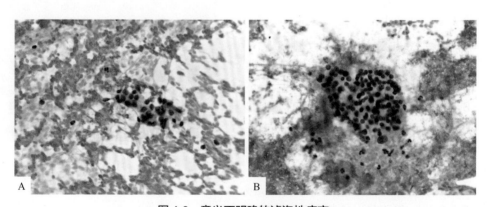

图 4-8 意义不明确的滤泡性病变

伴有轻度核改变及微滤泡样排列的滤泡上皮细胞（A、B）。

4. Bethesda Ⅳ级 滤泡性肿瘤（FN）/ 可疑滤泡性肿瘤（SFN）。两个名称含义相同，建议使用一个，推荐使用 SFN，因为大量的（约 35%）FN/SFN 不是真性肿瘤，而是滤泡上皮细胞增生改变最常见的是结节性甲状腺肿。

（1）恶性风险度：如果 NIFTP 不等于癌，风险降低（10% ~ 40%/25% ~ 40%），最大径≥ 3.5cm 的嗜酸细胞肿瘤恶性风险增高。

（2）考虑到 NIFTP，2017 版 Bethesda 报告系统对此分类进行了重新定义，并修订了诊断标准，主要适用于非乳头状 FN 和嗜酸细胞肿瘤。

（3）临床处理：甲状腺腺叶切除或半甲状腺切除，推荐使用分子检测，明确诊断要待术后病理（腺瘤结节、腺瘤或癌）。

（4）该术语包括滤泡性腺瘤、滤泡癌、滤泡型乳头状癌、腺瘤样结节。FNAC 不能区别滤泡性腺瘤 / 滤泡癌及非浸润性滤泡性肿瘤（non-invasive follicular thyroid neoplasm，NIFTP）/ 滤泡型甲状腺乳头状癌（follicular variant of papillary thyroid carcinoma，FVPTC）。

（5）FN/SFN 常规类型的诊断标准（图 4-9）

1）基本特点：细胞丰富，胶质稀少（细胞性结节）。

2）滤泡细胞拥挤重叠，呈立体状，可见三种结构（"滤泡"前提）：①三维团；②微滤泡团（< 15 个细胞，花环状排列）；③小梁状团，明显的核重叠、拥挤、疏密不均，显示为立体结构。

3）滤泡细胞类型单一，增生态，部分核有非典型性（单一结构）。

4）其他有一定意义的诊断线索：①单个散在的细胞常见；②部分病例在细胞丛中有毛细血管穿过现象；③只有当细胞类型单一、细胞黏附团状排列、核重叠、拥挤明显，背景浓稠胶质取代水样胶质时，才能诊断 FN；④值得注意的是核的不典型性不是诊断癌的标准。

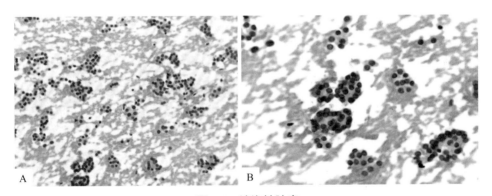

图 4-9　滤泡性肿瘤

A. 丰富的微滤泡排列的上皮细胞团，形态单一；B. 典型的微滤泡结构。

5）关于"微滤泡"的定义：排列拥挤、平铺的滤泡细胞团，每团细胞少于 15 个，排列成 1 圈（至少见到 2/3 圈）。如果细胞量少，虽然以微滤泡为主，但也不能诊断 FN，而应为"AUS/FLU 注意：甲状腺旁腺肿瘤与 FN 相似，鉴别困难"。

6）NIFTP 细胞病理学特征（图 4-10）：最近国内外对 NIFTP 研究较多，国内刘志艳等在结合大量文献的基础上提出了相应的细胞学诊断标准：①可见中等数量滤泡样结构的滤泡细胞团，缺乏乳头样结构，细胞排列较松散，中度核重叠；②背景中无巨噬细胞、炎性病变、砂粒体或坏死；③肿瘤细胞核不规则，中度增大，染色质细腻，核沟少见或不明显，细胞核拥挤、重叠和变形；④核内假包涵体少见或无，偶可见核内空泡，核仁小而模糊、不明显。

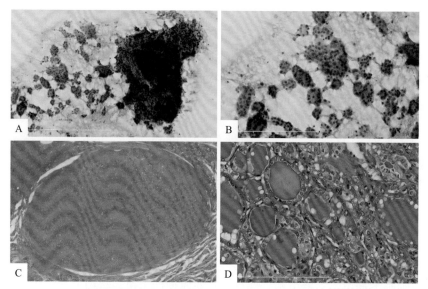

图 4-10　甲状腺伴乳头状癌核特征性的非浸润性滤泡性甲状腺肿瘤

A. 乳头状癌样细胞核改变，同时可见微滤泡结构；B. 乳头状癌样细胞核改变，同时可见微滤泡结构；C. 镜下典型的包裹性结构；D. 镜下典型的乳头状癌样细胞核改变并表现为滤泡样结构。（由日本奈良医科大学医学院 Kennichi Kakudo 惠赠）

7）嗜酸细胞肿瘤（图 4-11）：①细胞丰富，胶质极少；②细胞类型单一，几乎均为嗜酸细胞，胞质丰富，呈细颗粒状（DQ 染色呈蓝灰色或红色；Pap 染色呈绿色；HE 染色呈粉红色），核圆且大，居中或偏位，核仁明显，常见非典型性；③有两种细胞，小细胞的核 / 浆比高，大细胞的核大小至少相差 2 倍；④细胞排列主要表现为单个散在，也可拥挤呈片状；⑤背景胶质缺乏或极少，缺乏淋巴浆细胞。

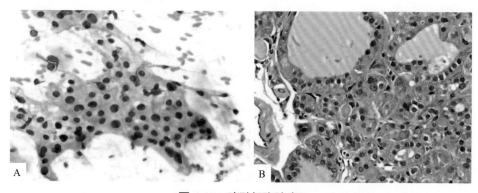

图 4-11　嗜酸细胞肿瘤

丰富的嗜酸性胞质的滤泡上皮细胞，核伴有轻度不典型性（A、B）。

8）透明变梁状肿瘤（图 4-12）：根据肿瘤细胞核的特征，极易误认为 PTC。由于长形的肿瘤细胞和透明变物质，偶尔也误诊为 MTC。在基质凹凸不平的基底膜物质沉积为重要的诊断线索。

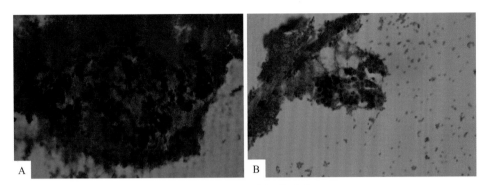

图 4-12 透明变梁状肿瘤

A. 梁状、条索状排列的滤泡上皮细胞团，可见透明玻璃样物；B. 可见类似乳头状癌样细胞核改变。（北京大学国际医院任玉波惠赠）

5. Bethesda Ⅴ级　可疑恶性（suspicious for malignancy，SFM）肿瘤。

（1）分级定义：主要包括 4 方面。①可疑乳头状癌；可疑 FVPTC 或 NIFTP（不同于 FN 的是出现包涵体 / 砂粒体，但细胞数量少且不典型）；②可疑 MTC（适用于标本量有限，不足以进行降钙素免疫组化染色，细胞学报告应注明需进行血清降钙素的检测）；③可疑其他恶性肿瘤，包括可疑淋巴瘤（建议重复穿刺行流式细胞计数检测）、可疑转移癌 / 甲状腺继发肿瘤；④可疑肿瘤，因为肿瘤细胞全部坏死（如 ATC）。但应注意不包括可疑滤泡肿瘤或嗜酸细胞肿瘤。

（2）可疑甲状腺乳头状癌（SPTC）（图 4-13）：50%～75% 为滤泡型乳头状癌，主要包括以下几种情况。

1）斑片状核改变：细胞较丰富，良性滤泡细胞为主，散在非典型性细胞团（有部分 PTC 核表现）。

2）核改变不充分：细胞或多或少，但核的改变达不到 PTC 诊断标准。

3）细胞量不足：具有多项 PTC 细胞学特征，但细胞量极少。

4）囊性变：具有囊性变特征，细胞量少，有部分 PTC 核表现。

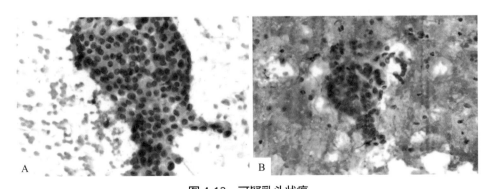

图 4-13 可疑乳头状癌

A、B. 成团密集排列滤泡上皮细胞，染色质细腻似可见核沟。

（3）可疑甲状腺髓样癌（MTC）：可用于受标本数量限制而无法用免疫组化方法检测降钙素的病例，细胞学报告中应建议检查血清降钙素水平。

1）具有MTC的基本改变。

2）细胞散在，形态单一，小或中等大小，核/质比高（淋巴细胞样或髓样癌样），核偏位，浆细胞样。

3）可有小片无定形物质（淀粉样物或胶质）。

4）核质不清（制片不良），或胞质无颗粒，或缺乏典型淀粉样物质。

（4）怀疑其他原发或继发性恶性肿瘤，主要包括可疑恶性淋巴瘤；仅见"肿瘤性"坏死而被怀疑为肿瘤，如ATC等。

6. Bethesda VI级　恶性肿瘤（malignant tumor，MT）。恶性风险97%～99%时NIFTP为癌，恶性风险94%～96%时NIFTP不为癌；包含所有类型的甲状腺恶性肿瘤，甲状腺结节FNAC检查的主要目的就是明确结节的良恶性。

（1）甲状腺乳头状癌（PTC）及其变异型：是甲状腺结节FNAC诊断最敏感和特异的组织学类型，由于其占所有甲状腺癌的比例最大，对其诊断标准的掌握十分重要。

1）基本定义：滤泡上皮来源的恶性肿瘤，诊断基于细胞核的特征，可出现乳头状结构，但并非必须。

2）主要诊断标准（图4-14）

①主要特征

细胞核：普遍增大、拥挤、重叠；椭圆形或杆状、柱状；核不规则、纵向核沟；核内假包涵体；染色质细、淡染毛玻璃样，核膜明显增厚；多个偏心的微小核仁。

细胞质：多为轻度嗜酸的均质细胞质。

细胞团：乳头断片状；合胞拥挤细胞团；砂粒体核心细胞团等。

次要特征：带有纤维血管轴心的乳头状团；单层合体团（核拥挤、重叠、镶嵌）；细胞漩涡样结构；深染鳞样细胞质；泡泡糖样胶质；砂粒体；多核巨细胞；组织样细胞。

②PTC必备特点（三者至少具备一个）：经典核内假包涵体，砂粒体，真性乳头（如果缺乏，建议SPTC或SFN）。

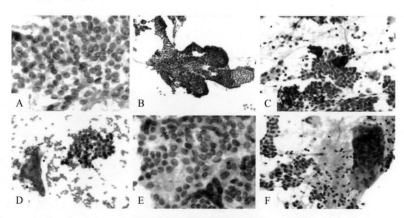

图4-14　甲状腺乳头状癌

A.典型的毛玻璃样细胞核、核沟、核内包涵体；B.典型的含残留纤维血管轴心的真性乳头；C.典型的毛玻璃样细胞核，并见砂粒体；D.小团典型乳头状癌细胞核特征的滤泡上皮细胞及浓缩胶质；E.典型的毛玻璃样细胞核、核沟、核内包涵体；F.乳头状癌涂片中常见的多核巨细胞。

3）各亚型特点：PTC 的组织学亚型众多，详见前文组织病理阐述，在 FNAC 检查中，尽管部分亚型有一定的细胞学特征，并且部分亚型的临床预后与经典型不同，但总体来说鉴别不同亚型是困难的，好在 PTC 最初的处理原则相同（通常为甲状腺切除术），所以在甲状腺结节穿刺阶段不需要鉴别。以下简述部分常见亚型的细胞学特点。

①滤泡亚型 PTC（图 4-15）：具有微滤泡状排列结构的 PTC，鉴于其较难与滤泡性腺瘤 / 腺癌鉴别，尤其是几乎不能与 NIFTP 鉴别，所以在 BSRTC 中诊断为 FN 也可以被接受，诊断要点：A. 细胞丰富，微滤泡结构常见，轮廓相对模糊；B.PTC 特征性核改变包括毛玻璃样核、核沟、核内包涵体等常不显著，几乎不能与 NIFTP 鉴别；C. 黏稠浓厚的胶质团，尤其出现在微滤泡内；D. 其他的 PTC 特征缺乏，尤其是乳头状片段。

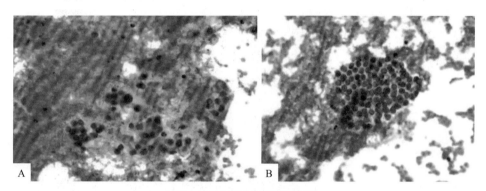

图 4-15　滤泡亚型乳头状癌

伴有典型微滤泡结构及乳头状癌核特点的滤泡上皮细胞（A、B）（需要与 NIFTP 鉴别）。

②柱状细胞亚型 PTC（图 4-16）：A. 细胞丰富而缺乏胶质；B. 乳头状、簇状或片状排列，可见小管结构；C. 细胞核拉长且复层；D.PTC 细胞核常局灶出现，染色偏深，一般无多核巨细胞。

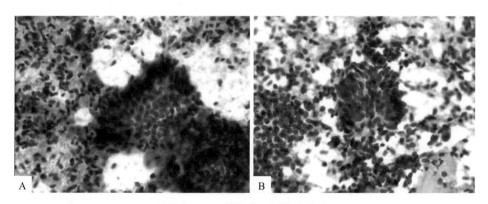

图 4-16　柱状细胞亚型乳头状癌

高柱状排列的具有典型乳头状癌核特征的滤泡上皮细胞（A、B）。

③ Warthin 亚型 PTC：A. 嗜酸细胞，乳头状或散在分布；B. 确定的 PTC 细胞核特点，HT 中的嗜酸细胞核规则呈圆形，有单个较大核仁，应加以鉴别；C. 可见淋巴细胞背景，浸润于纤维血管轴心。

（2）甲状腺髓样癌（MTC）（图 4-17）：MTC 来自甲状腺滤泡旁细胞（C 细胞），起源于外胚层神经嵴；分泌降钙素，95% 以上患者血清降钙素水平上升；在甲状腺癌占比小于5%，死亡率占 13.5%，提示其临床预后相对较差，80%~85% 为散发病例，多位于甲状腺中到上外 1/2 区域，极少累及两极及峡部；此外 MTC 10%~20% 为家族性，合并其他类型的神经内分泌异常，属于常染色体显性遗传，伴有 10 号染色体的原癌基因 *RET* 点突变。

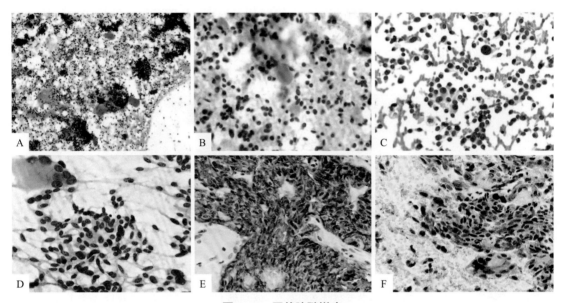

图 4-17　甲状腺髓样癌

A. 丰富团片状及弥散状分布的上皮细胞，并可见片状嗜酸性无结构物；B. 丰富团片状及弥散状分布的上皮细胞，并可见片状嗜酸性无结构物；C. 浆细胞样上皮细胞间散在分布的异型瘤巨细胞；D. 梭形纤维样肿瘤细胞，可见典型的"盐加胡椒粉样"染色质；E. 免疫细胞化学染色降钙素阳性；F. 免疫细胞化学染色突触素（Syn）阳性。（图 4-17D、图 4-17E、图 4-17F 由首都医科大学附属北京友谊医院余小蒙惠赠）

MTC 的主要细胞病理学特点：中等到大量的细胞数；多数散在单个分布，也可疏松堆状分布；细胞呈轻度到中度异型性；同一病例中细胞形态大小多不一致，并夹杂少数瘤巨细胞，双核或多核瘤细胞，其中浆细胞样、卵圆形或梭形肉瘤样细胞核最常见；细胞核常偏位，有特征性的"盐和胡椒"表现；淀粉样物及胞质内颗粒常见，尤其在 Diff-Quick 和 Romanowsky 染色中易见，但是非诊断必须；部分病例可见双核、多核及核内假包涵体，核仁多不明显；免疫组化降钙素、CEA、CgA、Syn 及 TTF-1 阳性表达，而 TG 通常为阴性；血清降钙素水平检测有助于诊断。

（3）甲状腺低分化癌（poorly differentiated thyroid carcinoma，PDTC）（图 4-18）：是介于分化性甲状腺癌与 ATC 之间的一类具有较强侵袭性临床表现的一类甲状腺恶性肿瘤，由 Carcangiu 等首先提议作为一个独立类型。PDTC 组织学结构独特，多表现为排列成大而圆的"岛状"肿瘤细胞（部分可不明显）。患者预后较差，5 年平均生存率约为 50%。

PDTC 的细胞学特征：细胞丰富，可见岛状、实性、梁状排列；滤泡细胞样细胞，类型单一，胞质稀少；核/浆比高，有不同程度的核异型；可见核分裂、核凋亡；常见坏死，而缺乏胶质。

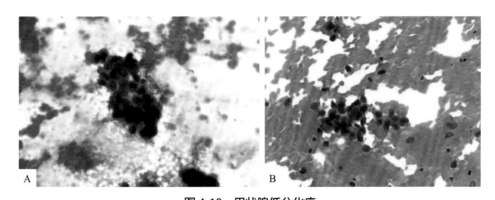

图 4-18　甲状腺低分化癌

A. 小团中重度异型肿瘤细胞；B. 成团及散在中重度异型上皮细胞。

PTCD不易与转移性癌、滤泡性肿瘤相鉴别，WHO《内分泌器官肿瘤病理学和遗传学》认为对 PDTC 仅可在组织学水平作出诊断。

（4）甲状腺未分化（间变性）癌 [undifferentiated（anaplastic）thyroid carcinoma，UTC]（图 4-19）：是一种高度侵袭性恶性肿瘤，多见于 50 岁以上女性，肿瘤生长迅速，患者大多 6 ~ 12 个月内因侵犯附近重要解剖结构而死亡。此外，部分患者有长期结节性甲状腺肿病史，部分患者是原有分化性甲状腺癌去分化而致。

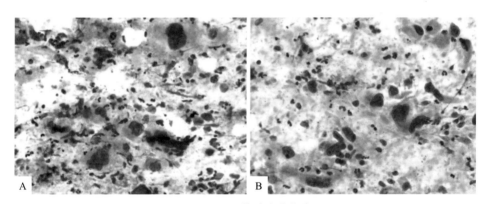

图 4-19　甲状腺未分化癌

A、B. 瘤巨细胞及大片坏死。

UTC 的细胞形态学特点：瘤细胞丰富，呈单个散在、合体状、松散片状；细胞异型显著，有三种类型，分别为梭形细胞、巨细胞、上皮样细胞，其中巨细胞呈明显多形性和间变性；可见分化性肿瘤细胞团，需除外原发性鳞状细胞癌和转移癌；背景较多坏死物和中性粒细胞，瘤细胞常见中性粒细胞侵入，可见破骨样巨细胞；一些病例坏死和硬化广泛，可致标本不能诊断；如果老年人甲状腺 FNA 背景广泛坏死和炎症，偶见多形性瘤细胞，应排除UTC；免疫组化为 Tg 和 TTF-1 阴性，vimentin 阳性，CK 阳性占 80%。

（5）其他类型恶性肿瘤

1）恶性淋巴瘤：大细胞淋巴瘤的针吸涂片中可见典型的丰富的互不黏合的细胞，这些细胞的特征与其他部位的大细胞淋巴瘤的瘤细胞很相似。典型的边缘带淋巴瘤含有混杂的小的非典型淋巴细胞、中心型细胞、单核细胞样 B 细胞、免疫母细胞和浆细胞。因为这些混杂的细胞类型，边缘带淋巴瘤应与反应性过程相鉴别，但通过细胞学制备的标本无法鉴别，通常需要分子学研究确定诊断。免疫组化染色及分子病理学技术如流式细胞技术对诊断有一定的帮助。

2）转移性恶性肿瘤：以肺、乳腺、食管、喉等部位的癌最为常见，细胞形态学特点与原发病变类似。

（徐海苗）

参考文献

[1] ADENIRAN A J, THEOHARIS C, HUI P. Reflex BRAF testing in thyroid fine-needle aspiration biopsy with equivocal and positive interpretation: a prospective study. Thyroid, 2011, 21(7) : 717-723.

第二节　针穿活检

甲状腺实质被纤维结缔组织分割成许多小叶，小叶由大小不一的滤泡组成。滤泡表面被覆单层滤泡上皮细胞，细胞通常呈立方状，功能活跃时呈柱状，核位于基底部，萎缩时细胞呈薄层扁平状，滤泡上皮紧贴于基底膜，外部可见纤细的网状纤维，滤泡内含有均匀的胶质，淡染。

颈部具有重要的解剖学结构，甲状腺针穿活检（CNB）需在超声引导下，明确穿刺位置，确保穿刺时不会伤到其他结构，避免并发症的发生。

一、甲状腺活检的组织学制备

（一）标本送检及固定

标本送检的规范化对病理诊断的影响举足轻重。目前，临床上送检的甲状腺活检多采用针穿活检，经针穿活检获得的组织条，应进行仔细的大体观察，组织条无断裂是标本处理的理想状态。标本送检规范为：①针穿活检后，采用生理盐水将穿刺组织从穿刺针中缓慢冲洗下来，此过程可避免组织断裂；②用眼科小弯头镊的双镊头缓慢水平将冲洗下来的组织置于海绵或滤纸上，注意标本在处理过程中要保持完整；③将贴有组织条的标本转移入放有 10% 中性福尔马林固定液的专用标本瓶，转移时可用镊子夹取海绵或滤纸边缘。固定液量为被固定标本体积的 5 ~ 10 倍，固定时间为 4 ~ 6 小时。

（二）标本取材

穿刺组织必须全部取材，标记包埋面，用滤纸包裹后置于特制脱水盒中处理，以防组织遗失。

（三）标本处理

对标本进行脱水、透明、浸蜡、包埋、切片、染色及封片。石蜡包埋组织切片厚度 ≤ 4μm，贴于玻片上。常规染色采用传统的 HE 染色。

二、甲状腺活检的组织学评估

对甲状腺活检标本组织学评估时，首先要确定标本量是否满意，报告中应记录是否含有甲状腺组织，是否含有其他经常被取到的组织，如骨骼肌、脂肪等。

活检标本的满意度评估尚无统一的定论，组织条的数目、长度、滤泡结构的数目并无明确规定。

如果标本满意，通过组织条可以对病变结构进行完整评估，然而，针穿活检组织不可能判断是否存在包膜浸润和血管侵犯，所以，对于滤泡性病变必须对完整病变进行全面检查，才可以得出明确诊断。

三、甲状腺病变

以下对甲状腺常见病和适合甲状腺消融治疗的疾病进行介绍。

（一）甲状腺腺瘤

甲状腺腺瘤（thyroid adenoma）是最常见的甲状腺良性肿瘤，中年女性偏多，组织学诊断标准为：①有完整的包膜；②包膜内滤泡上皮细胞及滤泡大小较一致；③腺瘤与周围的甲状腺实质不同；④甲状腺腺瘤对周围甲状腺组织有压迫。诊断中需与结节性甲状腺肿鉴别：结节性甲状腺肿没有完整的包膜，结节内滤泡大小不等，且结节内外滤泡形态较一致。以下简要介绍几种甲状腺腺瘤。

1. 甲状腺滤泡性腺瘤（thyroid follicular adenoma） 最常见的甲状腺腺瘤，因组织形态多样，曾有许多描述性的名称，目前均已弃用。病变通常单发，呈圆形或椭圆形，有薄的包膜，结构多样，呈实性、梁状等，中央区可细胞稀少，水肿疏松；肿瘤细胞呈立方状、柱状或多角形，含一致、深染的圆形核，核分裂很少或无；偶可见怪异细胞，但并非恶性指征；可见假乳头特征，缺乏乳头状癌核特征。

免疫组化染色：TTF-1、TG 阳性；CK19、CgA、Syn、降钙素等阴性。

2. 甲状腺梭形细胞滤泡性腺瘤（spindle cell follicular adenoma of thyroid gland） 甲状腺滤泡性腺瘤主要由梭形细胞构成，2017 年第 4 版 WHO 甲状腺肿瘤分类将其视为甲状腺滤泡性腺瘤的一个亚型。

诊断要点：肿瘤具有完整的包膜；肿瘤主要由梭形细胞构成，伴有甲状腺滤泡性腺瘤的其他形态结构；梭形细胞弥漫或结节状分布，呈束状、旋涡状、洋葱皮样同心圆排列；细胞无明显异型，很少见核分裂象；间质内可见多少不等的胶原纤维。

免疫组化染色：TTF-1、TG 阳性，广谱 CK 及 vimentin 常阳性；CD34、SMA 阴性。

鉴别诊断：①梭形细胞癌，梭形细胞滤泡性腺瘤有包膜，细胞无明显异型及核分裂象很少见，梭形细胞癌呈浸润性生长，核分裂象活跃；②韧带样纤维瘤，甲状腺组织内偶尔可发生韧带样纤维瘤，无包膜，免疫组化染色 TTF-1、TG 阴性；③ PTC 伴纤维瘤变 / 筋膜炎样间质，肿瘤内的梭形细胞不表达 TTF-1、TG、CK，常表达 SMA 等及乳头状癌成分。

3. 甲状腺嗜酸细胞腺瘤（thyroid oncocytic adenoma） 甲状腺呈滤泡细胞分化的良性肿瘤，主要由嗜酸细胞构成（嗜酸细胞需达到 75%），细胞质具有丰富的嗜酸性颗粒，如果嗜酸细胞成分不足 75% 可诊断为甲状腺腺瘤伴嗜酸细胞形态。

诊断要点：肿瘤常单发，界限清楚，包膜完整，呈特征性红褐色外观，常见中央区的瘢痕形成；构成肿瘤的细胞具有富含颗粒的嗜酸性胞质，核大，淡染，有明显的核仁，居中，偶见深染的核；组织结构多样，可为结构完整的滤泡，也可呈实性和 / 或梁状生长；胶质常浓染并可形成砂粒体样的结构；局灶可见乳头结构，少数病灶全部呈乳头状结构，但缺少诊断乳头状癌的细胞核的标准。

针穿活检标本在诊断嗜酸细胞腺瘤时需要谨慎，因穿刺组织有限，不能全面评估嗜酸细胞的数量及是否有包膜和 / 或血管侵犯。

鉴别诊断：甲状腺嗜酸细胞腺癌，有包膜和 / 或血管侵犯。

4. 甲状腺脂肪瘤（thyroid lipoadenoma） 好发于甲状腺及异位甲状腺。诊断要点：滤泡性腺瘤中混杂多少不等的成熟脂肪组织。

5. 甲状腺胎儿型腺瘤（thyroid fetal adenoma） 好发于甲状腺及异位甲状腺、卵巢。

诊断要点：微滤泡或梁状结构；间质水肿，特别是在肿瘤的中央部分水肿明显；无包膜及血管侵犯。

6. 甲状腺毒性腺瘤（thyroid toxic adenoma） 能自主合成甲状腺激素并伴有甲亢症状，又称为甲状腺高功能腺瘤，好发于甲状腺及甲状旁腺。

诊断要点：临床主要表现为甲亢；组织学滤泡由高柱状细胞衬覆；上皮常显示乳头状增生，突入腔内；滤泡腔周围常可见吸收空泡。

免疫组化染色：TTF-1、TG 阳性；CK19、CgA、Syn、降钙素等阴性。

7. 甲状腺滤泡性腺瘤伴怪异核（thyroid follicular adenoma with bizarrenuclei） 在典型的滤泡性腺瘤中出现孤立的或小群的畸形瘤细胞，这些瘤细胞核大、深染，异型明显。

免疫组化染色：TTF-1、TG 阳性；CK19、CgA、Syn、降钙素等阴性。

8. 甲状腺透明细胞滤泡腺瘤（thyroid clear cell follicular adenoma） 为甲状腺呈滤泡分化的肿瘤。

诊断要点：常单发，界限清楚，通常有包膜，部分可呈囊性；肿瘤细胞胞质透明。

免疫组化染色：TTF-1、TG 阳性；CK19、CgA、Syn、降钙素等阴性。

鉴别诊断：①转移性透明细胞性肾细胞癌，与甲状腺透明细胞滤泡腺瘤不同，TTF-1、TG 阴性；②甲状腺滤泡型癌透明细胞亚型，有包膜和 / 或血管侵犯。

9. 甲状腺印戒样细胞滤泡性腺瘤（signet-ring cell thyroid follicular adenoma） 是甲状腺呈滤泡细胞分化，并具有包膜。

诊断要点：常单发，界限清楚，通常有包膜，部分呈囊性；主要由印戒样细胞组成；印戒样瘤细胞胞质中含相互分离的空泡，核被挤到周边；空泡呈 TG 阳性，黏液染色阳性；电镜观察瘤细胞有微绒毛衬覆的细胞内腔。

免疫组化染色：TTF-1、TG 阳性；CK19、CgA、Syn、降钙素等阴性。

10. 甲状腺非典型腺瘤（thyroid atypical adenoma） 属甲状腺腺瘤，表现为细胞形态的异型（表现为梭形细胞、怪异细胞等），但是缺乏包膜和血管侵犯，生物学行为为良性。2017 年第 4 版 WHO 甲状腺肿瘤分类取消了该类型。

（二）甲状腺乳头状癌

甲状腺乳头状癌（PTC）是甲状腺最常见的上皮性恶性肿瘤，目前 WHO 工作组描述公认的 PTC 诊断标准为"具有一组独特的核特征"。

1. 细胞核特征

（1）细胞核增大、核长。细胞核与细胞质不成比例，即核 / 质比增大，细胞极性消失，细胞核不再明显地位于基底部，常拥挤出现核重叠。

（2）核膜不规则，出现皱缩、核内包涵体、核沟。PTC 显示不同程度的核膜不规则，呈"葡萄干样"或"皱纸样"表现，核膜不规则的另一种表现就是核沟，核沟主要由核膜内陷形成的两条平行线构成。当核膜继续内陷，形成核内胞质性假包涵体时，简称"核内包涵体"。核内包涵体（图 4-20）对 PTC 的诊断具有很高的特异性，但是真正的核内包涵体必须满足以下四条标准：①大小标准，直径至少要达到细胞核直径的 1/4；②边缘标准，必须边界清楚，圆而规则；③内容物标准，内容物类似于细胞质；④上皮细胞标准，含有核内包涵体的细胞必须是明确的滤泡上皮细胞。

（3）核染色质：核染色质容易发生边集，导致细胞核中央呈现磨玻璃样核（图 4-21）。

（4）核仁：核仁常位于核膜周边，通常似裸核仁。

经典型 PTC，诊断必须同时具备特征性乳头（图 4-22）和核的改变，其中核的改变需具备以上四项。

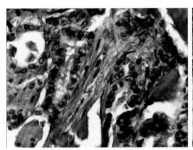 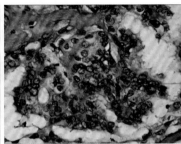 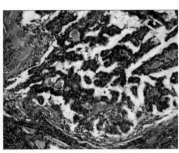

图 4-20 甲状腺乳头状癌　　　图 4-21 甲状腺乳头状癌　　　图 4-22 甲状腺乳头状癌
　　　　　　　　　　　　　　　"磨玻璃样核"　　　　　　　　　　乳头状结构

2. 其他特征

（1）砂粒体：砂粒体是一种钙化的、嗜碱性、同心圆状分层排列的圆球形小体，其中 40% ~ 50% 的经典型 PTC 可出现砂粒体，可位于肿瘤组织内，也可以见于周围的非肿瘤性甲状腺组织。砂粒体本身对 PTC 诊断无特异性，但当出现砂粒体时要高度警惕，仔细寻找 PTC 的核特征。

（2）胶质：PTC 通常缺乏胶质，一旦出现胶质，则具有一些显著特征，相较于正常甲状腺组织，胶质染色更深，通常在形态不规则的滤泡旁边可见胶质边缘呈扇贝样。

（3）多核巨细胞：多核巨细胞起源于巨噬细胞 / 单核细胞，偶见于 PTC，常散在分布于乳头结构之间，多核巨细胞对 PTC 诊断没有特异性，但当发现多核巨细胞应怀疑 PTC 的可能性。

（4）鳞状上皮化生：约 20% 的 PTC 可出现鳞状上皮化生。鳞状上皮化生区域具有鳞状上皮的所有特征，包括细胞间桥及角化不良细胞。

3. PTC 的病理学诊断

（1）约 80% 的 PTC 以乳头生长方式为特征。

（2）大多数 PTC 应具备上述 4 项核的特征。

（3）核增大和核外形不规则相对特异性高，但没有一个特征是 PTC 所特有。

4. 辅助诊断

（1）免疫组化染色：①CK19、HBME1、CITED1、BRAF、34βE12 正常滤泡基本不表达；②CK19（膜浆阳）弥漫强阳性提示 PTC（图 4-23）；③HBME1（膜阳性）特异性较高（图 4-24）；④34βE12（胞质阳性）提示 PTC 阳性（图 4-25）；⑤Galectin3（核浆阳）敏感性较高，特异性差，不能单独依靠 Galectin3 作出诊断；⑥CD56（图 4-26）、TPO 在 PTC 中丢失；⑦TG 提示分化差，有助于与转移性甲状腺癌鉴别诊断。

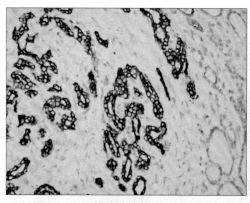

图 4-23　甲状腺乳头状癌 CK19 阳性

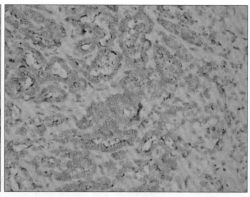

图 4-24　甲状腺乳头状癌 HBME1 阳性

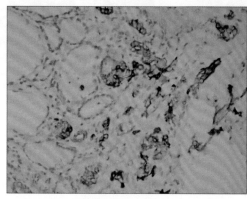

图 4-25　甲状腺乳头状癌 34βE12 阳性

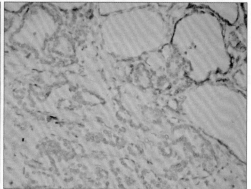

图 4-26　甲状腺乳头状癌 CD56 阴性

（2）分子病理：BRAFV600E、RET、NTRK 或 RAS 等。

5. PTC 的组织学变型　PTC 是甲状腺恶性上皮性肿瘤，显示滤泡细胞分化的形态和特征。有多种细胞亚型[1]，CNB 是否需要准确地识别亚型，尚无统一定论，因可疑结节的后续处理与 PTC 的亚型无关，以下简单介绍各亚型的特征。

（1）甲状腺微小乳头状癌（PTMC）：一般是偶然发现，微小乳头状癌比体积更大的癌预后好，形态学与 PTC 相同，并无特异性，唯一诊断标准为病灶直径 ≤ 1cm，可放射状浸润或有包膜；CNB 诊断微小乳头状癌存在争议。镜下典型特征是一个不规则的瘢痕状结构，肿瘤成分主要分布在瘢痕周边区域，呈岛状、簇状、条索状、腺管状，偶尔形成良好的乳头状结构，中心区域肿瘤成分较少。

免疫组化染色：同经典型 PTC。

（2）甲状腺滤泡型乳头状癌（thyroid papillary carcinoma, follicular variant）：肿瘤组织完全或几乎由滤泡组成（图 4-27），并具有典型的乳头状癌核特征，多数呈浸润性生长，少数可有包膜。

甲状腺滤泡型乳头状癌又可分为巨滤泡型（大滤泡 > 50%）及弥漫滤泡型（没有明显的结节，这种类型对放射状 ^{131}I 治疗敏感）。

2016 年 4 月，Nikiforov 等[2] 提出非浸润性包裹性滤泡型乳头状癌，可命名为甲状腺伴乳头状癌核特征性的非浸润性滤泡性甲状腺肿瘤（noninvasive follicular thyroid neoplasm with papillary-like nuclear features），简写为 NIFTP[3-5]，2017 年版 WHO 将 NIFTP 单独列出[6]。

WHO 指出 NIFTP 需满足四个组织学特点：①包膜完整或境界清楚；②无包膜或血管侵犯；③滤泡状生长方式，无良好的乳头状结构，无砂粒体，实性 / 梁状 / 岛状生长方式 < 30%；④具有乳头状癌核特征。

（3）甲状腺弥漫硬化型乳头状癌（thyroid papillary carcinoma, diffuse sclerosing variant）：是 PTC 的一个亚型，通常一侧叶或双叶弥漫受累，肿瘤组织弥漫浸润，硬化，形成无数小乳头，裂隙样的腔

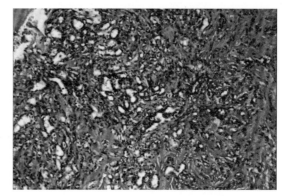

图 4-27　甲状腺滤泡型乳头状癌

隙中可见大量淋巴细胞和浆细胞浸润；可见大量砂粒体，磷状上皮化生明显。与经典型 PTC 相比，该型更易出现甲状腺外侵犯、颈部淋巴结转移和远处转移，主要表现为肺部转移，但死亡率与经典型无差异。

诊断要点：常表现为弥漫性甲状腺肿大，质硬如木；组织学表现为单叶或整个腺体弥漫性受累，致密硬化，少数病例可呈结节状生长；多以实性或乳头状生长方式为主，偶尔以滤泡结构为主；癌细胞与经典乳头状癌细胞相似，或有丰富糖原的透明胞质；大多数病例在扩张的淋巴 - 血管腔内可见到小乳头状结构；常见大量砂粒体；部分病例见广泛鳞状上皮化生；非肿瘤性甲状腺区常出现慢性淋巴细胞性甲状腺炎。

免疫组化染色：CK19 常强阳性；TTF-1、Galectin-3 和 HBME-1 常阳性；Syn 和 CgA 阴性；间质组织细胞 S-100 阳性。

（4）甲状腺高细胞型乳头状癌（thyroid papillary carcinoma, tall cell variant）：罕见，肿瘤细胞的高度与宽度的比值为（2～3）：1，且高细胞占所有肿瘤细胞≥ 30% 才可以诊断此型。瘤细胞胞质丰富，常呈嗜酸性，核位于基底部，伴有复杂的乳头状结构，乳头被覆高柱状上皮，可见局灶性肿瘤性坏死及核分裂象，多见于老年人，预后差。

免疫组化染色：CK19、TTF-1、Galectin-3 和 HBME-1 常呈阳性；Syn 和 CgA 阴性。

基因：高细胞型 *BRAF* 基因突变率高。

（5）甲状腺柱状细胞型乳头状癌（thyroid papillary carcinoma, columnar cell variant）：是 PTC 一种罕见的变异型，恶性程度高，柱状细胞与高细胞相似，但通常更加拥挤，呈假复层排列，可见核上或核下空泡，类似晚期增殖期子宫内膜。肿瘤细胞无典型的 PTC 核特征，染色更深。

免疫组化染色：CK19、TTF-1、TG、Galectin-3 和 HBME-1 均为阳性；Syn 和 CgA 阴性；柱状细胞 CDX-2 常呈阳性，诊断时需排除转移性胃肠道腺癌。

（6）甲状腺筛状 - 桑葚样型乳头状癌（thyroid papillary carcinoma, cribriform-morular variant）：少见，好发于青年女性，多伴有家族性腺瘤性息肉病，镜下乳头常融合成筛状结构，瘤细胞形成桑葚状实性区，可见排列拥挤的腺体和滤泡，细胞核常呈透明状，与经典型 PTC 不同，滤泡腔无胶质。

免疫组化染色：ER 阳性，beta-Catenin 常异常表达（正常情况下细胞质阳性），呈核阳性，具有诊断意义。

基因：可伴有 beta-*Catenin* 或 *APC* 基因突变。

（7）PTC 伴纤维瘤病样 / 筋膜炎样间质（papillary carcinoma with fibromatosis/fasciitis-like stroma）：PTC 的一种罕见亚型，此型肿瘤低倍镜下似乳腺的纤维腺瘤或叶状肿瘤，瘤细胞排列呈相互吻合的条索状、管状和乳头状，肿瘤细胞具有 PTC 的核特征，梭形细胞和纤维黏液样间质高度增生，上皮成分往往被掩盖。

免疫组化染色：Syn 和 CgA 阴性；beta-Catenin 核浆着色（正常情况下细胞质阳性）。

（8）甲状腺实体 / 梁状型乳头状癌（thyroid papillary carcinoma, solid/trabecular variant）：几乎全部由实性、梁状或巢状结构构成。该类型的诊断为排除性诊断，应先排除其他亚型方可诊断。此型占成人 PTC 的 1%~3%，年轻患者和有电离辐射暴露史的患者更为常见，几乎全部瘤细胞呈实性、小梁状或巢状（岛状）排列，细胞核具有明显的 PTC 特征，少数病例可出现经典的乳头状结构，无坏死，核分裂少见或偶见，此种类型常有 RET/PTC3 基因重排。

免疫组化染色：同经典型 PTC。

鉴别诊断：甲状腺低分化癌（PDTC）。两者具有相似的结构，但 PDTC 常伴有坏死，核分裂象活跃，缺乏 PTC 的核特征。

（9）甲状腺嗜酸细胞变型乳头状癌（thyroid papillary carcinoma, oncocytic variant）：PTC 的罕见亚型，肿瘤具有乳头状结构，主要或完全由嗜酸细胞组成，具有 PTC 的核特征。

诊断要点：肿瘤可以境界清楚，甚至有包膜，但至少可见一定程度的包膜侵犯，部分病例可见明显或广泛侵犯；以复杂分支的乳头为特征，具有薄的纤维血管轴心；有些病例可以有滤泡结构，为大滤泡或小滤泡，贮存多少不等的胶质；瘤细胞常呈多角形，也可呈柱状，胞质中含有丰富的嗜酸性颗粒，其诊断取决于病变细胞核的特征；部分病例可见砂粒体；常伴桥本甲状腺炎。

免疫组化染色：同经典型 PTC。

鉴别诊断：①高细胞型乳头状癌，当细胞呈高柱状，满足高细胞型乳头状癌时应诊断高细胞型乳头状癌；②甲状腺滤泡性癌嗜酸细胞亚型，缺乏 PTC 的核特征可资鉴别。

（10）甲状腺透明细胞变型乳头状癌（thyroid papillary carcinoma, clear cell variant）：为 PTC 极为罕见的一种亚型，肿瘤细胞胞质透明变，常与其他类型混合存在。透明细胞数量需 > 50%，由胞质内含糖原、脂类、甲状腺球蛋白（Tg）或肿胀的线粒体所致，细胞核具有典型的乳头状核特征，生物学行为与经典型 PTC 类似。

鉴别诊断：需排除转移性透明细胞肾细胞癌，RCC、CD10 和 EMA 有助于鉴别。

（11）甲状腺包裹型乳头状癌（thyroid encapsulated papillary carcinoma）：该型形态和细胞学上为典型的 PTC，完全被纤维包围，纤维囊可能完整或仅局部有肿瘤生长浸润，约占 PTC 的 10%，预后非常好。肿瘤具有完整的包膜，可有局限性的包膜内肿瘤侵犯，但未穿透；具有 PTC 的核特征。

鉴别诊断：滤泡性腺瘤伴乳头状结构，缺乏 PTC 的核特征可资鉴别。

（12）甲状腺鞋钉样型乳头状癌（thyroid papillary carcinoma, hobnail variant）：具有较高的侵袭性的 PTC 变型，罕见，好发于中老年，复发、淋巴结转移及远处器官的转移常见，预后差。镜下需有 > 30% 的细胞具有鞋钉样结构才可以诊断。组织结构常见复杂的乳头或微乳头结构，被覆嗜酸细胞质的滤泡上皮，细胞核位于顶端，核仁明显，核 / 浆比高，类似于浆液性乳头状癌。滤泡或丛状的生长方式，细胞间黏附性低，可见少量砂粒体结构、坏死、核分裂象、血管和淋巴管侵犯及甲状腺外侵犯常见。BRAF 基因突变率较高。

免疫组化染色：同经典型 PTC，> 25% 的核表达 p53，中位 Ki-67 指数约 10%。

BRAFV600E 基因突变常见。

（13）甲状腺梭形细胞型乳头状癌（thyroid papillary carcinoma，spindle cell variant）：PTC 局部区域可出现梭形细胞化生，占 5%～95%，这些梭形细胞与出血、含铁血黄素沉积或既往细针穿刺引起的肉芽组织增生无关（可排除穿刺引起的反应性改变），这些梭形细胞是上皮来源，需要与间变性癌中的梭形细胞区域鉴别，梭形细胞型乳头状癌无核分裂象和坏死。

免疫组化染色：CK 和 TTF-1 均为阳性。

（14）甲状腺沃辛瘤样变型乳头状癌（thyroid papillary carcinoma，Warthin-like variant）：这种类型的肿瘤通常界限清楚，但无包膜，肿瘤组织中可见囊性变和淋巴细胞在乳头轴心内弥漫性浸润，组织学上类似涎腺的乳头状淋巴囊腺瘤（沃辛瘤），肿瘤细胞大，具有 PTC 特征性的嗜酸细胞排列的乳头状结构，伴大量淋巴细胞、浆细胞浸润。该病发生于慢性淋巴细胞性甲状腺炎患者，多为女性，肿瘤中央可出现囊性变，可以发生淋巴结转移，预后与经典型 PTC 相似。

（三）甲状腺滤泡癌

甲状腺滤泡癌（FTC）显示滤泡细胞分化的恶性上皮性肿瘤，缺少乳头状癌诊断性的核特征。镜下可有不同的组织学形态，大滤泡、小滤泡、不完整的滤泡、实性巢状或梁状、筛状结构均可出现，细胞形态类似于滤泡性腺瘤，可有异型。

诊断 FTC 的主要依据是有无包膜、血管侵犯：①包膜侵犯要求穿透纤维性包膜；②血管侵犯指包膜内或包膜外的血管侵犯，不论血管大小；肿瘤细胞必须位于血管腔内，最少局部与血管壁相连，同时表面有内皮细胞覆盖或血栓形成。因针穿活检标本穿刺组织有限，可能无法观察到包膜或血管的侵犯情况，诊断时需谨慎。

免疫组化染色：TTF-1、TG 和低分子量 CK 常阳性。

鉴别诊断：①PTC 滤泡亚型，少数有包膜和血管侵犯的滤泡性肿瘤也可见到少数核呈乳头状癌核特征，与 FTC 鉴别困难；②微小浸润性 FTC 与滤泡性腺瘤和结节性甲状腺肿鉴别比较困难。

（四）甲状腺髓样癌

甲状腺髓样癌（MTC）是一种显示 C 细胞分化的甲状腺恶性上皮性肿瘤。

1. 镜下表现　瘤细胞呈圆形、卵圆形、梭形或浆细胞样；染色质细而分散，可见核内假包涵体，核分裂象少见；肿瘤通常排列成巢状或片状，周边为栅栏状；可见淀粉样物沉积及局灶钙化，淀粉样物质数量不一，镜下表现为均质的无定型嗜酸性物质（图 4-28）。

MTC 有多种组织学亚型，但亚型分类只具有病理学意义，没有临床意义。

2. 免疫组化染色　是诊断 MTC 的金

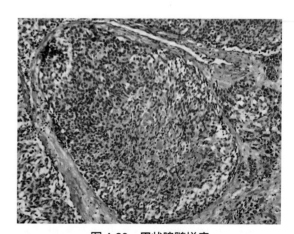

图 4-28　甲状腺髓样癌

标准。降钙素是 MTC 最特异的诊断标志物，降钙素阳性细胞的数量在不同病例之间有差异，有时可呈弱阳性。当降钙素阴性时，就要质疑 MTC 的诊断。肿瘤可表达 CK（主要是 CK7 和 CK18）、TTF-1 和 CgA。CEA 可呈阳性，其染色强度与降钙素水平呈负相关，可能具有预后意义。免疫组化高表达降钙素提示肿瘤分化较高，低表达降钙素但高表达 CEA 提示肿瘤预后更差。

3. 鉴别诊断　MTC 细胞学及病理学特征明显，通常容易诊断，但需区分滤泡性肿瘤或其他肿瘤，包括淋巴瘤等。

（五）甲状腺未分化癌

甲状腺未分化癌（ATC）高度恶性，很早出现浸润及转移，组织学形态变异较多。

1. 诊断要点　肿瘤呈广泛侵袭性，由梭形细胞、多形巨细胞和上皮样细胞混合组成，各细胞成分多少及分布差异很大。梭形细胞细长或肥胖，巨细胞可含单个或多个怪异核，有时可见破骨样巨细胞，核分裂象多见。部分病例梭形细胞占优势或完全由梭形细胞构成，具有肉瘤样形态；少数病例梭形细胞排列呈束状，似纤维肉瘤或平滑肌肉瘤。有些肿瘤细胞主要由大的非典型细胞构成，这些癌细胞含有单个或多个、深染、偏位的核，浓密的、嗜酸性胞质。有些病例肿瘤细胞排列呈血管外皮瘤样结构，或形成不规则吻合的肿瘤细胞衬覆的裂隙，似血管肉瘤结构。20%～30% 的病例能见到明显的上皮样区域，有时显示鳞状结构特点。常见广泛的凝固性坏死，坏死边缘不规则，周围细胞呈栅栏状。

2. 免疫组化染色　多数病例表达 CK，部分病例表达 EMA，p53 强阳性；TTF-1、TG 一般阴性。

（六）甲状腺低分化癌

甲状腺低分化癌（PDTC）是一种甲状腺滤泡细胞来源的肿瘤，形态学与生物学行为介于分化型癌（包括 PTC 和 FTC）与间变性癌之间（2017 年第 4 版 WHO 甲状腺肿瘤分类）。

1. 诊断要点　临床表现为大的甲状腺孤立性肿块，常具有推挤的边缘，部分病例可有部分包膜，可伴坏死。2007 年意大利都灵共识 PDTC 诊断标准：实性 / 小梁 / 岛状生长模式，无典型的 PTC 核特征，至少存在卷曲核、核分裂象≥ 3 个 /10HPF、肿瘤坏死中的一种表现；典型岛状细胞癌形态，即实性巢由小且均匀的细胞组成，细胞核圆形深染或为卷曲状，核分裂象增多，可有广泛坏死；除具有岛状结构的高分裂活性和坏死外，细胞更大，具多形性，常形成实性巢状或梁状，很少或没有胶质。

2. 免疫组化染色　TG 表达减弱（微滤泡或核旁阳性），TTF-1、CyclinD1、PAX8 阳性，bcl-2 常阳性，E-cadherin 膜阴性。

3. 鉴别诊断

（1）MTC：MTC 也可以具有巢状结构，但 MTC 具有明显的血管系统，颗粒状的细胞质和精细点染的染色质。免疫组化染色有助于鉴别，MTC 降钙素阳性、TG 阴性，常伴淀粉样物。

（2）间变性甲状腺癌：完全缺乏滤泡分化，核多形性明显，一般不表达 Tg 和 TTF-1。

（3）嗜酸细胞肿瘤：当低分化的甲状腺癌主要由嗜酸细胞组成时应注意与其鉴别，PDTC 常伴小细胞，坏死和核分裂象≥ 3 个 /10HPF，可资鉴别。

（七）甲状腺内胸腺癌

2017 年第 4 版 WHO 甲状腺分类将具有胸腺上皮分化的甲状腺恶性上皮源性肿瘤更名为甲状腺内胸腺癌（intrathyroid thymic carcinoma）。

1. 诊断要点　罕见；早期肿瘤与周围界限清楚，晚期可出现甲状腺外侵犯。镜下可见分叶状结构，肿瘤基本形态为鳞状细胞癌，间质富于淋巴细胞，无滤泡及乳头结构；细胞排列呈岛状和索状，肿瘤细胞岛之间穿插纤细的血管；细胞核圆形，着色浅或呈空泡状，含小的核仁，偶见单个或灶区细胞角化；核分裂象少见，Ki-67 指数常 20%～30%。

2. 免疫组化染色 高分子及广谱角蛋白阳性，CD5、P63、CD117、P53、bcl-2、calretinin 常阳性；TG、TTF-1、calcitonin、CD45RB 阴性。

3. 鉴别诊断

（1）甲状腺未分化癌（ATC）：常见明显的侵袭性，细胞异型更明显，核分裂象多见，可见凝固性坏死；CD5 阴性。

（2）滤泡树突状细胞肉瘤：缺少 CK 免疫反应，CD21、CD23、CD35 表达阳性。

（3）甲状腺鳞状细胞癌：细胞异型明显，核分裂象多，Ki-67 指数常 > 50%。

（八）甲状腺黏液癌

甲状腺黏液癌（thyroid mucinous carcinoma）原发于甲状腺，是富含黏液的恶性上皮性肿瘤，罕见，镜下见黏液湖包围肿瘤细胞索或巢、束；肿瘤细胞常有大而规则的核和明显的核仁；局灶鳞状上皮分化；可见核分裂、坏死；诊断时需除外转移。

免疫组化染色：CK 阳性，TG、TTF-1、MUC-2 及低分子量 CK 常灶状阳性。

（九）甲状腺黏液表皮样癌

甲状腺黏液表皮样癌（thyroid mucoepidermoid carcinoma）原发于甲状腺，显示表皮样和黏液成分的混合，组织学形态类似于涎腺的黏液表皮样癌；由相互吻合的实性表皮样细胞和黏液细胞群构成，细胞群由纤维间隔包绕；黏液细胞衬覆腺管，可见细胞外黏液；腔内含黏液物质或角化的碎片；肿瘤细胞核中等大小，染色淡，大多数细胞核含核沟和假包涵体，罕见核分裂象；黏液物质呈 PAS 阳性。

免疫组化染色：CK、CEA、P-Cadherin 阳性；TG、TTF-1 灶状阳性；降钙素阴性。

（十）其他

1. 淋巴组织肿瘤 非霍奇金淋巴瘤主要为弥漫大 B 细胞淋巴瘤和 MALToma、霍奇金淋巴结、浆细胞瘤和朗格汉斯细胞组织细胞增生症等。

2. 间叶组织来源肿瘤 良性少见，如脂肪瘤、血管瘤、平滑肌瘤、神经鞘瘤和孤立性纤维性肿瘤。肉瘤有平滑肌肉瘤、脂肪肉瘤、纤维肉瘤等，诊断肉瘤时需先排除癌。

（曹庆华 荆丽丽）

参考文献

[1] NIKIFOROV Y E, SEETHALA R R, TALLINI G, et al. Nomenclature revision for encapsulated follicular variant of papillary thyroid carcinoma: a paradigm shift to reduce over treatment of indolent tumors. JAMA Oncology, 2016, 2(8): 1023-1029.

[2] NIKIFOROV Y E, BALOCH Z W, HODAK S P, et al. Change in diagnostic criteria for noninvasive follicular thyroid neoplasm with papillary like nuclear features. JAMA Oncology, 2018, 4(8): 1125-1126.

[3] ROSSI E D, FAQUIN W C, BALOCH Z, et al. Noninvasive follicular thyroid neoplasm with papillary-like nuclear features (NIFTP): update and diagnostic considerations—a review. Endocrine Pathology, 2019, 30(2): 155-162.

[4] XU B, GHOSSEIN R A. Noninvasive follicular thyroid neoplasm with papillary-like nuclear features (NIFTP): an update. Head and neck pathology, 2020, 14(2): 303-310.

[5] CHU Y H, SADOW P M. Noninvasive follicular thyroid neoplasm with papillary-like nuclear features (NIFTP): diagnostic updates and molecular advances. Sem Diagn Pathol, 2020, 37(5): 213-218.

[6]　LLOYD R V, OSAMURA R Y, KLÖPPEL G R. Who classification of tumours of endocrine organs. Lyon: IARC, 2017.

第三节　应对可疑诊断的方法及穿刺活检后治疗时机的选择

一、应对可疑诊断的方法

运用细胞学和组织病理学的标准，大多数甲状腺肿瘤容易诊断。根据这些标准，可以区分良恶性病变，并将大多数恶性肿瘤准确分类。

然而，当穿刺组织比较局限时，大多数病变存在一定交叉；对于良恶性差异很细微的甲状腺病变，或常规检查后很难对恶性肿瘤进行诊断时，可以借助于免疫组化染色及分子检测。

甲状腺结节穿刺后无论是细针还是针穿活检，应根据不同的病理结果及临床表现，选择手术治疗、消融治疗、药物治疗或观察。具体如下。

（1）甲状腺结节比较小、TI-RADS 分类 4A 类以上者，细针活检取材更好，更容易取得满意的病理诊断；但对于比较大的良性结节，如滤泡性肿瘤结节，细胞学不能确定诊断良恶性，针穿活检或大体病理可以确定诊断。由于针穿活检需要切割组织，甲状腺体积比较小、颈部结构复杂，建议选择半自动活检针，且具有两档切割槽选项，以 18G 为宜。

（2）对于 FNAB 诊断为良性结节的大结节，建议消融组织凝固脱水后再做针穿活检，以进一步明确诊断。这样做的目的是可以减少消融前针穿活检后发生出血，也会使所取的组织条更完整。消融后的组织凝固脱水，不影响病理诊断。原因是消融后即刻仅仅是组织凝固脱水，细胞结构仍然完整，细胞内部结构完全崩解需要一个过程，即 1～2 周。

二、治疗时机的选择

FNAB 后确定为 PTC，符合消融适应证者，建议在细针抽吸术后 1～2 周进行消融治疗，以免穿刺中细针穿破甲状腺前后被膜影响隔离液的注射，不能形成安全的隔离屏障，影响消融安全性。例如：1 例甲状腺腺瘤患者 FNAB 后出现腺瘤内动静脉瘘（图 4-29），增加了消融治疗的难度。

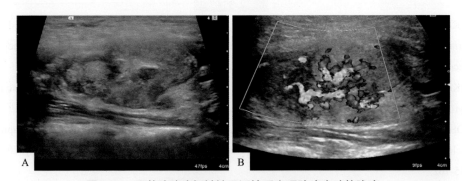

图 4-29　甲状腺腺瘤细针抽吸活检后出现腺瘤内动静脉瘘

A. 甲状腺结节细针抽吸活检后 1 周，颈部结节明显增大、胀痛，内部可见明显液性暗区；B. 彩色多普勒超声可见丰富五彩血流信号，脉冲多普勒显示动静脉血流信号。

对于靠近气管食管沟的小结节，紧贴后被膜，在穿刺过程中极易被穿破，使局部产生损伤后的炎症反应，造成局部粘连。在穿刺过程中如穿破后被膜，穿刺针所带的肿瘤细胞可能引起局部种植或肿瘤细胞外生，导致肿瘤进展。建议获得病理结果后及时进行消融治疗，以减少局部粘连及侵犯。例如：甲状腺左侧叶紧邻气管食管沟的甲状腺结节，FNAB 结果为 PTC，患者拒绝外科手术切除治疗，细针抽吸后半年要求行消融治疗。由于结节位置特殊，此时不排除局部粘连和浸润的可能，经术前沟通，如果不能完全分离粘连或浸润，有可能造成喉返神经损伤，将终止消融手术，患者同意并签署知情同意书。在治疗过程中，甲状腺内后间隙无法注射生理盐水，隔离液不能将结节与气管和食管分离，最终放弃消融治疗。

（王淑荣　蔡振旭）

第四节　基因检测

经超声引导下针穿活检（CNB）的甲状腺组织，通过形态学及免疫组化染色，仍不能确定性质者，可进一步选择分子标志物检测，明确诊断。

PTC 是最常见的甲状腺癌，MAPK 通路效应物的特异性突变或基因重排在 PTC 的恶性转化中起关键作用。约 70% 的病例可检测到 RET、NTRK、BRAF 或 RAS 的改变[1]，这些改变为活检提供了辅助诊断。

BRAF 基因是研究最多的，也是与 PTC 关系最密切的癌基因，尤其是 BRAFV600E 基因突变，且 BRAF 基因突变阳性与肿瘤的预后、侵袭性等可能存在一定关系[2]。BRAF 基因位于染色体 7q24，编码丝氨酸 / 苏氨酸激酶，通过 RAS/RAF/MEK/ERK 级联通路调控信号转导。PTC 可检测到外显子 15 的数个点突变，最常见的是 BRAFV600E 基因突变，见于 30% ~ 70% 的 PTC，并以经典型为主，罕见于其他亚型，FTC 无此突变，它是 PTC 的特异性标志物。此外，高达 13% 的 PDTC 和 35% 的甲状腺间变性癌也可检测到 BRAF 基因突变；乳头状微小癌也可检测到 BRAF 基因突变。

N-RAS 在滤泡性甲状腺癌中的阳性比率明显高于滤泡样腺瘤，临床诊断意义较大。

RET 是甲状腺癌中最先发现的活化的受体酪氨酸激酶，RET 基因位于染色体 10q11.2 上，编码一种跨膜受体酪氨酸激酶，RET 蛋白正常表达于发育中的中枢和外周神经系统，在肾器官发育和肠道神经发育中起重要作用。

RET 基因突变涉及 C 细胞来源的甲状腺髓样癌（MTC），包括多发性内分泌综合征 MEN2A 型、MEN2B 型和家族性的 MTC。

超过 15 种嵌合型癌基因（称 RET/PTC 基因）涉及 PTC 的发生发展过程。滤泡上皮正常不表达野生型 RET，但是在新获得的启动子调控下，滤泡上皮细胞的胞质表达 RET/PTC 嵌合型癌蛋白，主要改变核膜和染色质的结构，且与 PTC 的核特征有关。

RET 蛋白异常表达对 PTC 具有高度特异性，可作为甲状腺交界性病变的诊断标志物，免疫组化染色检测 RET 蛋白可替代染色体异位检测，因为无基因重排的正常甲状腺滤泡上皮不表达 RET 蛋白。可联合应用 RET 蛋白与其他抗体，包括 CK19、Galectin-3 和 HBME-1，进行免疫组化检测，用于评估甲状腺手术标本和穿刺标本，但其应用也取决于抗体的敏感性和特异性。此外，慢性淋巴细胞性甲状腺炎也可检测到 RET/PTC 基因重排，故这种分子标志物在活检诊断中的检测会受到一定的影响。

　　受体酪氨酸激酶 NTRK1 是第二个被发现的甲状腺肿瘤发生过程中的染色体重排。*NTRK1*（*TRK*、*TRK4*）是一种原癌基因，位于 1q22，编码神经生长因子的跨膜酪氨酸激酶受体。NTRK1 常局限于脊髓感觉神经和脑感觉神经节的神经元，起源于神经嵴，调节神经元的生长和存活。5%～13% 的散发性 PTC 有 *NTRK1* 基因重排。

（曹庆华　荆丽丽）

参考文献
---

[1]　IANCU I V, BOTEZATU A, PLESA A, et al. Alterations of regulatory factors and DNA methylation pattern in thyroid cancer. Cancer Biomark, 2020, 28(2): 255-268.

[2]　MELO M, GASPAR DA ROCHA A, BATISTA R, et al. TERT, BRAF, and NRAS in primary thyroid cancer and metastatic disease. J Clin Endocrinol Metab, 2017, 102(6): 1898-1907.

第五章

相关麻醉方法

绝大多数甲状腺疾病热消融治疗患者在局部麻醉下完成，结合针刺麻醉可以减少麻醉药物用量。但也有少数特殊患者需要全身麻醉（包括静脉 - 吸入复合麻醉、全凭静脉复合麻醉），所以加以简单叙述；旨在使消融医生对不同的麻醉方式及麻醉用药的优缺点有一定的认识和了解，便于更好地根据患者状态及消融范围选择合适的麻醉方式及麻醉用药，更好地处理麻醉相关不良反应及并发症，提高消融成功率及舒适性，减轻患者疼痛。

第一节　局部麻醉

一、局部麻醉的特征

局部麻醉药简称"局麻药"，是一种能可逆性阻断神经冲动的发生和传导，在患者意识清楚的条件下，使相关神经支配部位出现暂时性、可逆性感觉丧失的药物。

局麻药是由芳香基 - 中间链 - 氨基组成的化合物，其结构式见图 5-1。氨基通过酯键或酰胺键相连组成弱碱性药物影响神经轴突的动作电位，可起到神经阻滞的作用。与全身麻醉相比，局部麻醉在某些方面具有独特的优越性。首先，局部麻醉对意识没有影响；其次，局部麻醉还可以起到一定程度的术后镇痛的作用；最后，局部麻醉还有操作简便、安全、并发症少、对患者生理功能影响小、可阻断各种不良神经反应、减轻手术创伤所致的应激反应及恢复快等优点。

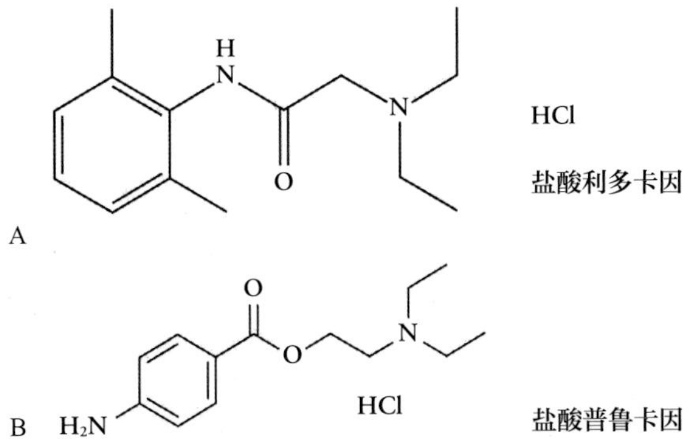

图 5-1　酰胺类（A）和酯类（B）局麻药的化学结构

临床上局部麻醉与全身麻醉往往可以相互补充，不能将这两种麻醉方式完全分割开来，而应视为针对不同患者所采取的具有个性化麻醉方案的一部分。如对小儿、精神病或意识不清者，不宜单独使用局部麻醉完成手术，必须辅以基础麻醉或全身麻醉；而局部麻醉也可作为全身麻醉的辅助手段，增强麻醉效果，减少全身麻醉药用量。

二、分类

依据作用时效的长短，局麻药可分为短效（如普鲁卡因和氯普鲁卡因）、中效（如利多卡因）和长效（如罗哌卡因和丁哌卡因）。依据化学结构的不同局麻药可分为酯类和酰胺类。

1. 酯类局麻药　酯类局麻药是指在芳香族支链与氨基间有酯键相连，并被血浆中胆碱酯酶代谢。它们在血液循环中的半衰期短，其代谢产物之一是 P- 氨基苯甲酸。临床常用的有普鲁卡因、可卡因、氯普卡因、丁卡因都是酯类局麻药。

2. 酰胺类局麻药　酰胺类局麻药不能形成半抗原，因此引起过敏反应者极为罕见，然而，一旦过敏则很严重，甚至危及生命。酰胺类局麻药具有一个酰胺键，首先经肝代谢。酰胺类局麻药包括利多卡因、甲哌卡因、丁哌卡因和罗哌卡因等。

三、局部麻醉的机制

局麻药在体内以离子化和非离子化的自由基形式存在。非离子化的自由基脂溶性强，更易达到神经轴突。主要适用于外周神经的阻滞和脊柱中枢神经的阻滞。当神经受到刺激而产生动作电位时，可以引起神经膜的通透性改变，降低电压依赖的钠通道动作电位上升速度，使其不能达到阈电位，从而抑制钠内流，阻止动作电位的产生和神经冲动的传导，从而产生局部麻醉作用，所以局麻药主要是作用于外周神经。最近研究提示，钾通道和钙通道可能也参与了局麻药的作用机制。使用局麻药患者一般是清醒的，意识不到会受到影响。通常周围神经完全阻滞的顺序依次为交感神经阻滞、痛温觉消失、本体觉消失、触压觉消失、运动神经麻痹。

四、常见的局部麻醉药

临床上局麻药的选择必须个体化，即综合考虑患者（年龄、体重和基础情况）、药物（理化特性、代谢因素和毒性作用）、麻醉（注射部位、定位技术和单次 / 连续给药）、手术（类型和持续时间）等多种因素。联合使用局麻药（如利多卡因和罗哌卡因联合）的全身毒性表现为相加性，必须加以警惕。目前临床常用的局麻药包括氯普鲁卡因、利多卡因、罗哌卡因、丁哌卡因、左布比卡因等。

1. 利多卡因　利多卡因为氨酰基酰胺类中效局麻药，具有起效快，弥散广，穿透性强，无明显扩张血管作用的特点。利多卡因有盐酸盐和碳酸盐两种制剂。其毒性随药物浓度而增加。除了用于麻醉目的外，可静脉注射或静脉滴注利多卡因治疗室性心律失常。

用法和用量：0.5% ～ 1% 溶液用于局部浸润麻醉，时效可达 60 ～ 120 分钟，依其是否加用肾上腺素而定。神经阻滞应用 1% ～ 1.5% 溶液，起效需 10 ～ 20 分钟，时效可达 120 ～ 240 分钟。一次限量，不加肾上腺素为 200mg（4mg/kg），加肾上腺素为 300 ～ 350mg（6mg/kg）。小儿一般选用浓度为 0.25% ～ 0.5%，一次给药总量不超过 4.5mg/kg。

2. 罗哌卡因　是目前临床上常用的长效酰胺类局麻药，麻醉效能与丁哌卡因相似，其心脏毒性低于丁哌卡因。0.2% ～ 0.375% 浓度的罗哌卡因能产生运动神经阻滞与感觉神经阻滞的分离，已经广泛用于分娩镇痛和术后镇痛等神经阻滞麻醉和椎管内麻醉。

用法和用量：适用于神经阻滞和硬膜外阻滞，常用 0.5% ~ 1% 溶液。0.5% 溶液适用于产科神经阻滞或镇痛，可避免运动神经的阻滞。起效时间 5 ~ 15 分钟，感觉神经阻滞时间可达 4 ~ 6 小时，加用肾上腺素不能延长运动神经阻滞时效。

（郝 巍 李 燕）

第二节　静脉复合麻醉

复合麻醉曾经称为平衡麻醉，指在麻醉过程中同时或先后使用两种或两种以上麻醉药的麻醉方法。

一、静脉 - 吸入复合麻醉

静脉 - 吸入复合麻醉是指将静脉全身麻醉和吸入麻醉同时或先后应用于同一次麻醉过程。其方法多种多样，如静脉麻醉诱导，吸入麻醉维持；吸入麻醉诱导，静脉麻醉维持；静脉 - 吸入复合麻醉诱导，静脉 - 吸入复合麻醉维持等。吸入麻醉是一种经典的麻醉方法，目前在临床上使用广泛。

静脉 - 吸入复合麻醉的术前准备与一般全身麻醉相同，包括禁食、禁饮，重要脏器功能的检查和调整，维持围手术期内环境稳定等。术前还要常规使用抗胆碱药和镇静药。

1. 麻醉诱导

（1）静脉诱导法：是目前静脉 - 吸入复合麻醉最常采用的诱导方法，可以充分发挥静脉麻醉诱导迅速、平稳的优点，可在短时间内达到气管插管所要求的麻醉深度。配合肌松药，可以提供气管插管所需的肌松条件。一般采用静脉全身麻醉药 - 麻醉性镇痛药 - 肌松药复合诱导，但并非固定模式。

对于起效较慢的肌松药如维库溴铵和阿曲库铵等，可以先给予一定的预给量，以期缩短肌松起效时间。由于芬太尼起效时间较长，为达到插管时芬太尼的最佳镇痛效果，可以先给予芬太尼或舒芬太尼，但应注意芬太尼或舒芬太尼引起的中枢性咳嗽。静脉全身麻醉药多采用丙泊酚，成人 1.5 ~ 2.5mg/kg 静脉推注，小儿剂量略大，老年患者应减少剂量并减慢推注速度。对于心脏功能欠佳的患者可采用依托咪酯 0.2 ~ 0.6mg/kg 静脉推注进行麻醉诱导。麻醉性镇痛药以芬太尼为主，一般全身麻醉诱导剂量为 2 ~ 6μg/kg，也可用阿芬太尼、舒芬太尼及瑞芬太尼等。

肌松药以去极化肌松药琥珀酰胆碱最为经典，目前临床上主要应用非去极化肌松药如维库溴铵 0.07 ~ 0.15mg/kg 或阿曲库铵 0.4 ~ 0.5mg/kg 等用于静脉麻醉诱导气管插管，但麻醉诱导时间会有所延长，一般在应用肌松药后 3 分钟进行气管插管。临床上如果选择丙泊酚、瑞芬太尼和罗库溴铵诱导，用药次序为丙泊酚、罗库溴铵和瑞芬太尼。

（2）吸入诱导法、静脉 - 吸入复合诱导法：吸入麻醉诱导多用于小儿麻醉，尤其是不配合进行外周静脉穿刺的小儿。吸入麻醉诱导的药物多为七氟烷。婴幼儿年龄越小七氟烷的MAC 值越大，出现麻醉过量的可能性越小。七氟烷的正确诱导方法为：挥发罐的刻度为8%，氧流量调至 6 ~ 8L/min，呼吸环路预充气 1 分钟后，面罩紧扣小儿口鼻部进行麻醉诱导，诱导时间一般为 45 ~ 60 秒。由于七氟烷的兴奋作用，在诱导过程中小儿体动强烈，因此必须制动。待小儿肌肉松弛后调低氧流量，同时进行静脉穿刺。静脉穿刺成功后给予肌松药进行气管插管。在七氟烷吸入诱导的过程中，血氧饱和度和麻醉气体浓度监测极其重要。一旦血氧饱和度下降应立刻给予辅助呼吸。

静脉 - 吸入复合诱导可用于气管插管困难的患者。在插管期间需要保留自主呼吸者，可先给予小剂量静脉麻醉药，再吸入一定浓度的麻醉药，在表面麻醉下行气管插管。对不需要保留自主呼吸的患者在吸入麻醉达到一定深度后，给予肌松药行气管插管。

2. 麻醉维持

（1）吸入麻醉维持：气管插管后，麻醉维持阶段依赖持续吸入挥发性麻醉药来实现。一般吸入 1 ~ 2MAC 的挥发性麻醉药，最常用的是恩氟烷、异氟烷和七氟烷。吸入麻醉药在临床应用浓度范围内对心血管系统呈剂量依赖性抑制，术中可根据患者循环功能状态来调节吸入麻醉药的吸入浓度，保证麻醉平稳。

（2）静脉麻醉维持：在麻醉诱导成功后即以静脉复合麻醉维持，主要依靠静脉全身麻醉药 - 镇痛药，肌松药复合的模式来维持麻醉状态。

（3）静脉 - 吸入复合麻醉维持：此法以吸入麻醉和静脉麻醉互为主辅。

二、全凭静脉复合麻醉

全凭静脉麻醉也称全静脉麻醉（total intravenous anesthesia，TIAV），是用静脉麻醉药及麻醉辅助药的一种麻醉方法。由于单一的静脉麻醉药很难满足手术需要，故临床常采用多种静脉麻醉药或镇静药、麻醉性镇痛药和肌松药复合使用。因此全凭静脉麻醉实际上是一种静脉复合麻醉。

（一）丙泊酚

丙泊酚（propofol）化学名为双异丙酚，是目前临床上应用最广泛的静脉麻醉药。静脉注射后，起效快，作用时间短。单次静脉给药后麻醉作用维持 5 ~ 10 分钟。可降低脑血流量、颅内压和脑代谢率，用于神经外科的手术有显著的优点。丙泊酚对心血管系统有明显的抑制作用，主要表现为对心肌的直接抑制作用及血管舒张作用，可导致明显的血压下降。当大剂量、快速注射，或用于低血容量者及老年人时，有引起严重低血压的危险。对呼吸有明显抑制作用，表现为潮气量降低和呼吸频率减慢，甚至呼吸暂停；此外，抑制程度与剂量相关。丙泊酚经肝脏代谢，代谢产物无生物活性。反复注射或静脉持续输注时体内有蓄积，但对肝肾功能无明显影响。

临床应用：全身麻醉静脉诱导，剂量为 1.5 ~ 2.5mg/kg。可静脉持续输注或与其他全身麻醉药复合应用于麻醉维持，用量为 4 ~ 12mg/（kg·h）。用于门诊手术的麻醉具有较大优越性，用量约为 2mg/（kg·h），停药后 10 分钟患者可回答问题，并且术后恶心、呕吐的发生率为 2% ~ 5%。

副作用：对静脉有刺激作用；对呼吸有抑制作用，必要时应行人工辅助呼吸。

（二）依托咪酯

依托咪酯（etomidate）为短效催眠药，无镇痛作用，作用方式与巴比妥类近似，起效快，静脉注射后约 30 秒患者意识即可消失，1 分钟时脑内浓度达峰值。可降低脑血流量、颅内压及脑代谢率。对心率、血压及心排血量的影响均很小；不增加心肌耗氧量，并有轻度冠状动脉扩张作用。对呼吸的抑制轻，主要在肝脏内水解，代谢产物不具有活性。

临床应用：主要用于全身麻醉诱导，适用于年老体弱和危重患者的麻醉，一般剂量为

0.1～0.4mg/kg，对老人和年老体弱的患者应采用低剂量（0.05～0.2mg/kg），同时复合应用麻醉性镇痛和肌松药后行气管插管。

副作用：注射后常发生肌阵挛；对静脉有刺激性；术后恶心、呕吐发生率可高达30%～40%；反复用药或持续静脉滴注后可能抑制肾上腺皮质功能，单次应用后抑制作用可维持数小时。

（三）氯胺酮和氯胺酮

氯胺酮（ketamine）为苯环己哌啶的衍生物，易溶于水，水溶液 pH 为 3.5～5.5。主要选择性抑制大脑联络径路和丘脑 - 新皮质系统，兴奋边缘系统，而对脑干网状结构的影响较轻。静脉注射后 30～60 秒患者意识消失，作用时间 15～20 分钟；肌内注射后约 5 分钟起效，15 分钟作用最强。氯胺酮镇痛作用显著，可增加脑血流量、颅内压及脑代谢率。氯胺酮有兴奋交感神经作用，使心率增快、血压及肺动脉压升高；而对低血容量性休克及交感神经高度兴奋者，氯胺酮可呈现心肌抑制作用。氯胺酮对呼吸的影响较轻，但用量过大或注射速度过快，或与其他麻醉性镇痛药合用时，可引起显著的呼吸抑制，甚至呼吸暂停。氯胺酮可使唾液和支气管分泌物增加，对支气管平滑肌有松弛作用。其主要在肝脏代谢，代谢产物去甲氯胺酮仍具有一定的生物活性，最终代谢产物由肾脏排出。

临床应用：全身麻醉诱导剂量为 1～2mg/kg（静脉注射）；麻醉维持量为 15～45μg/（kg·min）；小儿基础麻醉时，肌内注射 4～6mg/kg 可维持麻醉 30 分钟左右。

副作用：一过性呼吸暂停；幻觉、噩梦及精神症状；眼内压和颅内压升高。

（郝 巍 李 燕）

第三节　针刺麻醉的应用

针灸是中医留给人类的宝贵财富，是中医的一个重要组成部分，也是传统中医重要的一种医疗手段。将针灸应用于外科手术的麻醉，是 20 世纪 50 年代我国老一辈医学先驱通过中西医结合孕育出的一种创新技术。在之后的 40 余年中，针灸麻醉经历了从普遍应用、有选择地应用、单纯针灸麻醉到针灸麻醉与药物复合的发展阶段，其积累的经验与大量的临床资料为针灸麻醉的发展提供了宝贵的经验[1]。

针刺麻醉（acupuncture anesthesia）也称"针灸麻醉"，是根据手术部位、手术种类等，按照循经取穴、辨证取穴和局部取穴原则进行针刺，在取得充分的麻醉效果后，使患者在清醒状态下施行外科手术的一种麻醉方法。

对于针灸镇痛的机制，有专家做了一个形象的比喻：人体的痛觉如同两套系统，一套为让人不觉得痛，简称"镇痛"；一套为让人感到痛，简称"致痛"。针刺穴位，能使人体的镇痛系统分泌因子增加，而让致痛系统分泌因子减少，总而言之就是利用人体自身的调节达到充分的麻醉效果，而不像麻醉药物切断神经感应以达到相应效果。可以肯定的是，针刺麻醉确实有镇痛效果，但机制仍不清楚，有研究发现针刺能调节神经内分泌，降低外周 β 内啡肽，能增强 5- 羟色胺水平，抵抗伤害性刺激类物质，达到镇痛作用。针刺后，会使皮下引起机械振动引起化学波，导致离子通道变化，达到明显的镇痛作用。

现在的针灸麻醉多采用"针灸复合麻醉药物"的模式，在针灸麻醉的基础上加入了少量麻醉药物。针灸麻醉安全、无副作用。自 20 世纪 50 年代针灸麻醉发展至今，全国共进行了许多针灸麻醉研究，发现与针灸麻醉直接相关的重大并发症很少见。针灸麻醉的这一特性，使其应用范围很广。一般来说，针灸麻醉可应用于各种外科手术，但心脏、肝脏、肾脏功能不全的患者，药物过敏和老年不能耐受患者等除外。此外，针灸麻醉时患者处于清醒状态，针灸麻醉本身并不影响患者的意识，这就意味着在手术过程中，患者可以和医生交流、配合，对于需要在手术过程中查看感觉或运动功能的患者来说很有优势。针灸麻醉不但减少了麻醉用药，还减轻了患者的经济负担。

但是，目前在全国只有为数不多的中医院在研究和使用针灸麻醉。针灸麻醉未被广泛推广，可能与其本身的缺点有关。研究表明，针灸麻醉并不能完全达到临床麻醉的要求。其在临床应用中尚有缺陷：①麻醉的有效性和可控性欠缺；②不能完全抑制内脏反应；③个体差异较大。

目前还有许多问题，例如：在复合全身麻醉药物状态下，针刺麻醉是否也能插管；如果在浅睡眠自主呼吸复合针刺麻醉下施行手术，是否能够减轻患者的紧张恐惧；在针灸辅助下，使用小剂量的麻醉药物是否能达到大手术的麻醉要求。这些问题还有待进一步研究。

（郝　巍　李　燕）

参考文献

[1] 周嘉. 针刺麻醉临床实践 60 年历程回顾. 针刺研究，2018，43（10）：607-610.

第四节　麻醉相关并发症及不良反应处理

一、局部麻醉药中毒

局麻药的不良反应可分为局部和全身两种类型。局部不良反应多为局麻药与组织直接接触而引起，一般局麻药的使用浓度是理论上的最低麻醉浓度 7 倍左右，旨在抵消其在体内输送过程中的损耗，但浓度过高可引起局部组织的反应。全身反应除了高敏性与变态反应外，多与用药剂量有关。

（一）接触性不良反应

由于局麻药浓度过高或与神经接触的时间过长，可造成神经损害，其他软组织受损一般不引起严重后果。

1. 组织毒性　所涉及的因素包括创伤性注射方法，药物浓度过高，吸收不良和其他机械性因素所引起的肉眼或显微镜下的组织损伤。事实上，常用的麻醉药并没有组织毒性，若在皮肤或皮下注入高渗浓度的局麻药，可引起暂时性水肿，加用肾上腺素虽可改善其水肿程度，但可进一步增加组织毒性。注入 1% 以下普鲁卡因、利多卡因、甲哌卡因溶液不影响伤口愈合。

2. 神经毒性　能导致神经组织损害的浓度多大于最低麻醉浓度数倍。若在神经或神经束内直接注射麻醉药，则可引起神经功能或结构上的改变，这并非单纯药物本身所致，而与物理因素（压力）有关。曾报道因不慎将 2%～3% 氯普鲁卡因 20ml 注入蛛网膜下腔引起运动和感觉的长期缺失，有学者认为与该药 pH 过低（pH 3.12～3.16）有关；另有学者认为该药对血液或红细胞有不良作用，易致血管炎或血管内血栓形成。

3. 细胞毒性　常用浓度的局麻药不会影响红细胞的完整性，较高浓度溶液则会暂时性影响离子跨膜输送系统，若浓度再增高，则可引起红细胞溶解。若应用大剂量的丙胺卡因进行局部麻醉（10mg/kg），其代谢物 O-甲苯胺的蓄积，可使血红蛋白（Hb^{2+}）转化为正铁血红蛋白（Hb^{3+}），一旦后者含量在血内达 3～5g/dl，即可引起发绀，血液呈棕色。由于正铁血红蛋白携氧障碍可对心肺疾病患者和婴儿产生不良影响，因此应予以及时治疗，即应用还原剂亚甲蓝（1～5mg/kg）或抗坏血酸（2mg/kg）静脉注射，使正铁血红蛋白还原为血红蛋白。

当利多卡因血药浓度为 50～100mg/ml 时，可出现剂量相关性淋巴细胞转化抑制。麻醉术后免疫力的下降，还应考虑与手术本身因素有关。

（二）全身不良反应

1. 高敏反应　不同患者对局麻药的耐受有很大差别。使用小剂量局麻药，或其用量低于临床使用剂量时，患者发生毒性反应初期症状，应该考虑为高敏反应。一旦出现该反应，应停止给药，并给予治疗。

2. 变态反应　经常将局麻药引起的某些反应归咎于"局麻药过敏"是不正确的，事实上，变态反应发生率只占局麻药不良反应的 2%，真正的变态反应罕见。临床必须将变态反应、毒性反应及血管收缩药反应加以区别。

变态反应是由于亲细胞性免疫球蛋白 E（IgE）附着于肥大细胞和嗜碱性粒细胞表面，当抗原与反应素抗体再次相遇时，则从肥大细胞颗粒内释放出组胺和 5-羟色胺等。这些生物胺可激发起快速而严重的全身防御性反应，出现气道水肿、支气管痉挛、呼吸困难、低血压及因毛细血管通透性增加所致的血管性水肿，皮肤荨麻疹，并伴有瘙痒。反应严重者可危及生命。

酯类局麻药引起变态反应远比酰胺类多见。一般认为，酯类局麻药的残根与 IgE 形成半抗原，同时局麻药的防腐剂如甲基对羟苯甲酸酯和对羟基苯甲酸盐也可形成半抗原，是引起变态反应的另一潜在因素。有学者提出质疑，即局麻药与蛋白质的结合是可逆的、暂时性的，蛋白质因此而变成为抗原，似乎还缺乏确切的证据。

临床为保证患者安全，除必须严密观察外，还应采取如下措施：①如果局麻药未加用肾上腺素，在注药后应仔细观察药液皮丘和皮下浸润后的反应。若局部出现广泛的红晕和丘疹，随后注药的速度要慢，用量也要减少。②表面局部麻醉应强调分次用药，仔细观察与药液接触的黏膜有无异常局部反应，以及吸收后的全身反应；可少量给药，增加给药次数，必要时延长给药间隔时间。③使用局麻药前，可常规口服或注射地西泮。

有时因局麻药内加用肾上腺素过多，引起面色苍白、心动过速和高血压，被误认为"变态反应"。特别是应用三环类抗忧郁药患者，应避免应用肾上腺素。

3. 中枢神经系统毒性　血内局麻药浓度骤然升高，可引起一系列毒性症状，由轻到重依次为舌或唇麻木、头痛、头晕、耳鸣、视力模糊、注视困难或眼球震颤、言语不清、肌肉颤搐、语无伦次、意识不清、惊厥、昏迷和呼吸停止。此时，局麻药血药浓度一般为 4～6mg/ml，但强效的布比卡因或依替卡因在较低浓度（2mg/ml）就可出现毒性症状。酰胺类局麻药中毒的脑电图可出现 α 波消失，慢 θ 波和 δ 波显著增多。

局麻药引起的惊厥为全身性强直痉挛性惊厥。由于肌肉不协调地痉挛而造成呼吸困难。同时因血内较高浓度局麻药对心血管的抑制，造成脑血流减少和低氧血症，也间接影响脑功能。发生惊厥的机制可能与局麻药作用于边缘系统、海马和杏仁核有关。因杏仁核血液灌注较其他部位更为丰富，局麻药通过杏仁核的血脑屏障也较容易。因局麻药选择性抑制大脑抑制性通路，使易化神经递质的释放未被阻断，故出现兴奋和惊厥。若血内局麻药浓度继续升高，则易化和抑制性通路同时受到抑制，最终使全部中枢神经系统处于抑制状态。

4. 心血管系统毒性 布比卡因的临床应用引起了人们对局麻药心脏毒性反应的关注。多数局麻药中枢神经系统毒性表现多先于心脏毒性，而布比卡因则与此相反。布比卡因与利多卡因的主要区别：①产生不可逆的心血管虚脱和中枢神经系统毒性（惊厥）时，布比卡因、依替卡因剂量较利多卡因低。动物实验表明，利多卡因的不可逆心血管虚脱剂量/惊厥剂量比值约为7.1，相当于7倍惊厥剂量才引起不可逆的心血管虚脱，布比卡因和依替卡因约为3.7和4.4。②血管内误入过量布比卡因能引起室性心律失常和致死性心室颤动。③孕妇较非孕妇女对布比卡因的心脏毒性更敏感。④布比卡因引起的心血管意外复苏困难。⑤酸中毒和缺氧可显著增强布比卡因的心脏毒性。

当发生心血管虚脱时，心肌内布比卡因和依替卡因浓度远高于利多卡因。由此可见，强效局麻药所出现的较强的心脏毒性，与心肌对药物的摄取有较大关系。

（三）处理原则

立即停止给药；面罩吸氧，保持呼吸道通畅，必要时行气管插管和机械通气；使用咪达唑仑或丙泊酚等抗惊厥处理；给予输液和血管活性药物，维持血流动力学稳定；采用电复律、胺碘酮治疗室性心律失常；大剂量的肾上腺素可提高心肺复苏的成功率。20% 脂肪乳剂可逆转酰胺类局麻药所致的心脏骤停，复苏的同时，静脉注射 20% 脂肪乳 1.5ml/kg，然后以 0.25ml/（kg·min）速率静脉输注，如果 5 分钟后循环恢复不满意，可按首次剂量重复静脉注射，并将输注速度增至 0.5ml/（kg·min），持续到循环恢复，30 分钟内脂肪乳最大用量不超过 10ml/kg，并在脂肪乳应用期间持续心肺复苏。

（四）预防措施

局麻药重症毒性反应的突出表现是惊厥。此时由于气道和胸、腹部肌肉不协调和强烈收缩，影响呼吸和心血管系统，可危及生命，因此应积极防止其毒性反应的发生：实施局部麻醉前，监护血压、心率、血氧和心电图，开放静脉通路；应用局麻药的安全剂量；按照操作流程正确使用局麻药，必须先行抽吸有无血液回流，在注入全剂量前，可先注试验剂量以观察反应；对于血压正常的患者可以使用含有（1∶200 000）肾上腺素的局麻药；可采用小剂量分层注射完成阻滞。

二、麻醉药和麻醉方法选择

各种麻醉药和麻醉方法都有各自的特点、适应证和禁忌证，选用前必须结合病情或手术方式加以全面考虑。原则上尽量采用简单的麻醉，确有指征时才采用较为复杂的麻醉。

（一）全身麻醉

全身麻醉的首要目标是维持患者的健康和安全，提供遗忘、催眠（无意识）、无痛和最佳手术状态（如无体动现象）。一般认为麻醉医生应选用自己最为熟悉的全身麻醉方法。对于情绪过度紧张、精神异常、部分儿童患者和不能配合局部麻醉下消融手术者可以选择全身麻醉方式。

（二）局部麻醉

目前已确认，在某些临床情况下，局部麻醉的优点超过全身麻醉。但是，长期以来人们认为局部麻醉的操作耗时较长，技术不够熟练者尤其如此，且可能发生严重并发症。随着经验的积累，这些不足将会得到改善。

许多患者在术前主动提出要求让他"入睡"，如果麻醉医生理解为患者欲选用全身麻醉，而据此作出选用全身麻醉的决定，现在看来不一定恰当。很久以来人们认为局部麻醉仅适合于少数场合，而全身麻醉几乎适合于任何手术。目前已确定，在区域阻滞麻醉下加用某些催眠药（如米达唑仑、丙泊酚和芬太尼等），同样可使患者在局部麻醉下处于睡眠状态。

（郝 巍 李 燕）

第六章

甲状腺良性结节热消融治疗

第一节　适应证及禁忌证

　　根据 2016 年美国临床内分泌医师学会（AACE）等制定的《甲状腺结节的诊断和管理》[1]、中国医师协会甲状腺肿瘤消融治疗技术专家组等制定的《中国甲状腺良性结节、微小癌及颈部转移性淋巴结热消融治疗专家共识（2018 版）》[2]、2020 年欧洲甲状腺学会《影像学引导下良性甲状腺结节热消融治疗临床实践指南》[3]，并结合国内外文献及临床实践，对甲状腺良性结节热消融适应证范围进行总结描述，以供参考。

一、适应证

　　（1）甲状腺单发或多发实性结节，超声提示良性[4]，细针抽吸病理学 Bethesda 报告系统报告为Ⅱ类，或术前组织学活检病理证实为良性结节。

　　（2）患者存在与结节明显相关的自觉症状（如异物感、颈部不适或疼痛等），或影响美观，要求微创治疗。

　　（3）患者思想顾虑过重影响正常生活并拒绝外科手术及临床观察。

　　（4）自主功能性腺瘤引起甲亢症状。

　　（5）外科手术切除术后残余复发结节拒绝二次手术切除。

　　（6）无法耐受外科手术及麻醉的胸骨后甲状腺肿可行分次消融或姑息性治疗[2]。

　　（7）规范内科治疗无效的甲亢或甲亢药物治疗副作用明显且拒绝 ^{131}I 治疗。

　　（8）甲状腺弥漫性肿大（结节性甲状腺肿、桥本甲状腺炎所致）造成颈部粗大并伴有压迫症状的减容治疗。

二、禁忌证

　　（1）对侧声带功能障碍，双侧喉返神经损伤，可导致严重的上呼吸道梗阻，常需要紧急气管切开或紧急气管插管。

　　（2）严重凝血功能障碍。

　　（3）重要脏器（如心、肺、肾）功能不全。

　　（4）精神异常不能配合。

　　（5）安装有心脏起搏器。

（王淑荣　徐庆玲）

参考文献

[1]　GHARIB H, PAPINI E, GARBER R J, et al. American Association of Clinical Endocrinologists, American

College of Endocrinology, and Associazione Medici Endocrinologi Medical Guidelines for clinical practice for the diagnosis and management of thyroid nodules - 2016 update. Endocr Pract, 2016, 22(5): 622-639.

[2] 中国医师协会甲状腺肿瘤消融治疗技术专家组，中国抗癌协会甲状腺癌专业委员会，中国医师协会介入医师分会超声介入专业委员会，等.甲状腺良性结节、微小癌及颈部转移性淋巴结热消融治疗专家共识(2018 版).中国肿瘤，2018，27（10）：768-773.

[3] PAPINI E, MONPEYSSEN H E, FRASOLDATI A, et al. 2020 European thyroid association clinical practice guideline for the use of image-guided ablation in benign thyroid nodules. Eur Thyroid J, 2020, 9(4): 172-185.

[4] TESSLER F N, MIDDLETON W D, GRANT E G, et al. ACR thyroid imaging, reporting and data system (TI-RADS): white paper of the ACR TI-RADS committee. J Am Coll Radiol, 2017, 14(5): 587-595.

第二节 术前管理

一、术前评估

甲状腺结节热消融治疗是一种体内原位灭活肿瘤以达到局部根治（热切除）的技术手段，因此，术前的肿瘤学评估应作为治疗的首要条件。

（一）术前病情

术前要充分了解患者病情，包括患者身体一般状态、心肺功能状态、凝血功能、慢性疾病史、既往手术史等，做好身体状态的术前准备；所有患者术前均应由术者行二维超声、彩色多普勒超声、超声弹性成像（UE）及超声造影（CEUS）检查，以明确结节数目、位置、大小、形态、回声、内部和周边血流信号及与邻近器官的解剖关系。对于较大结节要进行颈部 CT 检查，评估甲状腺大小、形态及下极位置，观察结节下极是否达到胸骨后，并评估胸骨后甲状腺肿的分型；评估气管是否受压及气管狭窄程度，对消融治疗是否可以实施及是否可以达到完全消融进行评估。

（二）术前讨论

组织由术者参加的术前讨论，通过对患者一般情况及甲状腺结节情况分析，充分讨论消融治疗的可行性及有效性、可能发生的并发症及防范措施、预期的治疗效果及术后临床转归，制定详细准确的治疗计划。病情复杂或合并其他疾病者须邀请相关科室进行会诊，落实多学科会诊制度并报备上级医疗主管机构。术前要充分考虑手术的利弊并作出权衡，制定详细的手术方案及并发症的防范措施，使各种重要结构（气管、血管、神经）热损伤的可能性降到最低。

（三）术前沟通

将术前讨论情况与患者及患者家属进行充分沟通，使其对治疗计划及治疗方法充分知情，了解可能发生的手术风险及并发症，可能达到的治疗效果及替代治疗方案，一次性耗材的应用等情况；患者充分知情并签署知情同意书。

（四）病理诊断

所有患者术前需穿刺活检并获得满意的病理结果，推荐采用细针抽吸活检（FNAB）行细胞学检查，细胞病理学报告推荐采用 Bethesda 报告系统；也可应用针穿活检（CNB）行组织病理检查。

二、术前准备

（一）患者准备

1. 体格检查及病史了解 对患者进行相应体格检查，了解心率、血压情况。询问病史，有心脑血管疾病及糖尿病者，术前应积极治疗基础疾病，调整身体状态。高血压患者术前需要将血压控制在正常水平，防止术中血压升高影响消融手术正常进行。

2. 辅助检查 术前检查血常规、血型、凝血功能、感染标志物、甲状腺功能（游离T_3、游离T_4、TSH、总T_3、总T_4）、甲状腺自身抗体（TgAb、TPO-Ab）、甲状腺球蛋白（Tg）、甲状旁腺激素（PTH）、降钙素、生化全套、胸部CT、心电图、肺功能、喉镜，较大结节行颈部增强CT或MRI、CEUS等检查。甲状腺功能明显异常者应给予对症治疗，使甲状腺功能接近正常，特别是年轻甲亢患者消融治疗时尤为重要，以防止甲亢危象的发生。

3. 防止出血 术前停用抗凝药5～7日，防止术中出血。

4. 知情同意 充分告知患者或其法定代理人患者疾病情况、治疗目的、治疗风险、当前治疗现状和替代治疗方法、远期效果；术前签署知情同意书。

5. 麻醉方法选择 患者术前、术后均需禁食2～4小时，手术通常采用局部麻醉，根据患者的实际病情及实际疼痛耐受情况也可选择（或调整为）局部神经阻滞、静脉全身麻醉、针刺复合麻醉等，以便患者更好地配合。

6. 建立静脉通路 方便静脉给药及术中特殊情况处理抢救。

（二）设备准备

1. 超声仪 配备高频线阵探头的彩色多普勒超声诊断仪，配备CEUS软件；造影剂为声诺维（SonoVue）。探头频率6～15MHz。

2. 消融设备 可采用MWA设备、RFA设备及LA设备。微波发射频率2 450MHz，输出功率10～100W，发射形式为连续和脉冲。微波发生仪通过低损耗同轴电缆与16～17G水冷式Thy-ablation微波电线相连接，选择微波天线发热点距针尖长度为3～5mm、针杆长度为10cm的消融针。RFA为17G针形电极，尖端长度5mm/7mm。

3. 生命支持类设备 建立急救预案，配备急救药品及抢救设备，建议配备呼吸机、麻醉机、吸氧管道、多导生理监测仪，术中密切监测患者心率、呼吸、血压、血氧饱和度等生命体征，建立静脉通路（图6-1）。

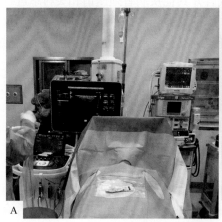
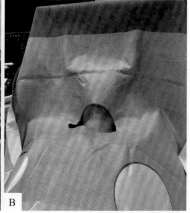

图6-1 甲状腺手术准备

A. 生命支持设备；B. 颈部手术铺巾。

（三）消融医生准备

1. 取得《医师执业证书》，执业范围为与肿瘤消融治疗技术相关的临床专业，且在肿瘤消融技术的医疗机构注册的医生。

2. 消融医生需有 5 年以上甲状腺肿瘤治疗临床工作经验，取得副主任医师及以上专业技术职务任职资格。

3. 可以熟练操作超声仪器，具备甲状腺超声诊断基础及各种疾病的超声诊断识别能力，熟知颈部解剖及超声解剖基础，具有精准的甲状腺结节细针抽吸能力并积累了一定的经验。

4. 在省级卫生健康行政部门指定的培训基地接受关于肿瘤消融治疗技术的系统培训，具备肿瘤消融治疗技术临床应用资质。

5. 在上级医生的指导下完成甲状腺结节消融手术 25 例以上。能根据结节位置合理选择进针路径、隔离液注射、消融方法、消融功率及消融时间，以保证甲状腺结节消融手术的安全及有效。

6. 具备处理术中及术后不良反应的能力，以保证消融手术安全顺利地进行。

（四）手术室设置

标准化外科手术室实施热消融治疗是规范化要求之一（表 6-1、图 6-2）。应严格执行各医疗机构的手术报备制度，遵循规范的手术路径。

表 6-1　手术室设备

项目	设备或器材名称
仪器	中高端超声诊断仪,具备超声造影功能;中高端超声诊断仪,具备超声造影功能;射频消融仪/微波仪/激光仪及匹配消融电极;心电监护仪;穿刺针、活检针等一次性使用耗材
基本设施	麻醉系统、抢救车、除颤器、消毒机或手术室净化系统、手术床、输液架
抢救设施	氧气系统、紧急抢救预案及流程

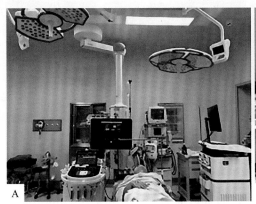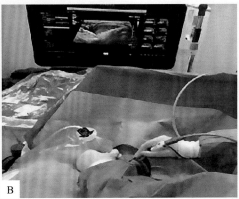

图 6-2　在标准化外科手术室实施热消融

A. 标准化外科手术室实施热消融治疗是规范化要求之一；B. 术者站位（面向超声机）与患者体位（头朝向超声机），声像图与常规检查方位一致。

三、制定治疗计划

1. 术前对病灶进行超声检查，明确病灶的位置。

2. 根据结节大小、位置，制定完整的治疗策略，确定是否为一次性治疗，能否保证足够安全的消融范围，是否需要联合抽吸、硬化治疗。

3. 根据病灶大小、物理性质及位置制定治疗方案和热消融模式、程序[1]，包括精准定位结节并明确周边毗邻关系，选择最佳穿刺进针路径，根据结节体积及有无主要滋养动脉确定消融模式及术后注意事项。

4. 确定患者体位、术者站位、麻醉方式、消融方式、消融电极等。

四、消融结节的危险分层

甲状腺位于颈部，毗邻结构复杂。甲状腺良性结节较大及多发者居多，较大结节可能对颈部重要结构造成挤压，另有患者为外科手术切除后复发，对这些患者在消融时损伤重要毗邻结构的可能性大大增加，包括喉返神经、颈动脉鞘、气管、食管等；结节所处的位置、大小、质地不同，其术后并发症的发生种类亦不同，其术中遇到风险的程度亦存在较大差异。鉴于以上原因，必须对患者进行术前消融结节危险分层评估，评估的内容主要包括甲状腺结节的位置、大小及结节的囊实性成分比例，结节的血供情况，结节与周边重要器官（颈动静脉、气管、喉返神经等）的毗邻关系及是否有甲状腺手术切除病史。甲状腺结节具体危险分层如下。

（1）结节位于腺体中央，与周边结构距离≥2mm者，可经颈前或颈侧进针直接消融结节，操作较安全，风险极低，定义为手术难度Ⅰ级，适合刚开展甲状腺结节消融手术的术者完成。

（2）结节边缘与甲状腺前被膜或气管间距＜2mm，在甲状腺前被膜与颈前肌间、气管与甲状腺间注入适量生理盐水，可经颈前进针，同时采用"杠杆撬离法"增大针杆与气管、颈前肌群的距离后再消融，风险相对较低（图6-3），发生并发症的概率较低，定义为手术难度Ⅱ级。

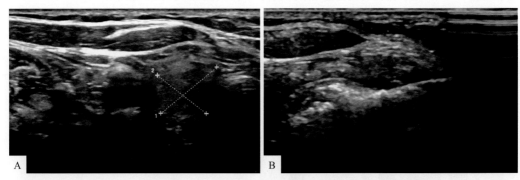

图 6-3　经颈前进针，并采用"杠杆撬离法"增大距离后再消融

A. 结节与周边组织间距＜2mm；B. 颈前进针，消融采用"杠杆撬离法"。

（3）甲状腺结节较大，靠近甲状腺前外侧，结节边缘与颈动脉间距＜2mm，需在甲状腺与颈动脉间注入适量生理盐水，使甲状腺结节与颈动脉鞘分离5mm以上，经颈前进针消融，发生并发症的风险亦较低，但有消融不完全的可能性，定义为手术难度Ⅲ级。

（4）患者为甲状腺结节切除后再复发，因有局部组织粘连、解剖结构异常，隔离液注射困难，甲状腺与周围重要结构之间关系密切，无法完全分离，发生并发症的风险增高，定义为手术难度Ⅳ级。

（5）甲状腺结节位于甲状腺内下方，结节边缘与"危险区"（即甲状腺背侧被膜、食管壁上缘和气管壁外缘之间的三角形区域，因其紧邻喉返神经而被称为"危险区"）间距< 2mm，可能损伤喉返神经、食管、气管，适宜采用颈前进针，并将生理盐水注射在甲状腺后间隙，将位于"危险区"的甲状腺结节与喉返神经充分分离，并通过注射生理盐水使结节位置上移，有利于结节完全消融并减少喉返神经的热损伤。对此类结节消融风险最高，定义为手术难度Ⅴ级。处理此部位结节要有较丰富的甲状腺结节消融经验。

（6）结节较大部分突向胸骨后，气管受压狭窄，周边结构受压移位，超声显示结构不够清晰，甲状腺结节下极可能显示不清晰，有可能损伤气管，造成气管塌陷的可能，也有损伤喉返神经、迷走神经造成声音嘶哑的可能，也有损伤食管、颈动脉及锁骨下动脉的可能。消融风险极高，定义为手术难度Ⅵ级。处理此类甲状腺结节需要具有丰富的甲状腺结节消融经验及并发症处理经验，以保证消融手术的安全实施。根据患者结节位置、气管受压狭窄情况及患者身体状态等因素，评估甲状腺结节再消融次数，并与患者做好充分沟通。

（王淑荣　徐庆玲　齐　鲁）

参考文献

[1] SUN P H, HWAN B J, WHAN P A, et al. Thyroid radiofrequency ablation: updates on innovative devices and techniques. Korean J Radiol, 2017, 18(4) : 615-623.

第三节　操作方法及技术要点

一、常规消融方式

（一）移动消融

移动消融为甲状腺良性结节的主要消融方式，通常用于对直径 > 2cm 的良性结节的消融治疗。移动消融模式的理念：假想一个结节由多个不同大小的消融单位构成，先将消融针穿刺到结节远端，边退针边消融，退至结节边缘后改变方向再送至结节远端，如此反复，在边缘时停留时间较短，在中间时停留时间较长，直至将整个结节完全消融。尚需注意：①边退针边消融；②超声实时监视；③消融针完全在既定的针道中运动，而不产生误伤，且移动消融针的速度宜缓不宜快，应使每个点位充分热凝固（图 6-4）。

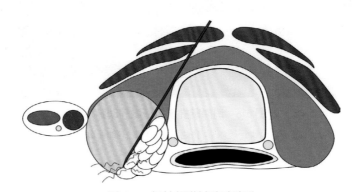

图 6-4　经峡部进针移动消融

（二）固定消融

固定消融适用于直径＜1cm的小结节，是指将消融针穿刺入结节中心后，启动消融，不移动消融针而持续热凝固，超声显示热场强回声范围完全覆盖病灶时终止。

（三）多点叠加消融

实际工作中结节大小、数目、位置的多样性，需要采取固定消融和移动消融相结合的方法。多平面、多点移动消融叠加固定消融，达到病灶完全消融。

超声实时引导下，以移动消融模式为主，进行无穿刺架依赖的单人徒手穿刺消融。操作者一手持探头一手持消融针，进行灵活穿刺、进针、退针、消融。

1. 路径 ①横向路径：经峡部穿刺路径进针，也可经侧颈部穿刺路径进针。横向切面上可以将甲状腺周围毗邻重要结构如颈动脉鞘、气管、食管显示清楚，避免误伤，是最常用的穿刺路径。②纵向路径：甲状腺位于下颌骨与胸骨上窝之间，因下颌骨及胸腔凸起，更适合如激光光纤等有一定弯曲度的针具穿刺。③多路径：在穿刺入大结节及纵隔内的结节时，需采用横向路径、纵向路径和斜向路径联合的方法进行穿刺消融（图6-5）。

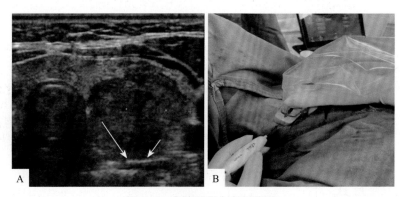

图6-5　多路径联合穿刺消融

A.横向路径的经峡部路径（长箭头），即皮肤→皮下→筋膜→甲状腺；横向路径的经侧颈部路径（短箭头），即皮肤→皮下→颈部肌群→甲状腺；B.单人无穿刺架依赖技术穿刺消融。

2. 个体化消融方案　包括阻断滋养动脉（图6-6）、液体隔离、分期消融、硬化治疗联合消融、抽吸联合消融。

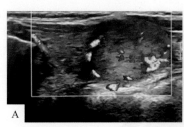
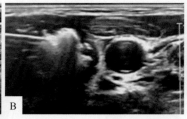
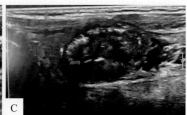

图6-6　消融前提前阻断滋养动脉

A.甲状腺结节周边有粗大血管；B.消融针进入结节边缘处消融，阻断血流；C.彩色多普勒超声显示结节血流信号消失。

（1）阻断滋养动脉：甲状腺内、结节周边和穿刺路径上多存在粗大滋养动脉，消融中为防止出血，灭活结节，提前阻断滋养动脉具有重要意义。一方面可以减轻甲状腺结节消融术中穿刺活检时出血，减轻囊性结节抽吸时出血，另一方面可以减轻动脉血流对热场内热量的流失（热沉效应），阻断滋养动脉血流后，彩色多普勒超声显示结节血流信号消失。需要注意的是，阻断滋养动脉时，将消融针置于动脉旁利用射频电流和微波电磁波的穿透能力，可使动脉受热后凝固闭合，避免直接穿刺动脉，以免引起瞬间快速出血。不建议对甲状腺上动脉和下动脉的主要分支进行热凝固阻断血流，以免动脉壁损伤后，产生迟发性出血的风险。

值得注意的是，随着甲状腺良性结节消融经验的积累，完全阻断甲状腺滋养动脉后，消融后结节吸收消散时间较未阻断滋养动脉者延长，可能因为结节消融后的坏死物质"吸收搬运"需要周边血流中炎症细胞的参与，周边血流完全阻断失去了坏死物质"搬运的通道"，结节完全吸收的可能性减低。临床经验显示，不需要刻意阻断滋养动脉，仅将包膜内结节完全消融，即可达到结节内血流完全消失的目的，还能保留足够的周边血流信号（图6-7）。

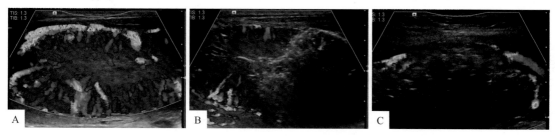

图6-7　不需要刻意阻断滋养动脉，仅将包膜内结节完全消融

A. 甲状腺结节滋养动脉血流丰富；B. 甲状腺结节实质部分消融后滋养动脉血流明显减少；C. 甲状腺结节实质完全消融后甲状腺实质内血流信号消失，周边可见环状血流信号，较消融前明显减少。

（2）液体隔离：部分甲状腺结节靠近大血管、神经、甲状旁腺、食管、气管等，需要液体隔离的方法使这些器官免受损伤。

1）注射液体：生理盐水或与利多卡因的混合液 10 ~ 20ml。

2）注射部位：甲状腺后被膜与食管气管间隙、甲状腺外侧被膜与颈动脉鞘间隙、甲状腺峡部与气管前间隙，甲状腺与甲状旁腺间隙，形成的安全距离似"护城河"（图6-8）。隔离带宽度宜大于 5mm。

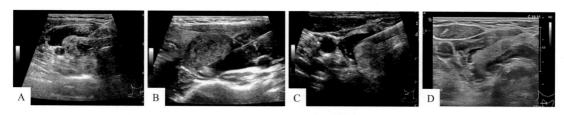

图6-8　注射隔离液形成"护城河"

A. 穿刺针于颈前进针，在甲状腺前被膜间注射生理盐水，使甲状腺与颈前肌群分离形成"护城河"；B. 穿刺针于侧颈部进针，在甲状腺侧被膜、后被膜间注射生理盐水，使甲状腺与颈动脉鞘、食管及喉返神经分离形成"护城河"；C. 穿刺针于颈前进针，在甲状腺侧被膜间注射生理盐水，使甲状腺与颈动脉鞘分离形成"护城河"；D. 穿刺针于颈前部进针，在甲状腺峡部侧被膜及气管间注射生理盐水，使甲状腺与气管分离形成"护城河"。

3）适用条件：结节靠近气管食管沟、喉返神经走行区、迷走神经走行区。甲状腺结节紧邻气管、食管间者隔离液宜选用生理盐水，以免局麻药引起喉返神经麻痹，造成咽部不适、声音嘶哑等反应。

4）针具的选择：可以选择 0.8mm 注射针头或 18G 以下经皮穿刺针进行穿刺注射隔离液。推荐用 18G 经皮穿刺针注射隔离液，因该针体足够长，可以将隔离液注射到需要的部位，操作方便、穿刺锐利、易于调针。隔离液的注射是消融安全有效进行的前提。

（3）分期消融：是指对某些甲状腺结节不是一次性完成消融治疗，而是分两次或多次消融，最终达到完全消融治疗。需要分期消融治疗的情况如下。

1）结节体积巨大、下极达胸骨后，下极显示不清，位置隐蔽（深达胸骨、后达纵隔，或紧邻头臂干）。对此类结节消融时，仅消融颈部看到的部分结节，待颈部消融部分吸收缩小后，下极未消融部分上移至颈部，显示清晰后再进行二次消融，少数患者需要多次消融才能解决胸骨后结节性甲状腺肿完全消融的问题。需要二次或多次消融多为存在高风险（难以规避的动脉、喉返神经等），一次性治疗有技术困难难以操作者。

2）高龄患者巨大甲状腺结节合并气管受压、狭窄者，为了防止气管塌陷及甲状腺结节消融后加重气管狭窄，需进行分期消融，预留气管旁部分甲状腺组织作为支撑，待消融后结节部分吸收缩小，气管狭窄及移位恢复或部分恢复，再行二次消融，以保证手术安全、有效（图 6-9）。

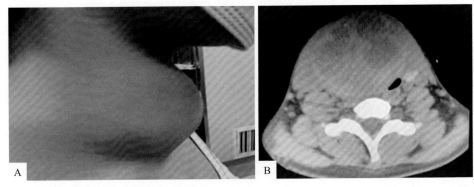

图 6-9 甲状腺巨大结节

A. 颈部外观：甲状腺结节巨大，颈部明显肿物突起；B. 颈部 CT：甲状腺右侧叶巨大结节，气管明显左移，管腔狭窄。

3）甲状腺双侧叶弥漫性结节并肿大、桥本甲状腺炎合并甲状腺功能异常并肿大、甲亢并肿大，术前应充分评估减容治疗的疗效与甲状腺功能保护的平衡，为防止甲亢危象及甲减发生，除术前将甲状腺功能调整在正常范围外，部分患者也需分期消融。

（4）联合消融：硬化治疗联合消融、抽吸联合消融多用于囊实性结节的治疗。目的是减少热传导的损失，减少周围组织的损伤出血。应避免消融针在囊性病变消融时组织炭化吸附针尖，射频因声阻抗过大，停止启动。部分腺瘤或结节性甲状腺肿合并出血液化者，尤其实性回声内血流丰富者，囊液抽出后，由于腔内压力的改变，极易造成由于渗透压改变而致囊壁出血，为了防止囊壁出血，增加消融难度，建议囊液抽吸后利用硬化剂（无水酒精或聚桂醇）冲洗，使囊壁的小血管凝固而减少出血的发生（图 6-10）。

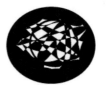

囊性结节　　　　　　　　囊实性结节　　　　　　　　实性结节
抽液 + 硬化 + 消融　　　抽液 + 硬化 + 消融　　　　消融

图 6-10　不同的结节采取不同的治疗方式

二、消融步骤

1. **建立静脉通路**　选择目标静脉，满足 CEUS 及应急处置需求。

2. **超声图像留取及造影检查**　术前对病灶行二维超声检查，明确病灶与周围组织的解剖关系。CEUS 检查并留取图像。

3. **消毒与患者体位**　患者取仰卧位，适当垫高肩部，使颈部后仰以充分暴露。颈部皮肤常规外科消毒：消毒范围以穿刺点为中心至少向外扩展 15cm，一般情况下消毒上界应达下颌水平，下界应达胸骨上窝与双侧乳头连线垂直距离中点水平，两侧应达耳后水平。铺洞巾：洞巾上端搭于头架上，患者面部暴露在头架下方，颈部皮肤操作手术视野处于无菌区域（图 6-1B）。

4. **术者位置**　①术者坐于患者的头侧。优点为术者消融双侧甲状腺疾病不用变换体位，可能不易疲劳；缺点为术中超声扫查引导图像方位与通常检查图像方位相反，初学者容易产生图像判断上的错误；患者口鼻暴露于术者与手术无菌区之间。②术者坐于患者两侧或站于患者的两侧，与患者相向。优点为术中超声扫查引导图像方位与通常超声检查图像方位一致，不会产生图像判断上的错误；颈部暴露更充分，与外科切除手术体位一致，更利于术者消融手术操作。缺点为需要在患者两侧操作，需要术者变换位置，可能容易产生疲劳。

5. **麻醉方式**　局部麻醉或联合静脉麻醉：心电监护、面罩吸氧（6-1A），超声引导下用10ml 注射器抽取麻醉药局部麻醉皮肤穿刺点至甲状腺前缘外周被膜。超声引导下利用 1% 利多卡因局部麻醉皮肤穿刺点至甲状腺前缘外周包膜，可边进针边麻醉，并将 1% 利多卡因注射于甲状腺真假被膜之间，逐渐使甲状腺腺体前被膜与颈前肌群分离（图6-11），既可达到麻醉止痛作用又起到液体隔离的作用。

对精神高度紧张、焦虑、配合度较差的患者，如儿童精神障碍者，或巨大肿块压迫气道者，也可以考虑全身麻醉，镇静、镇痛，必要时气管插管，但需要麻醉医生配合实施。

6. **穿刺路径**　以选取安全、较近的穿刺路径为原则，目前主流方法是选择颈前为穿刺点，经甲状腺峡部穿刺，以超声显示甲状腺横切面，观察消融电极整个穿刺路径，可有效预防穿刺过程中重要结构的损

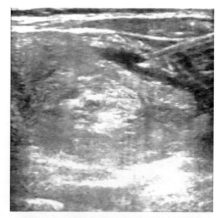

图 6-11　甲状腺前被膜隔离与麻醉

将 1% 利多卡因注射于甲状腺真假被膜之间，逐渐使甲状腺腺体前被膜与颈前肌群分离。

伤。若峡部血管较丰富，也可根据实际情况采取侧颈部进针穿刺路径，在超声引导下避开颈部血管、气管、食管、神经等重要结构；也可以根据结节位置选择穿刺部位及进针路径，将甲状腺侧叶横断面分为四个象限（图6-12）：位于内侧象限的病灶采取颈前进针，可以使消融针尖背离气管，防止气管热损伤；位于外侧象限病灶采取颈侧进针，可以将隔离液与颈动脉鞘完全分离，以防止喉返神经及颈交感干热损伤。

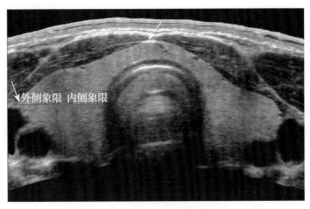

图 6-12　甲状腺横断面分区

将甲状腺侧叶横断面分为四个象限：内侧象限病灶于颈前进针；外侧象限病灶于颈侧进针（箭头）。

甲状腺结节消融首选经峡部路径。选择穿刺路径的原则：超声检查甲状腺结节的位置，设定最佳穿刺路径，在甲状腺横切面上充分显示甲状腺结节与气管、食管、血管、肌肉、神经等重要结构的关系。内侧象限结节多选择颈前部进针，外侧象限结节多选择侧颈部进针。具体进针方式需具体分析，最终以安全、简便、一个进针点兼顾一侧甲状腺结节全部消融为原则。确定进针路径时，必须使用CDFI扫查穿刺路径中是否有血流信号，进行穿刺时须避开血管。需特别注意的是，若穿刺消融中胸锁乳突肌内的血管不慎被损伤会引起较严重的局部血肿。

7. 液体隔离　根据病灶位置，在超声引导下以1%利多卡因10ml在甲状腺前被膜与颈前肌群间隙进行局部浸润麻醉及隔离，随后利用18G经皮穿刺针穿刺至甲状腺真假被膜之间，将10～20ml生理盐水（或生理盐水加入3～5ml利多卡因混合液）注射在甲状腺真假被膜之间，形成液体隔离带（图6-13），在甲状腺外被膜与颈动脉鞘间隙、甲状腺后被膜与食管间隙、甲状腺与甲状旁腺间隙及甲状腺后被膜与喉返神经穿行区域形成安全隔离带。甲状腺后被膜与喉返神经穿行区域间隔离液中尽量不使用局麻药，而改用生理盐水，以免引起喉返神经麻痹造成声音嘶哑。注射隔离液的宽度要大于5mm，以甲状腺结节与重要结构毗邻处为重要隔离位置，以保护颈总动脉、迷走神

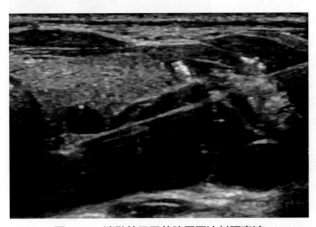

图 6-13　消融前于甲状腺周围注射隔离液

经、食管、气管、甲状旁腺及喉返神经等相邻脏器及组织免受热损伤。

8. 甲状腺结节消融

（1）确定消融模式：大体积病灶主要使用移动消融模式，中体积病灶主要使用叠加消融模式，小体积病灶主要使用固定消融模式，囊性结节主要使用联合消融模式。对多发结节消融应由深至浅，先小后大逐一消融，以免遗漏病灶。

（2）功率选择：热消融（RFA、MWA、LA）功率根据不同仪器所定，输出功率一般根据术者的经验选择，必要时需要由小至大逐步调节，具体功率输出范围及启停时间需根据病灶大小、病灶周围毗邻、设备厂家推荐值等情况酌情控制。MWA 推荐消融最高功率为 30W，RFA 推荐最高功率为 50W。

（3）消融范围：甲状腺良性结节采取适形消融，当实时超声显示病灶完全被热消融产生的强回声覆盖，即可停止消融。消融结束后即刻进行消融范围评估：二维超声显示整个结节回声较前减低，可见针道及气体强回声，与消融前相比回声杂乱、不均匀，周边可见高回声晕圈；彩色多普勒超声显示整个结节内未见明显血流信号；CEUS 显示整个结节内无造影剂填充，呈"黑洞征"，结节无增强可作为消融成功的标准（图 6-14 ~ 图 6-16）。如果 CEUS 显示有残留增强区域，则即刻补充消融，直到消融完全。

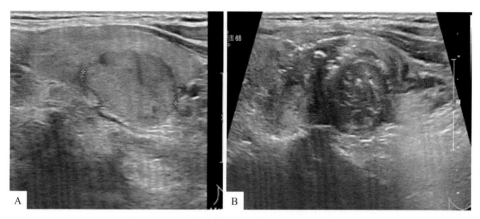

图 6-14　甲状腺结节消融前后二维超声对比

A. 消融前甲状腺结节回声均匀；B. 消融后整个结节回声较前减低，可见针道及气体强回声，与消融前相比回声杂乱、不均匀，周边可见高回声晕圈。

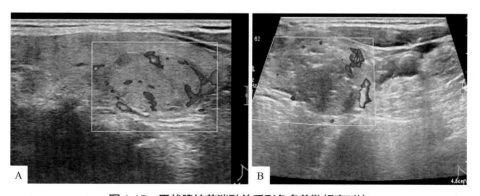

图 6-15　甲状腺结节消融前后彩色多普勒超声对比

A. 消融前甲状腺结节内及周边可见较丰富血流信号；B. 消融后整个结节内未见明显血流信号。

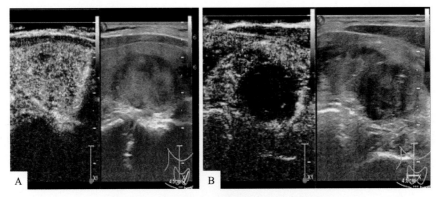

图 6-16　甲状腺结节消融前后超声造影对比

A. 消融前甲状腺结节超声造影呈均匀高增强；B. 消融后整个结节内无造影剂填充，呈"黑洞征"。

三、围手术期注意事项

（1）术前禁食、禁饮 4～6 小时，热消融治疗依旧是创伤性操作，术中和术后短期内一旦发生需要麻醉医生紧急处理的意外事件，未空腹可能会增加救治过程中的不可控风险。

（2）术中镇静、镇痛，消除紧张焦虑，少数患者因过分紧张可出现血压升高、心率加快、过度通气的不稳定状态。需密切观察患者是否能够自主保持呼吸道通畅，保证足够的通气量。对此可给予右美托咪啶（总剂量 1μg/kg，10～15 分钟内静脉泵入）。咪达唑仑 0.5mg。现场操作与保障由麻醉医生完成。

（3）围手术期高血压处理：患者术前、术中和术后 3 日内伴发的急性血压升高（收缩压、舒张压或平均动脉压超过基线的 20%）可显著增加围手术期心血管事件发生率或患者死亡率，必须高度重视和应对，降压治疗可以显著降低心血管疾病风险。降压目标值取决于术前患者血压，一般降至基线的 10% 以上，对有出血倾向或严重心力衰竭患者可将血压降得更低。推荐使用拉贝洛尔、乌拉地尔、艾司洛尔等药物，起效迅速，疗效确切，但宜小剂量、多次给药，并严密监测患者生理反应。

（4）心律失常：首先应确诊各类心律失常发生的原因及相关诱因，对危及生命的严重心律失常，应迅速处理，避免其恶化。

（5）低血糖：由于禁食、禁饮，必要时给予补充葡萄糖。

（6）静脉麻醉患者需在恢复室复苏后返回病房，术后 2～4 小时后可进食易消化温凉食物；合并声音嘶哑患者，术后饮水需注意防止咳呛及误吸。

（7）预防感染，对症治疗：大多患者甲状腺结节热消融术后的头痛可能与手术时颈部过伸体位有关，由于长时间压迫颈部神经、血管，导致颈椎关节周围肌肉和韧带疲劳、痉挛、僵直，脑供血不足，脑细胞轻度肿胀，颅内压增高而引起头痛、头晕，甚至呕吐。这种现象又称为"脑循环紊乱综合征"。可给予甘露醇注射液 250ml、地塞米松 5mg 入壶静脉滴注。

四、消融相关注意事项

（1）局部麻醉：对甲状腺前被膜及侧被膜麻醉。甲状腺周围重要结构的液体隔离带可避免损伤重要血管及迷走神经。

（2）血管保护：避免穿刺侧颈部肌肉血管丛引起的出血；肿瘤供血动脉的阻断，避免损伤正常甲状腺血供的重要血管；从峡部进针，轻压探头，避免损伤颈前浅静脉。不再离开甲状腺上极上缘进针，防止喉上神经损伤，且上极血供丰富极易出血，以防出血。对于小的血管损伤出血及腺体出血，可视情况微波止血、压迫止血及应用止血剂。

（3）避开"危险区"：防止喉返神经损伤。右侧喉返神经位置较表浅，距正中线较远，更容易发生损伤。设定适宜功率，降低功率可减轻疼痛，有效保护神经。将生理盐水注射到"危险区"，可以增加消融区与喉返神经的距离，消融区与神经之间保留 2～5mm 为安全距离；保护"危险区"和 / 或食管，预防并发症。

（4）对于明显肿大的甲状腺或肿瘤长期压迫气管软骨者应行分次消融，防止术中、术后气管软化，造成气管塌陷致呼吸困难。

（5）经过足够的甲状腺组织，避免吞咽或讲话时电极针尖离开结节，始终可以实时监测到电极针及针尖，避免热量散出甲状腺外。

五、甲状腺良性结节消融技术要点

（一）自主高功能性腺瘤

对于高功能性腺瘤的热消融治疗操作实际上几乎涵盖了良性甲状腺结节的所有操作技术要点。

1. 操作要点

（1）多采用固定消融联合移动消融的方法。

（2）根据结节的大小、位置及毗邻关系，酌情在甲状腺外被膜与食管、气管间隙、迷走神经、甲状旁腺间隙注射生理盐水，使之形成隔离带。较大结节且明显气管移位者应尽量不用或少用隔离液，以免颈部张力增加，使气管狭窄加重。

（3）高功能腺瘤供血动脉粗大且丰富，穿刺瘤体包膜时易致血管损伤造成出血；腺瘤内部移动消融时，由于瘤体内腺体组织柔软且血液丰富，热量传导慢，易造成瘤体内出血。

操作时应避免在甲状腺被膜层面及腺瘤包膜多次穿刺及针尖的滑动切割。消融前先将进针区域周围血流阻断再进行内部消融；对于较大腺瘤消融时适当增加功率，使热量在血流丰富的组织中迅速传导，达到组织迅速凝固坏死，防止出血；消融时尽量将消融针穿刺到瘤体包膜下，并在包膜下轻微移动，使热量沿包膜弥散，将包膜下血流阻断，减少腺体内出血且利于腺体组织的凝固坏死。不建议将较大腺瘤周围所看到的环状血流完全阻断。不完全阻断周围血流，保留周围血液供应，既可防止粗大动脉阻断而造成局部气管软骨缺血而导致气管瘘，也有利于消融后的坏死组织吸收，缩短瘤体吸收消散的时间，腺瘤瘤体组织完全消融后，周围血流会明显减少。

（4）对于体积较大的腺瘤并伴有气管受压移位者，为防止消融后的组织凝固变硬造成气管痉挛或塌陷，术中建议采用"组织少量残留法"，对气管周边结节组织预留 2～5mm 不予消融以作为支撑。

2. 注意事项

（1）术前有甲亢者，应用抗甲亢药物，如硫脲类药物 3～4 周，病情稳定改服碘剂，使甲状腺组织退化，血管减少，腺体缩小变硬，有利于手术进行并可减少出血。

（2）术中甲亢危象风险防控：①高功能腺瘤或合并甲亢者，消融前要将甲状腺功能调整到正常范围或接近正常范围，特别是游离 T_4、游离 T_3 水平，尤其对于青少年或年轻患者。因为在消融过程中会有游离甲状腺激素释放入血并转化为 T_3 而导致毒性症状。②高功能腺瘤或合并甲亢者消融前应用 β 受体拮抗剂，将心率控制在 80 次 /min 以下。③消融前酌情应用碘剂。④消融过程中患者出现先兆甲亢危象，如体温升高，心率增快（120～159 次 /min），或出现心律不齐、多汗、烦躁不安等，即使没有具有甲亢诊断的实验室依据，也应立即停止消融并给予及时治疗。

3. 术中及术后治疗

（1）一般治疗包括给予吸氧，应用镇静剂，积极物理降温，纠正水、电解质紊乱。

（2）针对性治疗：①抑制甲状腺激素的合成。口服甲巯咪唑、丙硫氧嘧啶。②大剂量的碘剂可抑制甲状腺激素释放。碘剂应在抗甲状腺药物治疗后 30～60 分钟应用，同时必须用抗甲亢的药物进行治疗。③糖皮质激素可减少 T_4 向 T_3 转化，可防止肾上腺皮质功能降低，维持血管舒缩稳定。④ β 受体拮抗剂可降低周围组织对甲状腺激素的反应，改善兴奋、发热、心率增快等症状。

（二）结节性甲状腺肿

结节性甲状腺肿常为多发，大小不一，多累及双侧甲状腺，病程长者可有囊性变、钙化。肿瘤巨大时可压迫气管，使气管移位，患者有不同程度的呼吸困难表现；当肿瘤压迫食管时会出现吞咽困难的表现。

1. 操作要点

（1）局部麻醉：对甲状腺前被膜及侧被膜麻醉。

（2）消融方法：多采用固定消融联合移动消融的方法，对于多发结节者，建议分别单侧逐一消融，先消融深部结节，再消融浅部结节，先消融远处结节再消融近处结节；囊性变者，先抽吸囊性部分，再消融；伴有钙化者，避免直接穿刺钙化灶消融病灶，防范断针风险，可绕过弧形钙化，穿刺钙化深部进行固定消融，尽可能将钙化周围结节实性部分完全消融以达到较好疗效。巨大结节或多发结节致甲状腺肿大明显者可分期消融或减容消融。

（3）保护周围血管和神经：在阻断肿瘤供血动脉时，避免损伤正常供甲状腺血供的重要血管。甲状腺近上极结节消融时，可以通过注射隔离液，防止喉上神经损伤。上极血供丰富极易出血，为了防止出血，消融上极结节时，多采用侧颈部进针，峡部进针会出现消融针反复进出甲状腺的过程，增加出血风险，因为甲状腺峡部与甲状腺上极之间没有甲状腺组织相连。

2. 注意事项

危险部位结节消融时，在结节与重要结构之间注射隔离液，使结节远离重要结构，使危险部位结节"不危险"；气管狭窄移位者，术中多采用"组织少量残留法"，如对气管周边结节组织预留 2～5mm 不予消融以作为支撑，防止消融后的组织凝固变硬对气管形成直接压迫，造成气管痉挛或塌陷。

（三）囊性结节

甲状腺囊性结节根据囊实性成分占比、液体性质及囊肿性质采取不同的治疗方法，包括抽吸、硬化治疗联合消融等。

1. 操作要点

（1）单纯性甲状腺囊肿：囊壁较薄、抽出囊液为无色透明状，囊液抽吸容易，由于囊壁规则、光滑，囊液抽吸过程中不易出血，但需要注意的是囊液完全抽净后，由于囊壁较薄，在周围隔离液的衬托下，结节有可能"丢失"。建议在囊液抽净后顺着原针道，将 5～10ml 生理盐水注射到囊内保留，消融针穿刺到囊肿内后抽净生理盐水，再将囊壁进行完全消融，也可以将囊液抽净后，注射硬化剂冲洗、保留后再消融。可选用抽吸、硬化联合消融治疗或抽吸联合消融治疗。选择合适的消融针及穿刺针具，常用穿刺针有 18G 经皮穿刺针或 10～20ml 针筒的针头，穿刺引流硬化时配合使用带软管的三通管有利于固定穿刺针位置，且便于抽吸引流操作。硬化剂可选用聚桂醇，其刺激性小、作用效果持久。

（2）胶质性囊肿：该囊肿的囊液黏稠，抽吸困难，囊肿消融前应尽量将囊液抽吸干净，当用力抽吸，囊液稠厚或胶冻状胶质仍不易抽出时，则采用"逐步稀释置换法"，即先向囊腔内注入少量生理盐水再回抽，经过稀释的胶质被少量吸出后，重复冲洗和回抽的过程，胶质可逐渐被吸出，初期的盐水注射量宜少不宜多，因囊腔内原有的张力比较高，以免引起患者剧烈肿胀疼痛，随着胶质被吸出量的增多，冲洗用的盐水量可增加，最终冲洗抽尽。对于生理盐水难以稀释者，也可用碳酸氢钠注射液等其他溶解黏液的药物抽取囊液。

2. 注意事项　硬化治疗时操作流程有两种。①保留法：穿刺抽尽囊液后注射聚桂醇并保留，注射量为抽出囊液的 1/4。②冲洗法：穿刺抽尽囊液后，注入约囊液 1/2 的聚桂醇，用 5ml 的小针管反复抽吸注入冲洗 10 分钟，抽尽后拔针，治疗结束。

抽吸联合消融时，胶质或陈旧性血性液体吸出后，囊肿内可保留少量液体，此时启动微波和射频功率输出，利用囊腔中的生理盐水受电场作用升温，使囊壁较为均匀地受热凝固。对于用力抽吸仍不能完全吸出者，少量胶质或陈旧性血液机化物可留置在囊腔，但是需要将消融针尖端穿刺到囊壁处将囊壁消融凝固。对于抽吸特别困难者，也可以按照实性结节消融的方法，采用移动消融，逐层消融胶质性囊肿，但特别黏稠的胶质性囊肿的胶冻样物质在消融过程中热量弥散很慢，每个消融点需要停留更长的时间，并且一定要将囊壁完全消融，消融结束后需将凝固后胶冻内析出的液体再次抽出（图 6-17）。

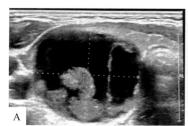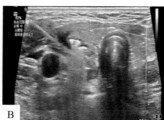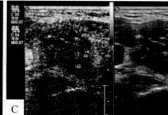

图 6-17　抽吸联合消融方法治疗混合性囊肿

A. 混合性囊肿；B. 抽吸联合消融方法治疗；C. 术后超声造影评价完全消融。

（四）囊实混合性结节

大多是由于结节性甲状腺肿或甲状腺腺瘤发生退行性变、出血或缺血坏死液化所致，绝大部分甲状腺囊肿为良性病变，恶性率为 0.5%～3%。

1. 操作要点　术前 CEUS 评价实性部分血供，并针对实性部分穿刺取材活检，应优先消融实性结节部分。

对于部分液性较少者，可不予抽吸直接消融，但需要凝固全部囊壁。对于实性占比＜ 1/2，壁张力比较大者，可用较细的穿刺针，如 10ml 注射器针头，将囊液缓慢抽出，以减小囊内压下降的速度，囊液抽净后将硬化剂如 10～20ml 无水酒精注入囊内冲洗，使囊壁的小血管凝固，防止由于囊内压力改变造成囊内出血。囊内新鲜出血会使消融针尖黏滞，使热量扩散困难，影响消融效果。冲洗后即刻应将消融针穿刺入囊腔，完全消融囊壁，以防止囊内出血，影响消融效果。再将消融针置入结节的实性部分进行移动消融，每次消融针的移动一定要到结节包膜下，直至整个结节完全消融（图 6-18）。

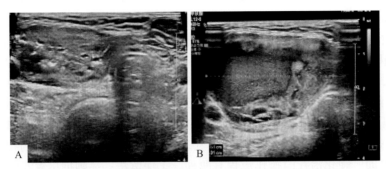

图 6-18　抽吸联合消融方法治疗囊实混合性结节

A. 囊实混合性结节；B. 抽吸联合消融方法治疗。

2. 注意事项

（1）较大腺瘤合并液化性坏死及出血者消融较困难，缺乏消融经验者往往认为囊液抽吸后此类结节变小，消融较简单，但具有丰富消融经验者对此类结节消融比较谨慎，因为此类结节易伴发囊内大量出血。而一旦发生囊内大量出血可能会影响后续的消融治疗，甚至导致消融失败。因此，囊内是否大出血是消融成功的关键。

（2）类实性结节：此类结节表现为实性回声，然而实际上内含丰富的散在胶质和血性成分。超声往往表现为回声呈细密的筛网状，弹性超声显示结节质地柔软，CDFI 示血流信号不丰富或周边及内部血供较丰富。

在对此类结节消融前，应使用彩色多普勒超声全面扫查结节的血流信号。对于富血供者优先凝固其滋养动脉，阻断血供，降低结节在消融过程中的出血概率，减轻出血程度，提高消融治疗效果。消融时胶质和血性成分受热后容易呈黏糊状黏附在消融针的针尖上，消融针尖移动时，黏附物则会使柔软的结节组织形成较大的创面，引起出血和胶质汇聚，使热场围绕在针尖附近，难以向四周扩散，影响消融范围。

对于质地柔软或血流丰富的结节，一定要注意有黏针的可能。消融时可较缓慢地移动消融针，如有黏附物粘在针尖处，会出现热量弥散慢，黏附物逐渐增大，消融针移动困难的情况，此时可以将消融针拔出至进针处，刮脱黏附物后再次进针行移动消融。

对于质地较硬或血流不丰富的结节，采用移动性消融，自如进出针，消融范围应足够大，可彻底消融（图 6-19）。

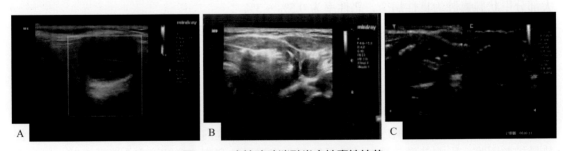

图 6-19　直接移动消融类实性囊性结节

A. 类实性囊性结节；B. 直接移动消融；C. 术后超声造影提示完全消融。

（五）胸骨后甲状腺肿

1. 操作要点 胸骨后甲状腺肿常体积巨大，位置隐蔽（深达胸骨后，邻近头臂干）。消融前要通过颈部 CT 检查，评估胸骨后甲状腺肿下极的位置，评估气管是否有狭窄、移位，评估是否可以达到一次性完全消融。由于胸骨后甲状腺肿位置深在，紧邻大血管、神经、气管，存在较高并发症风险，消融过程操作困难，所以需要有精准的穿刺技巧及丰富的消融经验。大部分胸骨后甲状腺肿由于下极显示不清，不能一次达到完全消融，因此多采用分期消融的方法。

2. 注意事项

（1）Ⅰ型胸骨后甲状腺肿，如果没有气管狭窄，可以通过向甲状腺结节下极注射生理盐水，将下极位置上抬而清晰显示结节，达到一次性完全消融。

（2）Ⅱ型及Ⅲ型结节性甲状腺肿，深达胸骨后，大部分都伴有明显的气管狭窄，胸骨后结节位置较深，消融时可以将胸骨后方结节部分暂时搁置不予消融，只消融颈部能显示的甲状腺结节组织，消融后 3～6 个月，随着颈部消融区组织萎缩吸收，胸骨后段的结节组织会向上移位至颈部，使超声影像清晰可见；随着甲状腺结节的缩小，气管受压移位的情况得到好转，使消融操作的容易度及安全性提高。

（3）胸骨后甲状腺肿大部分通过 2～3 次消融可以达到完全消融。高龄巨大结节患者的耐受性较差，可以分期消融。

（4）此类结节消融以解除压迫症状为主要治疗目的，没必要进行完全消融。紧贴头臂干锁骨下动静脉的甲状腺结节应先消融离血管较远的区域，邻近血管的区域暂时不消融，待消融区组织萎缩，将周围区域的待消融组织向中心牵拉移离大血管后再予以消融。

（六）甲状腺弥漫性肿大的减容消融治疗

减容消融治疗是指对非肿瘤性肿大病变或弥漫肿大型结节，通过消融治疗减小病变体积，以解除对周围组织的压迫，改善颈部外观。

1. 桥本甲状腺炎

（1）操作要点：因腺体组织较脆且血运丰富，穿刺时极易造成出血。桥本甲状腺炎可通过治疗改善症状，发生甲减的桥本甲状腺炎，若治疗不及时或不恰当，可因甲减引发很多问题。

（2）注意事项：①消融前后监测甲状腺功能。②避免在甲状腺被膜层面穿刺及针尖滑动切割；避免针穿活检（CNB）时切割甲状腺被膜；消融针进出甲状腺组织时可以带热进针及出针，以达到热凝固止血的目的。③由于甲状腺体积较大，尽量减少甲状腺周围隔离液的注射量，以免增加颈部的容积，使气管狭窄加重。消融区域选择甲状腺峡部影响美观的部分、消融甲状腺双侧叶的中心部分及有明显结节的部分，达到甲状腺体积缩小、解除压迫症状、改善颈部外观的效果即可。

2. 弥漫肿大型结节性甲状腺肿 当结节弥漫分布于整个甲状腺时，呈边界模糊的融合团块样改变，少数增生严重的结节可呈分叶状边缘。结节内回声及成分呈多样性，可呈实性、囊性或混合性，海绵状结构被认为是良性结节的特点。结节性甲状腺肿内可存在粗大钙化或周边"蛋壳样"钙化。结节较大时内部血供丰富，周边可呈环状或半环状血流信号，并可见分支样的血流进入结节，少数结节血流极其丰富，呈"花篮样"。

（1）操作要点：①消融前后监测甲状腺功能。②建议对两侧较大结节进行选择性消融，没必要对所有结节都进行消融，因为此类患者甲状腺内布满甲状腺结节，几乎看不到正常甲状腺组织，所以治疗的目的是减容，能减轻压迫症状、改善颈部外观、保留正常甲状腺功能即是最佳治疗效果。③采用固定消融联合移动消融的方法。

（2）注意事项：①对于特别肿大的甲状腺肿可采取分次消融，以防止并发症的发生。②明显气管移位者应尽量不用或少用隔离液，不增加颈部的张力，仅达到麻醉止痛效果即可。③伴有"蛋壳样"钙化者，避免直接穿刺钙化灶消融病灶，避免断针风险，可绕过弧形钙化穿刺钙化深部进行固定消融。④减容消融治疗的目的是解除颈部压迫、改善颈部外观、保留正常甲状腺功能（图 6-20 ～图 6-22）。

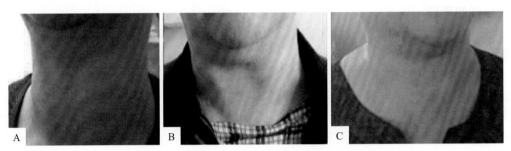

图 6-20　结节性甲状腺减容消融治疗前后外观

A.结节性甲状腺的甲状腺明显肿大，颈部明显粗大；B.减容消融治疗后 1 个月颈部外观改善；C.减容消融治疗后 3 个月颈部外观恢复正常。

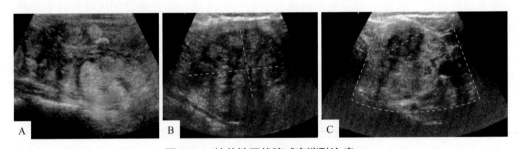

图 6-21　结节性甲状腺减容消融治疗

A.结节性甲状腺的甲状腺明显，内充满大小不一的实性结节；B.减容消融治疗后 1 个月消融部分（标尺测量部分）；C.减容消融治疗后 3 个月消融部分明显缩小（标尺测量部分）。

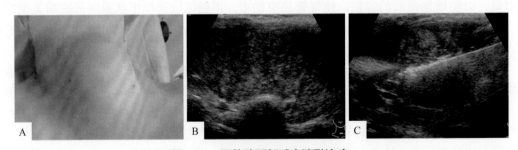

图 6-22　甲状腺颈部减容消融治疗

桥本甲状腺炎并甲状腺峡部增厚，颈部前方明显肿物，给予甲状腺颈部减容消融治疗。

（七）异位甲状腺结节

异位甲状腺结节的不同性质决定了其手术处理的不同方式。异位甲状腺结节的消融尚有待进一步研究及探讨。

1. 操作要点

（1）异位甲状腺可以发生正常位置甲状腺可发生的所有病变。无论正常位置有或无甲状腺，异位甲状腺也合成甲状腺激素，术中若过度挤压异位甲状腺组织，将促进大量甲状腺激素进入血液，引发甲状腺危象，术后又因减少了部分甲状腺素来源，可引起甲减。消融术中应轻柔操作，适度消融。

（2）对于副甲状腺，由于正常部位甲状腺组织尚存在，故消融副甲状腺对患者一般无影响，但对于迷走甲状腺，由于正常部位甲状腺组织缺如，因而在施行手术时，如将迷走甲状腺全部消融，将导致甲状腺功能不全，引起黏液性水肿，甚至引起死亡。

2. 注意事项

（1）没有功能障碍和肿瘤的异位甲状腺，尤其是颈部正常位置甲状腺缺如的病例一般可不予处理。

（2）对于有症状的异位甲状腺肿瘤消融手术是有效的治疗方法。具体原则可依不同部位而定，以明确是良性肿瘤为前提，做好术前评估和风险防控。

（3）对于颈部甲状腺缺如的异位甲状腺腺瘤，宜行异位甲状腺部分消融，保留部分甲状腺组织，避免引起甲状腺功能低下（图6-23）。以缓解症状、保留正常甲状腺功能为治疗目的。

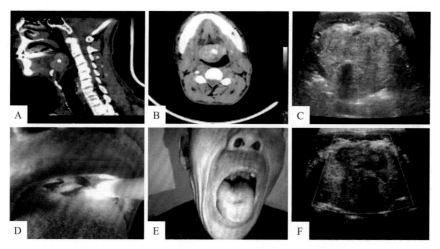

图6-23　部分减容消融治疗舌根部孤立性异位甲状腺肿

舌根部孤立性异位甲状腺肿并钙化，突起于舌根部，超声及CT显示颈部甲状腺区域未见正常甲状腺组织，穿刺活检示此肿物为结节性甲状腺肿（A~D），采取部分消融减容治疗，以缓解症状，保证有效的甲状腺功能，消融后舌根部肿物消失（E），舌根部异位甲状腺肿中央部低回声区为消融后1个月改变（F）。

（王淑荣　郭建琴）

第四节　术后管理

甲状腺肿瘤随访和评估方案的制定取决于疾病的临床特征，具体的治疗技术及方案，随访目的和评价指标。客观准确地综合评价甲状腺结节热消融后的近期效果和中长期缓解趋势至关重要。不同的甲状腺肿瘤消融治疗的主要目的不同，良性肿瘤治疗的主要目的是缩小结节体积，改善症状，其中对于高功能腺瘤还包括消除或缓解甲亢，因此热消融后疗效评价应包括消融技术的安全性评估和有效性评估。安全性评估包括有无并发症及并发症转归，对甲状腺功能的影响；有效性评估包括结节是否消融完全，消融后结节体积缩小率、结节消失率、有无复发等。

一、术后即刻疗效评价

（一）安全性评估

主要包括两个方面。①术后有无并发症及并发症转归。局部麻醉、活检、消融针穿刺的任何操作时均可产生并发症。消融过程中，局部快速升温，甲状腺体积小，周围解剖结构复杂，热量向周围传导较多，可导致周围组织热损伤，产生疼痛、皮肤烧伤、严重者导致神经，血管，气管，食管等重要器官损伤。因此，在消融过程中和消融后，均应随时关注患者的心电监护数据，密切观察患者有无不适，超声实时监控消融针的位置、声像图改变，尽早发现异常，及时采取相应措施。②对甲状腺功能的影响。高功能腺瘤或合并甲亢、甲减者，如消融过程中患者出现先兆甲亢危象、甲减，即使没有具有甲亢、甲减诊断的实验室依据，也应立即停止消融并给予及时检查及治疗。

（二）有效性评估

疗效评价体系应包括结节消融是否完全、症状及外观是否改善（图 6-24）。消融是否完全的评估，包括影像学评估及病理学评估。甲状腺热消融治疗是在超声引导下实施的，因此影像学的评价高度依赖超声，尤其是 CEUS 可显示微血管特点，能更精准地反映结节微循环灌注的改变，更准确地评估消融是否完全。消融过程中组织受热所产生的强回声区是术中判断消融范围的简便方法，通常气化区覆盖范围近似代表消融区。当气化区完全覆盖并超过结节时，提示结节已完全消融，可停止消融。在消融停止后 1～2 分钟，甲状腺结节冷却后，强回声消失呈低回声区。常规二维图像较难辨别消融区和未消融区。可采用 CDFI 检测残余灶，但因 CDFI 对小血管、低速血流敏感性较差，因此术后即刻 CEUS 是必须的，也是公认的、准确有效的方法。当 CEUS 显示无增强区范围大于消融前结节的增强范围时，消融区边缘清晰、光滑表明已完全消融，若结节边缘仍有造影剂灌注提示留有残余灶，需补充消融。甲状腺结节 CEUS 可作为终止消融的客观影像指标。

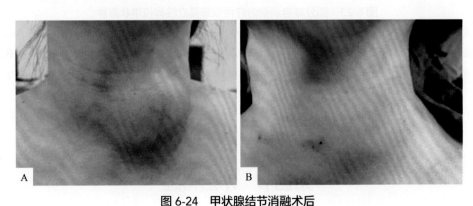

图 6-24　甲状腺结节消融术后

A. 甲状腺结节术前明显外凸的肿块；B. 术后颈部平整，仅毫米级穿刺点。

二、术后常规处理

术后冷敷穿刺点 2～4 小时，减少颈部活动。观察局部有无出血，颈部是否肿胀，了解患者的发声情况，进食后有无呛咳等异常情况，注意保持穿刺点干燥、无菌，并保持呼吸道通畅。

并发症的观察是甲状腺热消融术后的重点，应注意观察患者有无出血、喉返神经损伤、喉上神经损伤、疼痛、发热、感染、甲状腺功能异常等并发症，其中出血是最危急的并发症，是术后早期观察和处理的重点。术后出现头晕、头痛是因为术中头颈部体位引起的体位综合征，应对患者的疼痛情况进行全面评估，不需要处理或给予对症处理缓解。术后及出院后应定期复查甲状腺超声及甲状腺功能，了解消融后甲状腺肿物吸收及甲状腺功能情况。

术后告知患者遵医嘱按时服药，医护人员定期随访时积极配合，若出现不良反应，需立即就医进行干预，从而保证生活质量。

三、术后随访及疗效评估

甲状腺结节消融后细胞失活，组织凝固，但病灶仍存留于甲状腺内，由于 MWA 和 RFA 对甲状腺结节都有较强的脱水作用，因此甲状腺结节经过消融后水分脱失变硬，所以部分患者初期可触及颈部的硬结。消融后患者免疫系统对消融区域产生主动免疫识别、免疫攻击、免疫吞噬，凝固坏死组织不断被吞噬、吸收，数月后病灶可逐渐缩小、消失。消融后结节的改变是一个动态变化过程，故应对患者进行长期随访，常规随访时间为术后 1 个月、3 个月、6 个月、12 个月；如消融后结节消失，可以每 12 个月复查 1 次，如果消融后结节没有完全消失，可以每 6 个月复查 1 次，直到结节完全消失为止。

（一）影像学随访

首选超声检查。消融结节的随访包括结节超声特征改变、有无残留、有无复发、结节缩小率等。消融后结节内部回声明显减低，边界清楚，形态规整，后方回声无衰减。消融后早期结节回声不均匀，内可见散在斑点状强回声、针道强回声。随着时间的延长，结节回声可均匀，周边可见低回声晕，结节吸收消失前可呈不规则低回声，甚至出现类似于"恶性结节"的表现，但 CEUS 结节内没有造影剂填充，可以与恶性结节相鉴别；CEUS 亦可评价有无病灶残留。弹性成像可评价消融后结节硬化的程度：消融后结节在吸收的过程中硬度也会有动态变化，由硬变软并逐渐吸收。

消融后 3 个月、6 个月、12 个月后超声各项测值逐渐缩小，可采用术后结节体积缩小率、结节消失率等评估甲状腺良性结节热消融的长期疗效。超声选取结节最大纵切面，测量最大长径（a），选取最大的横切面，测量结节宽径（b）和厚径（c），根据 $V=\pi abc/6$ 计算结节体积（V）；体积缩小率=（消融后即刻消融体积−随访时体积）/初始体积×100%。甲状腺结节体积缩小率较消融前体积缩小率大于 50% 为消融治疗成功；若甲状腺结节体积较前次超声检查增大到 50% 以上，认为是复发。消融区完全消散时间与结节大小、物理性质及消融时的炭化程度、机体免疫功能状态、消融是否彻底均有关，结节消融时炭化程度越轻，吸收消散得越快，囊性结节的消散早于实性结节，消融区消散后通过修复使甲状腺的结构恢复到正常的形态。

因此，即使为良性甲状腺结节，在确保安全的基础上，也应尽量彻底消融，如未能完全消融，应告知患者，延长随访时间（图 6-25），必要时再次消融或选择其他治疗手段。结节以外的甲状腺组织随访观察包括甲状腺体积及回声的改变、新发结节等。甲状腺体积、组织回声异常时，应警惕甲状腺功能的改变。

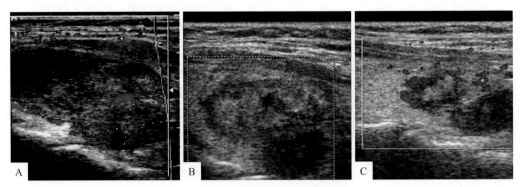

图 6-25　甲状腺多发结节消融术后

A. 甲状腺多发结节；B. 消融术后 3 个月；C. 消融术后 6 个月。

（二）甲状腺功能随访

热消融使甲状腺细胞失活，蛋白质变性，组织凝固、坏死，因此术前甲状腺功能正常的甲状腺无功能结节，热消融治疗后一般不影响甲状腺功能，这种方法也避免了外科手术大部分切除甲状腺后需终身服用甲状腺素的状况。但是在治疗甲状腺结节时，也有可能损伤周围正常腺体组织，使甲状腺激素释放入血，少数患者在 1 周内，常出现游离 T_4 增高、TSH 降低，大部分可在 1 个月后恢复正常，不需要治疗。

部分患者会有甲状腺功能减低现象，可能与患者甲状腺结节较多，正常组织受到挤压处于被压抑状态，消融后激素释放不及时有关。此外，消融针等机械刺激导致抗原释放入血，导致亚临床甲减。

部分自身抗体增高的患者 1 个月后恢复正常，甲状旁腺素半衰期约 20 分钟，术后即刻复查可早期发现甲状旁腺功能是否损伤，可尽早干预。

因此，在随访期间需要仔细评估甲状腺功能，高度重视甲状腺激素的变化状况，以及判断消融是否过度破坏正常甲状腺组织。

（三）临床症状及心理状态随访

在随访过程中，患者症状改善程度、手术区域美观度、精神压力状态均应受到重视。

（四）病理学随访

病理学是评估消融是否完全及有无复发的金标准。2017 版韩国甲状腺放射学会甲状腺消融指南认为只有在消融后结节体积增大或缩小不明显者才提倡 CNB 或 FNAB。

（王淑荣　郭建琴）

第五节　常见并发症及不良反应的处理与防范

一、常见并发症的处理与防范

（一）出血及血肿

甲状腺出血及血肿形成是常见并发症[1]（图 6-26），也是处理不及时，可造成风险的并发症之一。除与操作者熟练掌握消融技术相关外，甲状腺出血常见于桥本甲状腺炎背景下的甲状腺肿瘤、较大甲状腺腺瘤或高功能腺瘤等。桥本甲状腺炎腺体组织较脆、血供丰富，较大甲状腺腺瘤或高功能腺瘤供血动脉粗大且腺体内腺体组织柔软，穿刺时均易造成出血。

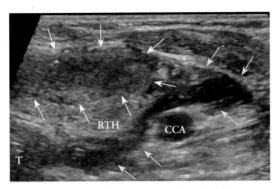

图 6-26　在注射隔离液时甲状腺前方出血

甲状腺右侧叶前方可见均匀低回声区（出血）区，甲状腺右侧叶受压后移，出血区与甲状腺右侧叶之间可见甲状腺被膜回声（黄色箭头示隔离液；白色箭头示出血；CCA，颈总动脉；RTH，甲状腺右叶；T，气管）。

处理与防范：

（1）穿刺时轻压探头，避免压瘪颈部浅表静脉，路径中误损伤。

（2）尽量选择峡部进针，避免穿刺侧颈部肌肉血管丛引起的出血；因甲状腺上极血供丰富极易出血，因此不应在此部位进针，以防出血。

（3）穿刺时避免多次进针、出针，避免在划伤或切割甲状腺被膜，尽量避开血管穿刺。

（4）消融针进出甲状腺组织时，可以带热进针及出针，以达到热凝固止血的目的。

（5）消融前先将进针区域周围血流阻断再进行内部消融。

（6）对于较大瘤体或血供丰富结节，消融时适当增加功率，使热量在组织中迅速传导，达到组织迅速凝固坏死，防止出血。

（7）较大的囊实性结节，尤其是腺瘤或结节性甲状腺肿合并出血者，囊液抽吸时或消融过程中极易产生囊内出血，为了防止出血，囊液抽吸时尽量采用较细的针头缓慢抽吸、冲洗，防止压力急剧变化，造成囊壁血管脆性增加而出血。尽量将消融针刺入囊壁内时再启动消融，采用移动消融，将囊壁完全消融。

（8）手术过程中如发现出血，要立即停止手术，进行局部按压，待出血停止后再行手术。二维超声观察出血低回声区范围是否扩大，彩色多普勒超声观察出血低回声区内是否有血流信号；CEUS 观察低回声区内是否有造影剂填充以判断出血点及是否出血。避免慌乱，压迫止血点，术中及术后肌内或静脉应用止血药物；按压时间超过 10 分钟仍继续出血者，可以通过超声寻找出血点，进行消融凝固止血，消融时防止过度损伤周围组织；罕有患者因损伤较大血管，出血迅猛，或出血点位置较深，按压、微波达不到止血目的，可以在血肿内注射凝血酶冻干粉溶液，可以迅速达到止血目的。如果颈部血肿过大，造成气管移位而窒息者，应紧急气管插管、气管切开甚至外科止血，以防发生危险。

（二）声音嘶哑

声音嘶哑是甲状腺消融术中常见的并发症之一，由神经（喉返神经、喉上神经和迷走神经）热损伤所致。预防尤为重要，认识正常解剖，辨别异常（变异）解剖；熟记热损伤防控"三要素"（时间、功率、距离）：增加距离，降低功率，缩短时间，并在实际工作中灵活运用。避免消融时对各神经造成热损伤。

神经损伤的常见原因：①颈部解剖的复杂性，空间狭窄，肿瘤的膨胀性生长使神经解剖移位；②消融时组织病理学变化、气化干扰超声图像；③术者无法感知甲状腺热消融手术热能传导，热消融不易控制，对其影像的识别需长时间经验积累。

神经损伤的判断：术前局部浸润麻醉和神经阻滞麻醉时，麻醉药可弥散至喉返神经或迷走神经使其阻滞，神经阻滞后，患者迅速出现发声困难，一般麻醉药吸收或失效后症状自然消失。如双侧喉返神经麻痹，无明显的呼吸困难，可谨慎实施消融手术。术中，尤其是结节部位邻近神经的消融手术，出现神经受损症状与体征时，应考虑发生神经热损伤的可能性，应及时停止消融手术。术后消融部位邻近神经的消融范围大，反应较重者，可于消融后在神经与消融结节之间局部注射生理盐水，防止消融后余热造成神经的热损伤。术后声音嘶哑症状会有逐渐加重及缓慢缓解的演变过程。神经损伤程度分为可逆性和不可逆性热损伤。

1. 喉返神经损伤　喉返神经是迷走神经的分支，左侧喉返神经位置较深，环绕主动脉弓后上行于甲状腺背面、气管食管沟之间，在甲状腺下极，常位于甲状腺下动脉的后方与其交叉；右侧喉返神经位置较浅，环绕右锁骨下动脉，在甲状腺下极，常位于甲状腺下动脉的前方与其交叉；在甲状腺上极，喉返神经在甲状软骨下角的前下方入喉，两者之间这一段即所谓的"危险区"，手术时最易损伤该段神经。单侧喉返神经损伤可致声音嘶哑；双侧喉返神经损伤可致呼吸困难，严重者可致窒息。

处理与防范：声音的改变可以是由于麻醉药对喉返神经麻痹所致，也可由于喉返神经局部受压迫或受刺激所致，如局部组织水肿，局部血肿，局部余热的刺激等，这种声音的改变呈一过性，可以在数小时至1个月恢复。为防止喉返神经损伤，液体隔离带法是很好的预防手段，使甲状腺肿瘤与神经之间充填的液体隔离带保持5mm，阻止消融甲状腺肿瘤时热量向后传导损伤喉返神经。为了防止余热对喉返神经的损伤，消融结束后可再次注射液体隔离带。

为了防止较大的、明显后凸的肿瘤消融后水肿压迫喉返神经造成声音嘶哑，消融后1~3日给予地塞米松5~10mg静脉滴注。对于双侧甲状腺结节消融，一侧结束消融后，了解患者的发音情况，如发音正常，则再对另一侧甲状腺结节进行消融治疗。如果失声并考虑由喉返神经损伤所致，则应停止对另一侧甲状腺结节的继续消融，以避免双侧喉返神经损伤造成窒息。

2. 喉上神经损伤　喉上神经由迷走神经分出，在颈部行程较短，消融损伤较喉返神经少，且一般多为单侧，易伤及其外支。损伤外支可使环甲肌麻痹，造成声带松弛致发声时音调降低，频率范围缩小，不能发高音；损伤内支可使喉内感觉异常造成误吸并导致呛咳。

处理与防范：操作时为了防止喉上神经损伤，甲状腺肿瘤靠近上级时，要将甲状腺上极周围间隙注射生理盐水液体隔离带5mm，以阻止消融甲状腺肿瘤时的热量向外传导损伤喉上神经。术后避免饮水，以稀粥代替，可防止呛咳；给予糖皮质激素1~3日；给予神经营养剂；进行发声训练。

3. 迷走神经损伤　声音的改变也可由迷走神经损伤所致。迷走神经颈段位于颈动脉鞘内，通常位于颈总动脉与颈内静脉之间的后方，即颈动脉鞘的后内侧，但是，迷走神经也可位于颈动脉鞘的前侧、内侧或后侧，由于部分变异类型使迷走神经非常贴近甲状腺，消融术中不能及时识别很容易使其受到热损伤。损伤时，可出现喉返神经功能障碍的表现，如声音嘶哑、语言和吞咽困难、腭偏向一侧等；还可出现迷走神经功能障碍的表现，如心律失常、吞咽困难、呼吸深慢、恶心、呃逆等。应在甲状腺结节与颈动脉鞘之间注射液体隔离带，使消融针距离迷走神经5mm以上。如出现迷走神经损伤，术后可给予糖皮质激素1~3日，给予神经营养剂，减少颈部肌肉和韧带的损伤，2周后进行发声练习。

处理与防范：熟记甲状腺正常解剖与病理解剖，颈部神经的走行与变异，避免消融手术时误伤神经。甲状腺手术时易发生喉返神经和喉上神经热损伤。邻近神经部位的消融手术应十分谨慎，应采用各种消融手术技巧，如液体隔离法、"杠杆撬离法"、压迫法、拖拽法等，加大消融点与神经间距离，降低热能弥散到神经周围的温度。控制消融功率与时间，小功率、间断消融的手术技巧，可减少热能沉积效应，减少神经热损伤的概率。

因经验不足消融困难时，不必一味追求一次性彻底消融。暂时、可逆的神经热损伤不需要特殊处理，多可短期内自行恢复；不可逆的神经热损伤一般采用神经营养药物治疗。发声训练可加快康复，但应嘱患者术后避免因发声困难而用力发声，采取气声发声，避免声带水肿。因神经变异很难完全避免神经损伤，重要的是最大限度减少不可逆的神经热损伤，积极应对处理，强化康复训练，以期获得神经功能完全和大部分康复。

（三）甲状腺功能异常

1. 甲亢危象 高功能腺瘤及甲亢患者在消融过程中甲状腺滤泡被破坏，大量甲状腺激素释放至循环血中，患者血中的甲状腺激素可自然升高，发生高热，大汗，心痛和颤抖，甚至昏迷，也可以出现血压下降的充血性心力衰竭，严重的电解质紊乱等，称为甲状腺危象或甲亢危象，是严重的并发症之一。本病不常见，但病死率很高。消融术前、术中应做好充分准备，防止其发生。

处理与防范：术前有甲亢者，口服如硫脲类药物3~4周，病情稳定后改服碘剂，使甲状腺组织退化，调整好甲状腺功能。术中做好甲亢危象风险防控。

（1）一般治疗：给予吸氧、应用镇静剂、积极物理降温、纠正水和电解质紊乱。

（2）针对性治疗：①抑制甲状腺激素的合成，降低循环血中甲状腺激素水平。口服甲巯咪唑、丙硫氧嘧啶。②抑制甲状腺激素释放，大剂量的碘剂可以抑制甲状腺滤泡内溶酶体活性，阻断已经合成激素的释放、减少滤泡细胞内碘转运和氧化。碘剂应该在抗甲状腺药物治疗后30~60分钟应用。③糖皮质激素的应用，地塞米松和氢化可的松静脉用药对于一些严重甲亢尤其是伴有低血压的患者是标准治疗之一。④β受体拮抗剂的应用。如果心力衰竭是由于心动过速所致，使用β受体拮抗剂特别有效。

2. 暂时性甲减 暂时性甲减可能是一种消融后的自身免疫性反应，多数于1~3个月可恢复。部分自身抗体增高的患者1个月后恢复正常。

（四）气管、食管损伤

1. 气管损伤 气管热损伤后，可出现气管软化甚至气管塌陷。较大结节并伴有气管受压移位者，因病程较长，气管长期受压，血运较差，纤维气管环失去弹性，软骨退化萎缩易造成气管软化，甚至造成气管塌陷而致窒息。气管塌陷常发生于甲状腺切除术中或术后6~24小时，是甲状腺切除术中容易并发急性呼吸道梗阻的一种严重并发症。胸骨后甲状腺肿及老年患者的较大甲状腺结节合并气管狭窄者热消融时也要警惕发生器官损伤的风险。

处理与防范：对气道高反应人群减少手术过程中热刺激造成气道水肿和组胺释放，增加气道受体的活性，造成支气管痉挛和黏液分泌增加。术前提前做好防治措施，如控制感染、应用平喘药物等。对于较大结节，不要将腺瘤周围所有的血流完全阻断，防止粗大动脉阻断造成气管软骨局部缺血而致气管瘘。对于紧邻气管的结节，根据情况，在甲状腺气管间隙，注射液体隔离带。如果较大结节消融中出现出血、水肿，压迫气管，可造成气管痉挛出现哮鸣音，要立即停止消融，给予对症处理。

对于术中和术后呕吐的患者，要让患者侧卧位，防止呕吐物误入气道，造成气管痉挛及吸入性肺炎。处理措施：①气管痉挛的治疗。面罩吸氧，停止一切刺激和手术操作。可快速吸入 β_2 受体激动剂，最常用沙丁胺醇（舒喘灵）气雾剂。一般认为茶碱类是支气管痉挛患者维持治疗的标准方法，如果既往未用过茶碱类药物，可 10～20 分钟后静脉滴注氨茶碱 5mg/kg 并以 0.3mg/（kg·h）维持。糖皮质激素是最有效的抗炎药，可较快减轻气道的炎症、抑制黏膜分泌，减少微血管渗漏、减轻水肿、降低气道高反应性。气雾吸入糖皮质激素具有用量小、局部高效、作用时间长、副作用少等优点。氢化可的松 200mg 静脉滴注，维持剂量最初 24 小时可达 400～800mg/d；甲泼尼龙 40～80mg 静脉滴注，1～2 次/d，连用 2～3 日。②气管塌陷的治疗：气管切开是一种有效、快捷的抢救方法，气管插管是预防气管软化、气管塌陷所致急性窒息的关键性措施。治疗气管瘘主要采用气管修补术。

2. 食管损伤 颈段食管可通过患者吞咽所致的食管蠕动而识别。但由于食管紧邻甲状腺后被膜，甲状腺肿瘤较大时，可能受压移位变形，造成识别困难，另外应做好食管憩室的识别。食管壁的一层或全层局限性突出食管壁外，形成与食管腔相通的囊袋状凸起，称为食管憩室。对于初学者，如果将食管或食管憩室烧伤可致食管穿孔，如不及时处理，可发生急性纵隔炎、食管胸膜瘘等。患者可出现颈部疼痛、僵直，呕吐带血性的胃内容物和呼吸困难。通常可听到经鼻腔呼吸发出的粗糙的呼吸声。颈部触诊可发现颈部僵硬和由于皮下气肿产生的捻发音。全身感染中毒症状常在 24 小时后发生。

处理与防范：可以通过保持食管与消融针尖端之间的安全距离来预防食管损伤。超声检查食管憩室，可见甲状腺左侧叶后缘回声呈圆形或椭圆形，边缘光滑规则，周边可见低回声晕，内部可见气体强回声，饮水时可见液气回声进入，也可通过饮用六氟化硫造影剂加以鉴别（图 6-27），防止消融误伤。一旦发生食管穿孔，其治疗措施是禁食、抗炎、支持疗法。小的颈部食管穿孔往往仅需要在穿孔的旁边放一引流管引流，瘘口即可自行闭合，而不必做进一步手术处理。严重者要清除所有炎症和坏死组织，根据穿孔的不同部位，采用适当的方法修补。

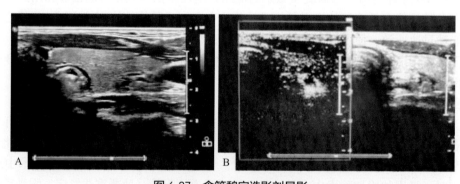

图 6-27 食管憩室造影剂显影

A. 食管憩室；B. 经口服造影剂，吞咽时可见食管憩室造影剂显影。

（五）皮肤灼伤

皮肤灼伤为较少见的并发症，一般为Ⅰ度灼伤，表现为局部红斑、水疱。可由于操作不当，导致针杆温度过高，造成皮肤烫伤。

处理与防范：对于较大的甲状腺结节消融，可间断进行，结节降温后再进行消融。对囊性或囊实性结节消融时，拔针时不要带出加热的液体，拔针时可以用无菌湿纱布覆盖在穿刺点。治疗措施：发现烫伤后局部降温，降低局部温度可避免继续烫伤，局部涂抹烫伤膏，并定期换药。

（六）颈部肿胀

1. 颈部轻微肿胀 颈部轻微肿胀是因甲状腺结节消融后，炎性渗出所致，大部分患者不会有明显的压迫症状，少部分患者术后会有颈部压迫感，所以要提前处理，防止出现窒息。消融后颈部冰袋冷敷 2～4 小时，给予糖皮质激素或甘露醇，以减少热损伤导致的炎性渗出和软组织水肿。

2. 甲状腺结节破裂并脓肿形成 极少数甲状腺结节消融后 1～3 个月有发生消融区脓肿的可能。多见于青壮年男性患者，表现为颈部肿块、皮肤红肿、胀痛，少数可见皮肤脓点溢出。颈部消融结节肿胀区超声可见结节前包膜破口，内容物凸向皮下软组织，局部呈不规则低回声改变并可见丰富的血流信号，中央区可见不规则液性暗区。甲状腺结节破裂并脓肿形成发生在消融后 30～50 日，结节可直接破裂致颈部肿胀和疼痛，影像学检查显示甲状腺全被膜破裂，颈前部消融后的甲状腺结节前方形成一个新肿块，表现为内部出血及消融后组织液化物流出，刺激局部软组织出现炎症反应，后可出现延迟性脓肿（图 6-28）。

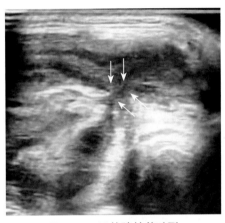

图 6-28 甲状腺结节破裂

超声显示结节前被膜破口，内容物凸向皮下软组织，箭头所示为结节前包膜破口处。

处理与防范：因抽出的脓液细菌培养发现为无菌生长（图 6-29、图 6-30），因此消融区脓肿形成的原因可能与无菌性炎症反应相关。穿刺活检显示热消融使甲状腺结节发生凝固性坏死，消融区组织坏死及炎症细胞浸润。坏死组织因酶分解而变为液态，坏死细胞释放大量的水解酶或组织富含水分使细胞组织坏死后发生溶解液化，称为液化性坏死，其产生机制有待进一步研究。处理：清热解毒，消肿止痛的中成药及非甾体消炎药等可以起到一定的缓解作用。如新癀片、布洛芬等可能作用于炎症组织局部，通过抑制前列腺素或其他递质的合成，抑制白细胞活动及溶酶体酶释放，使组织局部水肿减轻，炎症反应减轻。脓肿形成时，可超声引导下抽吸或置管引流，对于难以引流的黏稠脓液，可外科切开引流清除。

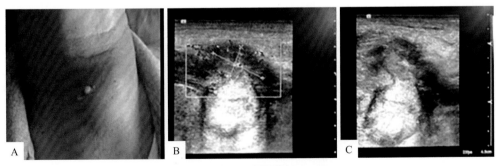

图 6-29 甲状腺良性结节消融后结节破裂脓肿形成 1

患者，男。甲状腺良性结节消融后 1 个月。患者颈部皮肤红肿，可见脓液溢出（A）；超声显示（B、C）结节脓液进入颈部颈前肌群，内可见丰富血流信号，没有明显液性暗区，脓液不易抽出。

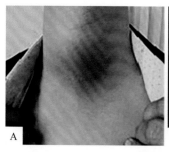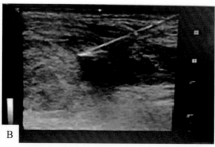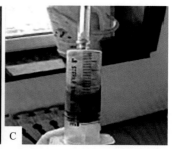

图 6-30　甲状腺良性结节消融后结节破裂脓肿形成 2

患者，男。甲状腺良性结节消融后 1 个月。患者出现颈部疼痛、红肿（A），考虑甲状腺结节破裂脓肿形成：颈部皮肤明显红肿；超声显示（B）结节脓液进入颈部颈前肌群，内可见明显液性暗区，抽出脓血性液体（C）。

二、常见不良反应的处理与防范

甲状腺肿瘤消融术一般在局部麻醉下进行，术中有可能发生各种不良反应，需要术中和术后给予处理。

（一）利多卡因的毒性反应

利多卡因的毒性反应包括心理变化、肌肉抽搐、震颤、癫痫发作等。利多卡因入血后可以造成短时间的震颤、癫痫发作并可合并意识丧失。操作者应了解利多卡因毒性反应可能产生的症状，积极防治其毒性反应的发生：①应用局麻药的安全剂量；②在局麻药中加肾上腺素，以减慢吸收和延长麻醉时效；③防止局麻药误注入血管，必须细心抽吸有无血液回流，在注入全剂量前，可先注射小剂量（约 1ml）以观察反应；④警惕毒性反应的先驱症状，如惊恐、突然入睡、多语和肌肉抽动。

（二）血管迷走神经反射

患者可出现血压降低、心率减慢、面色苍白、出汗、恶心等迷走神经张力增高表现，为迷走神经反射所致。只有明显窦性心动过缓的迷走神经性心律失常需用阿托品。

（三）血压增高、心率增快

老年人特别是中老年女性，或有原发病或高度紧张患者，操作时的疼痛刺激、消融时的甲状腺激素释放，常会出现心率增快、血压增高等症状，给予对症治疗即可，可艾司洛尔、乌拉地尔经静脉用药。

（四）恶心、呕吐

消融术采用局部麻醉联合静脉麻醉药物辅助。辅助用药有镇静类、镇痛类、血管活性药物等。但是应用这些药物时，又会出现一个新的问题，即恶心、呕吐。一般对症治疗即可。注意恶心、呕吐时，要采取侧卧位防止呕吐物误吸。另外应用 5-HT$_3$ 受体拮抗剂、地塞米松等可有效治疗成人术后恶心、呕吐，尤其在麻醉诱导前给予，可治疗术后早期恶心、呕吐（0～2 小时）。成人最常用剂量是 8～10mg 静脉推注。

（王淑荣　郭建琴）

参考文献

[1] KIM C, LEE J H, CHOI Y J, et al. Complications encountered in ultrasonography-guided radiofrequency ablation of benign thyroid nodules and recurrent thyroid cancers. Eur J Radiol, 2017, 27(8): 3128-3137.

第六节 典型病例展示

病例1 患者，女，34岁。行超声引导下甲状腺左叶结节微波消融（MWA）。

消融前病理结果：良性病变，考虑结节性甲状腺肿。

消融前超声扫查：甲状腺左叶见大小43mm×25mm×16mm实性低回声结节，边界清，包膜完整，内回声均匀（图6-31）；彩色多普勒血流成像（CDFI）示结节以环状血流信号为主（图6-32）；超声造影（CEUS）示结节呈较均质的强化，呈较均匀高增强（图6-33）。

消融时，将生理盐水和利多卡因混合液注射在消融侧甲状腺周围，形成隔离带（图6-34）；使用移动消融法，先将消融针穿刺到结节深层进行消融（图6-35）；再依次对消融后结节的邻近浅层进行消融，直至使整个结节切面完全消融；然后再向上显示结节另一切面由深层至浅层进行消融（图6-36）。

消融后即刻CEUS示结节呈整体无灌注，提示结节热消融完全（图6-37）。

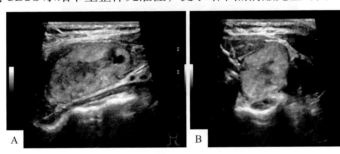

图6-31　病例1，常规超声扫查

A. 甲状腺左侧叶良性结节超声纵切面；B. 甲状腺左侧叶良性结节超声横切面。

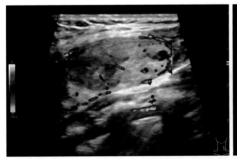

图6-32　病例1，消融前彩色多普勒血流成像

甲状腺良性结节周边环状血流信号。

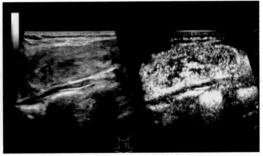

图6-33　病例1，消融前超声造影

结节呈较均匀高增强。

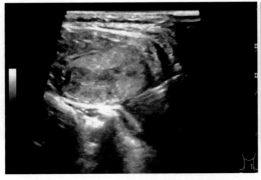

图6-34　病例1，甲状腺周围注射隔离液

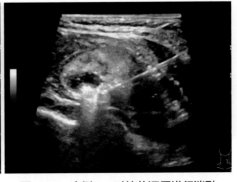

图6-35　病例1，对结节深层进行消融

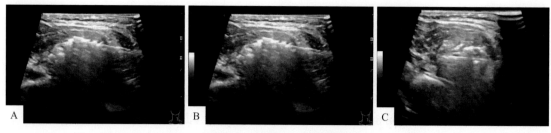

图 6-36　病例 1，消融过程

A.使用移动消融法对结节进行消融；B.依次对消融后结节的邻近浅层部分进行消融；C.另一切面，由深层至浅层向上进行消融，直至整个结节消融完全。

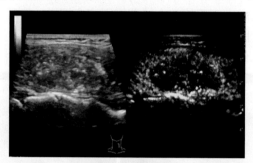

图 6-37　病例 1，消融后即刻超声造影

无造影剂灌注，提示结节消融完全。

点评： 此患者为甲状腺左叶实性良性结节，术前 CDFI 提示结节血供丰富。结节靠近颈动脉及喉返神经，术前在甲状腺周围注射隔离液，形成隔离带，保护周边重要组织结构。术中采用由深到浅、由点及面、由面到体的消融顺序。

病例 2　患者，女，25 岁。行超声引导下甲状腺右叶囊性为主混合性结节 MWA。

消融前结节 FNA：滤泡上皮细胞及散在间质纤维组织，考虑良性病变伴囊性变（Bethesda Ⅱ级）。

消融前超声扫查：甲状腺右叶一大小约 35mm×15mm×23mm 结节（图 6-38A、图 6-38B）；CDFI 示结节内有血流信号（图 6-38C）；CEUS 示结节实性部分内造影剂灌注（图 6-39）。

消融时，抽出结节内液体（图 6-40A）；结节外形塌缩（图 6-40B）。使用移动消融法，先对结节深层实性部分进行消融，以防止出血（图 6-41A），然后再消融囊腔内部分（图 6-41B），消融完成后结节呈整体强回声覆盖（图 6-41C）。

消融后即刻 CEUS 示结节呈整体无灌注（图 6-42）。

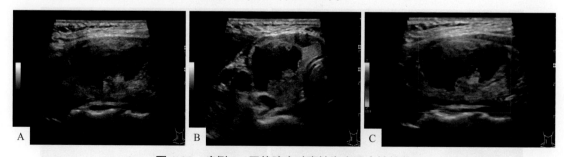

图 6-38　病例 2，甲状腺右叶囊性为主混合性结节

A.超声纵切面扫查；B.超声横切面扫查；C.甲状腺结节周边及实性部分少许稀疏血流信号。

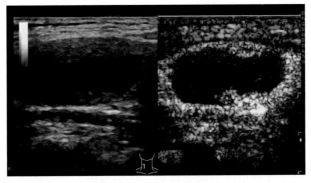

图 6-39 病例 2，甲状腺结节消融前超声造影

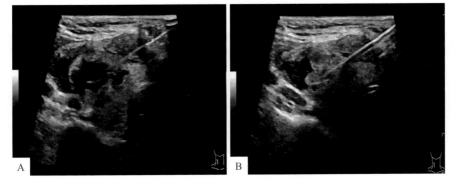

图 6-40 病例 2，抽出囊内液体

A.将配9号针头注射器穿刺入结节囊性成分内，抽出结节内液体；B.将结节内大部分液体抽出，结节外形塌缩。

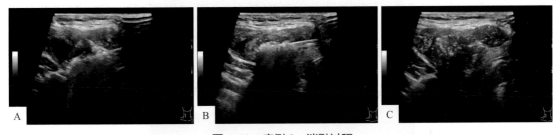

图 6-41 病例 2，消融过程

A.使用"移动消融法"对结节进行消融，先对结节深层实性部分进行消融；B.对囊腔部分进行消融；C.消融完成后结节呈整体强回声覆盖。

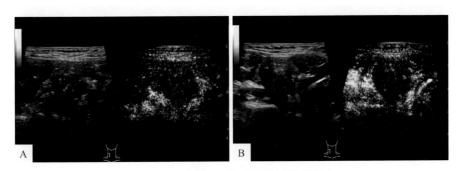

图 6-42 病例 2，消融后即刻超声造影

A.超声纵切面扫查；B.超声横切面扫查；结节呈整体无灌注，提示结节热消融完全。

点评： 本例为甲状腺右叶囊性为主混合性结节患者，结节超声影像学提示良性且经FNA证实。术前在甲状腺周围注射隔离液，以保护周边重要组织结构免受热损伤。将经皮穿刺针接注射器穿刺入结节囊性成分内，抽出结节内大部分液体，结节外形塌缩、体积缩小。术中采用先消融深部实性部分，再消融缩小的囊腔及囊壁，直至整个结节完全消融。

病例3 患者，男，54岁。行超声引导下甲状腺左叶囊性结节MWA。

消融前超声扫查：甲状腺左叶一结节，大小约35mm×17mm×32mm，结节边界清、壁薄（图6-43A、图6-43B）；CDFI示无明显血流信号（图6-43C）；CEUS示结节内无造影剂灌注（图6-44）。

消融时，在甲状腺左叶周边注射隔离液后，将结节内大部分液体抽出（图6-45）；将消融针穿刺进入囊腔，对结节囊壁各个方向进行消融（图6-46）。

消融后即刻CEUS示结节呈整体无灌注（图6-47）。

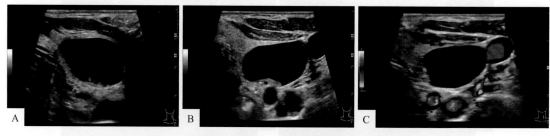

图6-43 病例3，消融前超声扫查

A.纵切面；B.横切面；C.彩色多普勒血流成像未见明显血流信号。

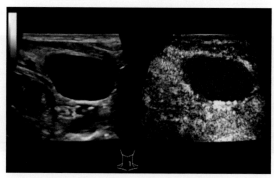

图6-44 病例3，消融前超声造影

结节内未见造影剂灌注。

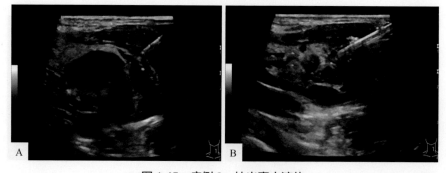

图6-45 病例3，抽出囊内液体

A.将配9号针头注射器穿刺入结节囊性成分内，抽出结节内液体；B.结节内大部分液体抽出后，结节外形塌缩。

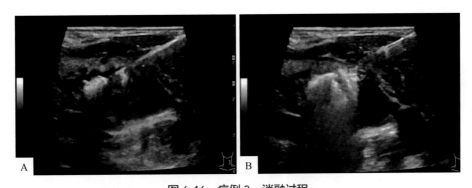

图 6-46 病例 3，消融过程

A.将消融针穿刺进入囊腔，使用移动消融法；B.对结节囊壁各个方向进行消融。

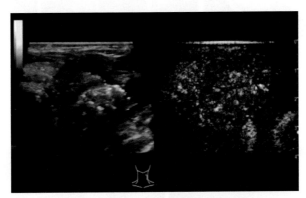

图 6-47 病例 3，消融后即刻超声造影

结节呈整体无灌注，提示结节热消融完全。

点评： 本例为甲状腺左叶囊性结节患者，术前超声影像学及 FNA 提示良性结节。消融前先在甲状腺周围注射隔离液，以保护周边重要组织结构，然后用经皮穿刺针接注射器穿刺入囊性结节，将结节内大部分液体抽出，留少量液体不抽出，防止结节"丢失"；液体抽出后结节塌缩，然后将消融针穿刺入囊腔，采用由深到浅、由点及面、由面到体的消融顺序，将囊壁各个面完全消融，囊内残留的少量液体在消融时沸腾，也有利于囊壁的彻底消融，消融结束后再将残留的液体完全抽出。

病例 4 患者，女，60 岁。行超声引导下甲状腺双侧叶良性结节 MWA。

消融前结节针穿活检（CNB）结果：滤泡上皮细胞及散在组织细胞，考虑良性病变伴囊性变。

消融前甲状腺 CT：甲状腺双侧叶增大，其内见多发结节灶（图 6-48）。消融前超声扫查：甲状腺双侧叶探及多个结节回声，左叶大者约 41.5mm×31.0mm×25.1mm，右叶大者约 35.1mm×22.8mm×22.6mm，形态规则，边界清晰，内回声不均（图 6-49A、图 6-49B）；CDFI 示血流信号（图 6-49C、图 6-49D）；CEUS 示结节内造影剂灌注呈环状高增强（图 6-50）。

消融前制定消融方案，尽管甲状腺双侧叶结节较大、多发，但颈部 CT 显示气管无明显狭窄，可行双侧叶结节完全消融。消融时分别在甲状腺左叶、右叶周边注射隔离液（图 6-51）；分别对甲状腺左叶结节及右叶结节进行"移动式"MWA（图 6-52）；一次性将双侧叶结节完全消融，共消融结节 7 枚。

消融后术后 CEUS 示消融后甲状腺结节均呈无增强（图 6-53）。

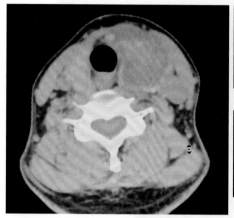

图 6-48　病例 4，消融术前甲状腺 CT

甲状腺双侧叶增大，其内多发结节灶。

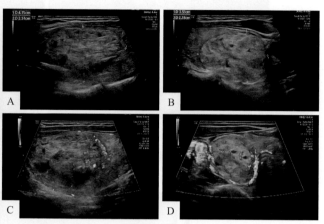

图 6-49　病例 4，消融前超声扫查

A. 左叶大结节纵切面扫查；B. 右叶大结节纵切面扫查；C. 彩色多普勒血流成像示左叶结节内部及周边可见血流信号；D. 彩色多普勒血流成像示右叶结节内部及周边可见血流信号。

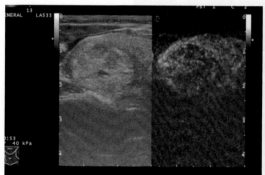

图 6-50　病例 4，消融前超声造影

结节内见造影剂灌注呈环状高增强。

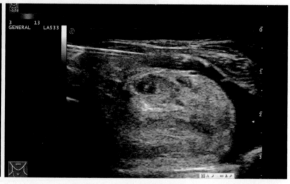

图 6-51　病例 4，分别在甲状腺左叶、右叶周边注射隔离液

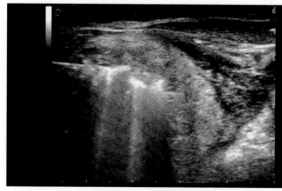

图 6-52　病例 4，分别对甲状腺左叶结节及右叶结节进行移动消融

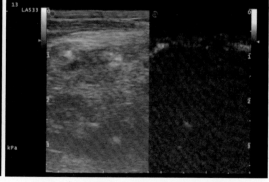

图 6-53　病例 4，消融后即刻超声造影

甲状腺结节均呈无增强。

点评： 本例为甲状腺双侧叶实性为主混合性结节患者，结节超声影像学提示良性且经 CNB 证实。左叶较大结节以实性成分为主，结节周边可见环状血流信号，消融前未对周边血流进行阻断，而是将消融针在结节内进行多点、多面逐层消融，点点成面、面面成体，使热量强回声完全覆盖整个结节。消融后 CEUS 显示结节内无造影剂填充，呈"黑洞征"，显示无瘤组织残留。双侧叶甲状腺结节完全消融，达到所有结节完全灭活的目的。

病例 5 患者，女，64 岁。行超声引导下甲状腺右叶良性结节 MWA。

消融前被消融结节 CNB 结果：结节性甲状腺肿，局灶间质纤维化及钙化。

消融前超声扫查：甲状腺左叶切除术后，右叶内探及多个低回声结节，大者约 47mm×30mm×22mm，形态规则，边界清晰（图 6-54A）；CDFI 示血流信号（图 6-54B）。

制定消融方案，以缓解压迫症状、保留有效甲状腺功能单元为主。先在甲状腺右叶周边注射液体隔离带（图 6-55），由于患者有手术切除病史，甲状腺右叶前间隙粘连明显，不能很好分离。将经皮穿刺针穿刺到甲状腺后间隙注射生理盐水，将甲状腺后间隙及侧间隙尽量分离；在超声引导下将微波针穿刺入甲状腺右叶结节深部（图 6-56A）；对甲状腺右叶结节进行移动消融（图 6-56B）。

消融后 CEUS 示消融后甲状腺右叶结节呈无增强（图 6-57）。

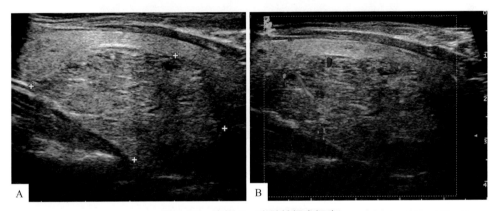

图 6-54　病例 5，消融前超声扫查
A. 纵切面扫查见甲状腺右叶多发结节；B. 超声彩色多普勒示右叶结节内可见丰富血流信号。

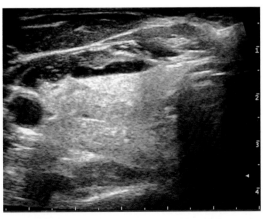

图 6-55　病例 5，消融前在甲状腺右叶周边注射液体隔离带，前间隙不能很好分离

113

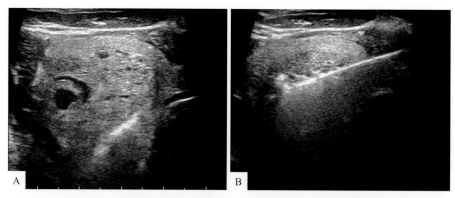

图 6-56　病例 5，将微波针穿刺入甲状腺右叶结节深部，对结节进行逐层移动消融

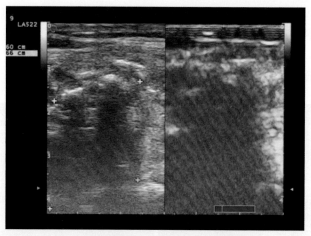

图 6-57　病例 5，消融后即刻超声造影

消融后甲状腺右叶结节呈无增强。

点评：此患者甲状腺左叶全切术后，甲状腺右叶结节为良性肿瘤，因有手术史，消融过程中甲状腺右叶间隙不能很好打开，只能使组织形成水肿状态，增加甲状腺右叶与重要结构的距离，减轻热损伤，对甲状腺右叶结节进行移动消融，将能看到的结节消融完全，尽量减少正常甲状腺组织的热损伤。术后复查甲状腺功能在正常范围。

（王淑荣　刘　影　刘莉红）

第七章

甲状腺微小乳头状癌热消融治疗

第一节 适应证及禁忌证

一、适应证

2018 年 6 月中国医师协会超声医师分会推出了《甲状腺微小乳头状癌热消融诊疗指征专家共识》[1]，专家共识的推荐意见采用目前常用的推荐分级系统（表 7-1）。

表 7-1 推荐意见的证据级别及推荐强度

推荐级别	推荐强度
A	强烈推荐。循证证据肯定，能够改善预后，利大于弊
B	循证证据良好，能够改善预后，利大于弊
C	基于专家意见
D	基于专家意见
E	循证证据良好，不能改善预后或对于预后弊大于利
F	循证证据肯定，不能改善预后或对于预后弊大于利
I	不推荐或不作为常规推荐。推荐或反对的循证证据不足、缺乏或结果矛盾，利弊无法评估

（1）超声提示单发可疑甲状腺微小乳头状癌（PTMC）结节，最大径 ≤ 1cm；推荐级别：B。

（2）结节内部无粗大钙化；肿瘤未侵犯甲状腺被膜；推荐级别：B。

（3）无淋巴结或远处转移证据；推荐级别：B。

（4）无甲状腺癌家族史，无青少年或童年时期颈部放射暴露史；推荐级别：C。

（5）患者自身条件不能耐受外科手术治疗或患者拒绝外科手术治疗；推荐级别：C。

（6）患者思想顾虑过重影响正常生活且拒绝临床观察，坚决要求微创介入治疗；推荐级别：C。

（7）PTMC 外科手术、^{131}I 及促甲状腺激素（TSH）抑制治疗后，出现颈部淋巴结转移，外科手术风险较高或患者拒绝手术（单区淋巴结数目 < 4 枚）；推荐级别：B。

（8）多灶性甲状腺癌；推荐级别：I。

二、禁忌证

（1）首诊发现颈部淋巴结转移或远处转移；推荐级别：B。

（2）严重出血倾向的凝血功能障碍或正在服用抗凝药物；推荐级别：C。

（3）严重心肺疾病，肝功能、肾功能衰竭；推荐级别：C。

（4）意识障碍或颈部伸展障碍不能耐受热消融治疗；推荐级别：C。

（5）甲状腺微小癌内存在粗大钙化灶；推荐级别：C。

（6）穿刺活检显示非乳头状癌或乳头状癌与甲状腺其他类型恶性肿瘤并存，如甲状腺髓样癌（MTC）；推荐级别：B。

（7）妊娠；推荐级别：I。

（8）侵袭性组织病理学 PTMC 患者（如高细胞、岛状细胞、柱状细胞癌）；推荐级别：C。

（9）心脏起搏器或体内有金属支架等植入物，行双极射频消融（RFA）；推荐级别：I。

三、注意事项

1. 被膜侵犯 很多可疑甲状腺癌的结节都是位于甲状腺边缘，需确认紧邻被膜是否可确认为侵犯被膜。目前的超声仪器分辨率有了极大的提高，尤其是高频超声。超声检查时可以较为清晰地显示肿物与包膜的关系，虽然肿物紧邻被膜但多切面扫查均能显示清晰的被膜回声，肿物处甲状腺被膜回声与其他处被膜回声一致，则为适应证。若可在一个或多个切面显示被膜回声模糊，考虑被膜侵犯的可能性大。此应列为相对禁忌证。另外，若因肿物距皮肤较近，被膜显示欠清时，可在病理穿刺时注射少许隔离液至被膜与前方的甲状腺舌骨肌之间（图 7-1），如果甲状腺前被膜与颈前肌群完全分离，说明甲状腺前被膜无侵犯；此外，在隔离液的衬托下加大了被膜与皮肤的距离会使图像清晰度大大提高。

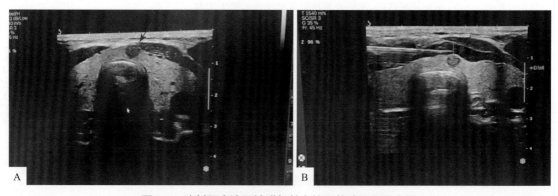

图 7-1 注射隔离液至被膜与前方的甲状腺舌骨肌之间

A. 注射隔离液前；B. 注射隔离液后，在隔离液的衬托下肿物靠近前被膜的边缘显示清晰（箭头所示为肿物前缘）。

2. 淋巴结转移 淋巴结是否转移首选超声检查。若发现可疑淋巴结转移，共识中推荐对可疑淋巴结细胞学标本洗脱液中甲状腺球蛋白（Tg）进行测定，辅助 FNA 诊断和风险分层是超声检查无淋巴结转移的证据。共识中也提到了转移淋巴结的主要特征，包括淋巴结内部出现微钙化、囊性变、高回声、周边血流，以及淋巴结呈圆形、边界不规则或模糊、内部回声不均、淋巴结门消失或皮髓质分界不清。但对于中央区淋巴结，很多文献报道了超声的漏诊率较高。例如：Lim 等纳入 86 例单发颈部淋巴结阴性的 PTMC 患者，探讨 PTMC 中央区淋巴结转移情况。该研究中患者均行手术治疗，术后病理发现其中发生颈部中央区淋巴结转移的患者高达31%。为尽量避免中央区淋巴结的漏诊，除要了解转移淋巴结的特征外，患者颈部的体位也很重要。建议检查中央区淋巴结时，患者头尽量后仰，充分暴露颈Ⅵ区的淋巴结（图7-2）。

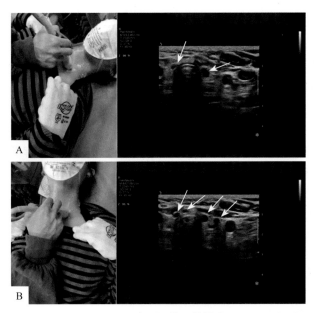

图7-2　颈Ⅵ区淋巴结检查

A.常规体位下检查颈Ⅵ区淋巴结；B.头尽量后仰下检查颈Ⅵ区淋巴结，暴露的淋巴结（箭头）（数量）明显较常规体位下增多。

3. **抗凝药**　目前常用的抗凝药主要有阿司匹林、华法林。但需要注意很多患者长期服用中药，如内含红花、丹参等。对于使用活血中药的患者，建议在停药1周后进行手术，避免出血并发症的发生。

4. **妊娠**　建议待患者生产后再行手术为佳。

5. **甲亢危象**　共识中未提及近期甲亢的情况，对于这类患者建议先转内分泌科调整甲状腺功能，待甲状腺功能恢复正常再择期手术，规避甲亢危象的发生。

（丛志斌　王淑荣）

参考文献

[1]　中国医师协会超声医师分会.甲状腺微小乳头状癌热消融诊疗指征专家共识.中华医学超声杂志（电子版），2019, 16(8): 571-574.

第二节　术前管理

一、术前评估

PTMC热消融术前，应进行术前评估，包括肿物及患者自身状态。

（一）评估结节的状态

常规超声检查可证实甲状腺结节存在与否，如有则需确定结节的位置、大小、体积、数目、回声、是否含液性成分、形状、边界、包膜、是否有钙化、结节的血供及结节与周围组织器官的关系。同时评估颈部及锁骨上窝有无异常淋巴结，如有，则评价淋巴结所在区域、大小、形态、血流等。

通过常规超声检查，术者可以明确肿物是否适合行甲状腺热消融术，能否一次性完全灭活；确定消融时进针的位置、方向；消融的层次；需要注射隔离液的部位；同时判断消融的可能的风险及并发症等。对于肿物内及其周边血供的评估，可选择 CEUS（推荐级别：A）。CEUS 可实时观察病灶和邻近组织的血流灌注状态，辅助指导结节穿刺，并可评估消融前后病灶的微血流灌注状态。对于出血囊性变后囊液吸收结节和恶性结节有鉴别诊断价值。甲状腺良性增生结节在出血囊性变后，囊液缓慢吸收，并可出现钙化、边界不清、低回声等恶性超声征象，CEUS 多表现为结节内部无增强或少许条索状等增强，有助于诊断和鉴别诊断。热消融术前，应用 CEUS 可评估肿物及周边血流情况。

（二）评价患者的心理状态

通过检查期间与患者的交流能够对患者心理状态有所了解。

（三）辅助检查

通过心电图、实验室检查及 CT 等评价患者的心、肺功能，凝血功能、肝功能、肾功能、甲状腺功能及有无远处转移等。

如有糖尿病、高血压等需术前测量血压、检测血糖。对于收缩压大于 180mmHg 或空腹血糖大于 9mmol/L 的患者建议先经相关科室降低血压、血糖，待相关指标下降，如空腹血糖小于 8mmol/L，收缩压小于 160mmHg 后再行消融术。

（四）评价双侧声带、喉返神经功能状态

甲状腺位于喉室腔下方，故在超声检查甲状腺完毕后即向上检查双侧声带，尤其对声音嘶哑的患者要尤为注意。超声可以较好地显示声带、室带等（图 7-3），尤其通过让患者发"i"时，可观察双侧声带的动态图像。双侧喉返神经正常时，双侧声带同时运动，靠向中间对拢。如一侧喉返神经异常，可见异常侧声带运动明显减弱或静止，仅对侧声带向中间运动靠拢。如考虑一侧喉返神经异常，建议患者行喉镜检查。对于已有喉返神经损伤的患者应慎重行消融术。

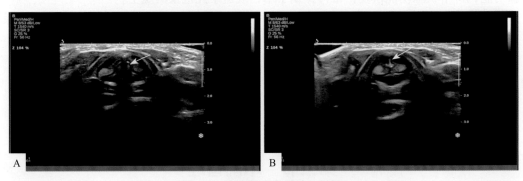

图 7-3 喉室腔声带开放、关闭

A.声带（箭头）开放，双侧声带同时打开，呈细线样略强回声；B.声带关闭，双侧声带在中线处汇聚呈"1"字形，为声带关闭线（箭头）。

二、术前准备

（一）询问病史，签署知情同意书

患者签署知情同意书之前，术者或助手需详细向其讲述治疗方法、过程及可能出现的并发症。超声引导下甲状腺热消融手术操作简便、耗时短、损伤小，多数医院属日间手术，在门诊手术室进行即可。为最大限度保证患者安全，术前要详细询问患者的病史。

（二）检查消融仪器、测试针具

以微波消融（MWA）设备为例：微波频率 2 450MHz，输出功率范围 10 ～ 150W，且输出功率连续可调，消融针采用外径 16G 防粘连微波发射天线。术前连接好电源线，主传输电缆接至微波输出口，连接微波针及出水管、进水管，检查出水管、进水管管路是否通畅。开机，根据需要调节微波输出功率（甲状腺癌常用治疗功率范围为 30 ～ 35W），启动试针程序，试针 3 ～ 5 秒，针尖发热即可以复位。准备正式消融。

（三）其他设备

甲状腺热消融术除需要高分辨率的高档彩色多普勒超声诊断仪、微波或射频或激光治疗仪，还应配备多通道生理监护仪、氧气通道、急救车。急救车内备好常用的急救药，一旦术中出现异常可随时用药。应注意定期检查防止药品过期。

术中应监测心电、血压、血氧。部分患者在术中由于紧张、害怕等心率会加快，同时血压升高，故术中应监测心率、血压。

少部分患者会表现出呼吸困难，此时可给予低流量氧气吸氧，保证呼吸顺畅。

（四）术前用药

术前建立静脉通路，随生理盐水静脉滴注蛇毒血凝酶。

三、治疗计划

超声检查结束后，需制定治疗计划。

（一）确定进针位置

1. 根据肿物在甲状腺的位置确定进针点、进针方向　图 7-4 为右叶甲状腺中下极的横断面，将右叶甲状腺用蓝色线条分出 4 个区域，用数字标出 5 个部分。右叶甲状腺横断面图片的上方代表前，下方代表后。图片的左侧为外，图片的右侧代表内。从图中可以看到结节位于右叶甲状腺的前外侧区域（1）与后外侧区域（3）交界处。对于不同区域的肿物，应确保安全的扩大消融以彻底灭活甲状腺内的癌灶。对于 1 区、3 区的肿物建议进针

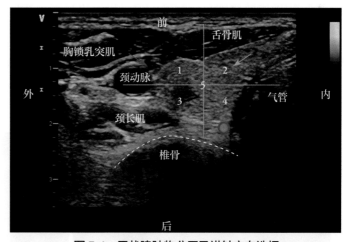

图 7-4　甲状腺肿物分区及进针方向选择

1 代表右叶甲状腺的前外侧区域，该区域的肿物距前被膜、颈动脉近；2 代表右叶甲状腺的前内侧区域，该区域的肿物距前被膜、气管近；3 代表右叶甲状腺的后外侧区域，该区域的肿物距后被膜、颈动脉及颈长肌近；4 代表右叶甲状腺的后内侧区域，该区域的肿物距后被膜、气管及喉返神经近，紫色圆圈代表喉返神经大概位置；5 代表右叶甲状腺中间区域。

点选在颈侧区，从外前向后内方向进针，也就是红色箭头方向，消融时有较大的前伸空间而又不伤及周边颈动脉及肌肉等；对于2区、4区的肿物建议进针点选在颈前，从内前向后外进针，也就是绿色箭头的方向，避免热损伤气管或喉返神经；当然所有甲状腺周边肿物需配合注射隔离液；5区的肿物两个方向进针均可。

2. 根据甲状腺前方的肌肉内血供情况选取进针点 在选取进针点时还需要规避胸锁乳突肌内粗大的血管。如1区或3区的肿物建议从外向内进针，确定方向后需启用彩色血流多普勒，如在确定的切面内可以见到胸锁乳突肌内有粗大的血管（图7-5），可以将进针点位置上调或下调，避开粗大血管，避免胸锁乳突肌内出血。

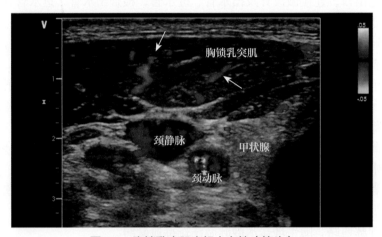

图7-5 胸锁乳突肌内粗大血管（箭头）

3. 根据甲状腺前方浅静脉的情况选取进针点 在做常规甲状腺超声检查时，经常可以发现甲状腺前方有粗大的浅静脉，对于2区及4区的肿物如果选择从内向外进针，确定进针点前需仔细检查甲状腺前方有无粗大的浅静脉。如果发现有，则调节进针点位置避开粗大的浅静脉。检查的技巧是将探头轻放于患者的颈前部，上下系列扫查寻找粗大的浅静脉。如果将探头加压会使浅静脉被压瘪，则不能探及（图7-6）。

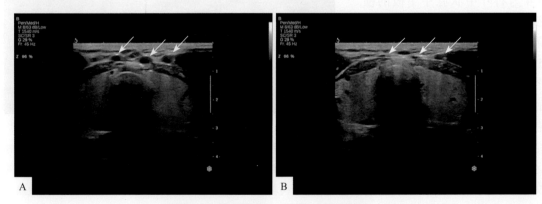

图7-6 甲状腺前方颈部粗大的浅静脉

A.手持探头轻放于颈部，颈部粗大的浅静脉（箭头）显示清晰；B.手持探头略带压力置于颈部，浅静脉（箭头）被压瘪，显示欠清晰。

（二）确定注射隔离液的位置

通过超声检查确定进针点后就要确定注射隔离液的位置。在早期进行甲状腺肿物热消融术时基本在甲状腺的前、外、后注射隔离液，而且注射量较大，一般最少20ml。隔离液可用生理盐水，也可将5ml利多卡因和15ml生理盐水混合。但如果隔离液注射量大使患者术后可能发生恶心、呕吐，考虑为刺激了交感神经节所致。随着技术的熟练，隔离液可仅注射在肿物与甲状腺被膜距离最近的区域的外缘。图7-7为将隔离液注射在右叶甲状腺的外后方，前方仅在被膜下注射少许麻醉药即可。

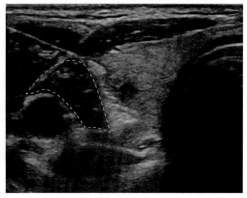

图7-7 在甲状腺外侧间隙注射隔离液

蓝色虚线部分为隔离液。

（三）确定消融的层数

对于良性结节消融目前使用的最多的是连续移动消融法。对于PTMC，建议使用固定分层扩大消融法。无论良性结节还是恶性结节，消融的原则都是由下向上、由内向外、由前向后。固定是指消融针进入肿物内不动，停留至少30秒。分层是指根据肿物的形状、体积对肿物分不同的超声切面进行消融。要想在消融中能够很好地分层，就必须了解消融针进入肿物消融的范围。对于PTMC目前常用的微波消融针一般为16G 3mm（图7-8）。在活体内由于受血流的影响，消融灶略大。

例如：1个大小为0.6cm×0.5cm×0.7cm的甲状腺中部结节，应从肿物的最下方边缘开始消融。上下径0.6cm，也就是从上下径方面考虑需要在能够显示肿物的两个超声切面进行固定消融；前后径0.7cm，也就是每个消融切面至少消融两针。总共至少4针。每针最少停留40秒，整体消融时间160秒（图7-9）。对于靠近前被膜的肿物建议可在前被膜处增加1针，停留时间不低于20秒，阻断恶性细胞经被膜转移的途径。

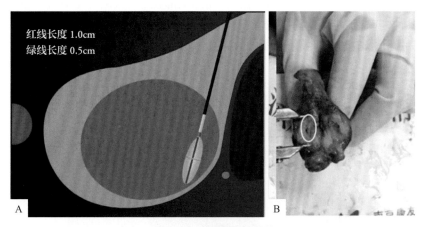

图7-8 甲状腺结节消融

A.微波消融模式图：消融灶的形状为椭球状或泪滴状，消融范围是沿针杆方向长约1cm（红线），中心部垂直于针杆方向为0.5cm（绿线）；B.体外消融牛甲状腺后甲状腺内的改变，白色圆圈为消融范围。

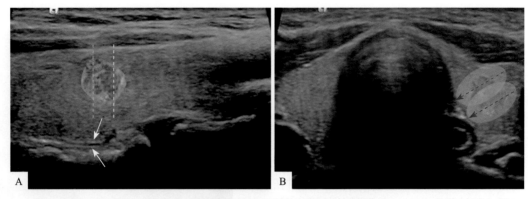

图 7-9　甲状腺中部肿物固定分层扩大消融模式

A. 肿物（大小 0.6cm×0.5cm×0.7cm）的纵切面，从上下径方面考虑肿物将在两个超声切面进行固定消融，绿色虚线代表上部的超声切面，黄色虚线代表下部的超声切面；B. 肿物的横切面，此切面相当于图 A 中的黄色切面，在此切面将用两个层面消融。第一针的层面相当于棕色箭头所示层面，从肿物的后下缘开始消融，透明的淡蓝色部分相当于消融的范围。红色箭头层面代表第二层面，两层面的消融范围累加并扩大覆盖肿物。

（丛志斌　王淑荣）

第三节　操作方法及技术要点

一、患者体位、医生站位

患者取仰卧位充分暴露颈部，适当垫高肩部使颈部后仰。术者可位于患者头顶部上方，也可位于患者侧方。

二、消毒、铺巾

消毒同甲状腺外科手术。铺巾时如将患者面部全部盖上，头面部给氧气面罩，会使患者过度紧张、恐惧，术中血压增高的患者较多；如在肩颈部铺一单，在头上铺一单，暴露患者的面部及颈部（图 7-10），术中血压增高的患者可明显减少，但不便于术者在患者头顶上方进行手术。

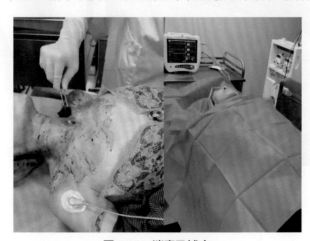

图 7-10　消毒及铺巾

三、超声引导下局部麻醉及注射隔离液

（一）局部麻醉

局部麻醉可以使用 2% 利多卡因或 1% 利多卡因。局部麻醉注意：①针进入皮下后即开始边前行边注射利多卡因至甲状腺前表面；②局麻药主要注射至甲状腺真假被膜之间，甲状腺表面有丰富的血管和神经末梢，麻醉效果最佳（图 7-11）。

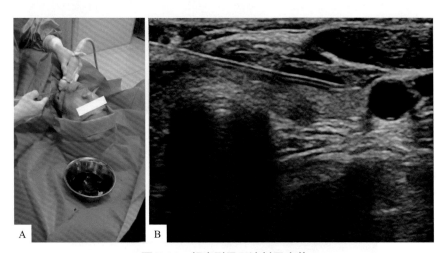

图 7-11 超声引导下注射局麻药

A.超声引导下注射局麻药；B.局麻药注射至甲状腺真假被膜之间。

（二）注射隔离液

注射隔离液是甲状腺消融手术的重要保障措施之一。甲状腺周边有重要的组织，紧邻气管、食管、喉返神经、喉上神经、颈动脉、迷走神经（迷走神经变异时），对于甲状腺边缘的肿物在进行热消融手术时可能伤及这些重要的组织器官，故需注射隔离液保护甲状腺周边组织。

1. 甲状腺注射隔离液的解剖学基础 隔离液需注射至甲状腺与周边组织的间隙内，根据甲状腺的解剖位置，可将甲状腺周边组织间隙分为 6 个（图 7-12）：①甲状腺前间隙，即甲状腺前被膜与颈前肌群（包括胸骨甲状肌、甲状舌骨肌）之间的间隙；②甲状腺后间隙，即甲状腺后被膜与颈长肌或椎体之间；③甲状腺外侧间隙，即甲状腺外侧被膜与颈总动脉之间；④甲状腺内侧间隙，即甲状腺内侧被膜与气管之间的间隙；⑤甲状腺峡部间隙，即峡部后被膜与气管之间的间隙；⑥甲状腺后内侧间隙，即甲状腺后内侧被膜与食管和喉返神经之间的间隙。

2. 隔离液的声像图表现 隔离液区域形状受正常潜在解剖间隙的自然形状影响，可以没有规则形态。隔离液呈无回声区带（图 7-13）。如注射隔离液时穿刺针造成出血，则隔离液区域透声性减低，可见细密的点状回声；当液体被注入疏松的结缔组织或肌肉内时，显示为局部水肿状态。

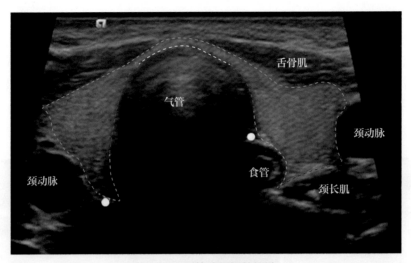

图7-12　甲状腺周围的间隙

虚线代表甲状腺周围的各间隙，白色圈代表喉返神经的位置。蓝色虚线代表前间隙；深黄色虚线代表甲状腺外侧间隙；绿色虚线代表甲状腺后内侧间隙；粉紫色虚线代表甲状腺内侧间隙；浅黄色虚线代表甲状腺峡部间隙；红色虚线代表甲状腺后侧间隙。

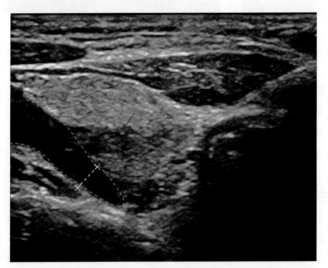

图7-13　隔离液的声像图表现

蓝色虚线部分为注射的隔离液，隔离液呈无回声；红色箭头所示为肿物。

甲状腺前间隙隔离后，甲状腺以向深部移位为主，舌骨肌群可向浅表隆起，甲状腺近前被膜的肿物及其边界会显示得更为清晰；甲状腺外侧间隙隔离后，以颈总动脉向外侧移动为主；甲状腺后间隙隔离后，甲状腺以向前方或前外侧移动为主，食管向后内侧移位。对于甲状腺后内侧间隙的隔离液，穿刺针可以从外侧间隙至后侧间隙再至后内侧间隙分离甲状腺与气管、食管和喉返神经，或经内侧间隙至后内侧间隙；也可以经甲状腺直接至后内侧间隙注射隔离液。甲状腺峡部间隙注射隔离液可以选择从左前向右后方向进针，也可以从右前向左右进针，注射隔离液后气管向后方移位（图7-14）。

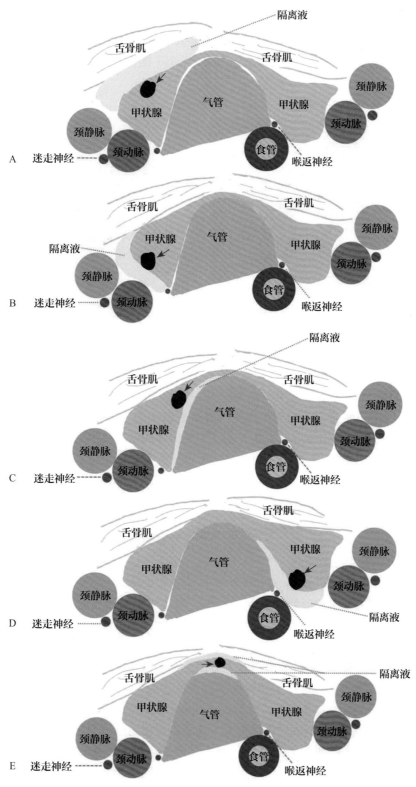

图 7-14　隔离液模式图

分别为位于甲状腺前间隙（A）、外侧间隙（B）、内侧间隙（C）、后内侧间隙（D）及峡部间隙（E）的隔离液模式图。红色箭头所示为肿物位置。

（三）技术要点

1. 破皮　RFA 和 LA 由于针尖较锐利，不需要破皮。MWA 需要先破皮，建议用 50ml 斜面针头破皮，这样与用手术刀破皮相比，创面更小（图 7-15），术后第 2 日大部分就已经看不出痕迹。

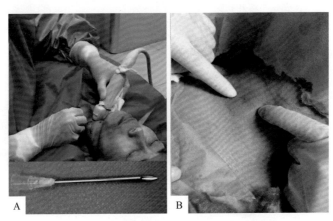

图 7-15　消融前破皮及术后即刻皮肤表现

A.50ml 注射器针头破皮；B. 术后即刻"瘢痕"显示为红点。

2. 消融过程　超声引导下将消融针刺入甲状腺结节内预定部位，建议对 PTMC 的消融输出功率较良性结节略高。以 MWA 为例，建议输出功率 30～35W，连续模式，针尖尽可能穿出肿物。消融时间依据结节的大小、消融中热传递的情况决定。固定分层消融建议每层每个平面一般不少于 40s/ 针。消融全程须在超声连续监视下进行，注意有无出血等，当强回声气化区域的范围完全覆盖整个肿物，并超过肿物边缘 5mm 时停止消融。

对于甲状腺中部肿物，无论从前外向后内侧进针，还是由前内向后外侧进针，都有充分的施展空间，使肿物充分扩大消融。但需要注意：①在消融过程中，探头要以消融切面为轴心，对肿物进行快速的扇形扫查，观察肿物内部情况及甲状腺周边情况；②在消融时也需要对不同位置的肿物有相应的技巧。

以 1 个 0.6cm×0.5cm×0.7cm 的甲状腺微小癌病灶为例。

（1）根据肿物的大小将肿物分出两个层面。每个层面最少布两针，消融的顺序是从后向前，从下向上或从内向外。对于靠近颈动脉即甲状腺外侧被膜的肿物，建议在注射满意的隔离液后从前外向后内方向进针，针进入的第一层面是肿物的最下层面的外后缘，这一针消融停止后基本上也就相当于将肿物的下缘、外侧缘及后缘均进行了扩大消融。

（2）第一针消融结束后将针撤回肿物的前外侧边缘，微调针尖位置，针尖指向肿物在此层面的中部，进入肿物内进行第二针消融，同样此层面消融时间不低于 40 秒，此时经过两针消融这一层已经能够完全被气化灶覆盖（如超声观察消融范围不满意可再加针）。

（3）将探头调整至肿物的另一层面。对于靠近颈动脉的肿物，除在甲状腺外侧间隙注射隔离液外，持针消融时，手的力度尽量以向后内侧方向推压，使消融时的肿物离颈动脉更远（图 7-16）；如果肿物靠近前被膜，此区域肿物仅需在前间隙注射隔离液。

3. 消融注意事项

（1）消融时手持针柄拖动肿物向后方略用力，使肿物与舌骨肌群的距离加大（图

7-17）；另外在整体消融停止前建议布一针。

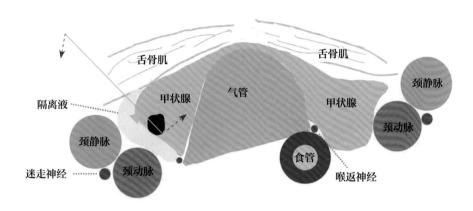

图 7-16 靠近外侧被膜肿物消融技巧模式图

绿色长箭头代表消融针，针尖应穿出肿物，进针的最佳方向是从前外向后内。红色虚线代表用力方向，虚线箭头代表术者手持消融针进入肿物消融时，术者持针手尽量向后内侧方向推压用力，在杠杆原理的作用下使针尖拎提肿物向前内方向移位，使消融时的肿物离颈动脉更远。

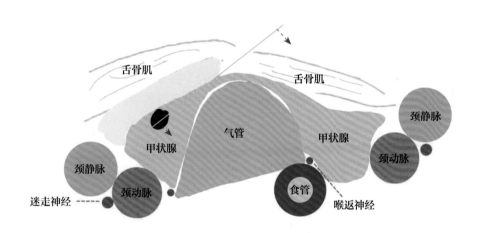

图 7-17 靠近前被膜肿物消融技巧模式图

绿色长箭头代表消融针，针尖应穿出肿物，进针的最佳方向是从内前向后外。红色虚线代表用力方向，消融时术者持针手的力度尽量以向后侧方向拖动肿物向后方移位，使肿物与舌骨肌群的距离加大。

（2）对于最靠近肿物的前被膜，可将消融时间略缩短。如果患者较瘦，肿物距皮肤较近，除注射隔离液外，消融时嘱助手向消融区皮肤滴冰盐水，避免皮肤烫伤。对于靠近后被膜的肿物，在后间隙注射隔离液后的第一针消融从肿物下后缘开始，消融时适度用力将已进入肿物的消融针连带肿物向前方提起，有如"端着肿物"，可以避免伤及甲状腺后方组织（图7-18）。此方法同时适用于靠近峡部间隙肿物。当然对于峡部肿物，甲状腺前间隙及峡部间隙均需要注射隔离液。对于靠近气管的肿物，应从前内向后外侧方向进针。在内侧间隙即气管旁注射隔离液后，将第一针布于肿物的内侧面。

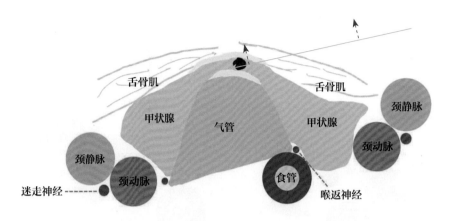

图 7-18　靠近峡部后间隙肿物消融技巧模式图

绿色长箭头代表消融针。红色虚线代表用力的方向。

（3）首先消融最靠近气管的部分。因为此时隔离液刚刚注射好，还没有吸收，这个位置是最危险的地方，如有隔离液的保护，气管受热损伤的可能性就大大降低。但是即使有隔离液的保护，还需要一些技巧。消融时第一针进入肿物后适度用力将已进入肿物的消融针连带肿物向外侧方向推，使肿物尽量离远离气管（图 7-19）。

（4）与靠近内侧间隙的肿物略有不同，对于靠近后内侧间隙的肿物除了需要适度用力将已进入肿物的消融针连带肿物向内侧方向推外，还需要针尖向前方挑起，手握针杆向后方压，如"杠杆撬石"（图 7-20）。对于多发肿物，建议先从位置更靠近内侧间隙或后内侧间隙的肿物开始消融，因为一旦消融开始，由于气化灶的干扰会导致图像质量下降，肿物的边界显示会较差，同时加大在后内侧间隙或内侧间隙注射隔离液的难度，消融的安全性、彻底性会下降。

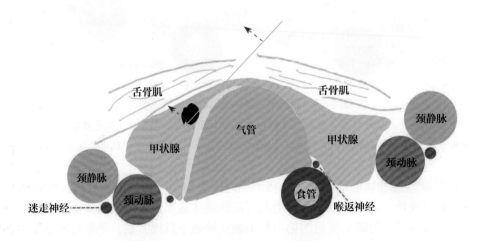

图 7-19　靠近内侧间隙肿物消融技巧模式图 1

绿色长箭头代表消融针，针尖应穿出肿物，进针的最佳方向是从内前向后外。红色虚线代表力的方向。

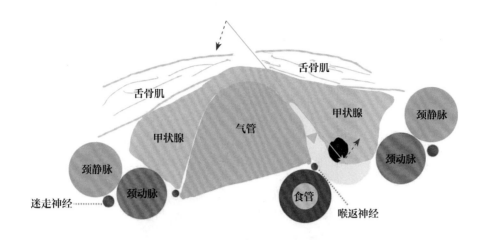

图 7-20　靠近内侧间隙肿物消融技巧模式图 2

绿色长箭头代表消融针，针尖应穿出肿物，进针的最佳方向是从内前向后外。红色虚线代表力的方向，消融时适度用力将已进入肿物内的针向外侧推拉，还需要针尖向前方挑起，手握着针杆向后反压，如"杠杆撬石"。使肿物远离食管、气管及喉返神经。

（5）由于 PTMC 内部间质纤维化程度不同，肿物的硬度不同。纤维化程度越重的肿物硬度越大（图 7-21）。

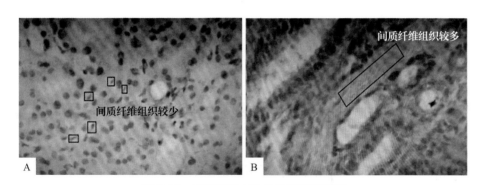

图 7-21　甲状腺微小乳头状癌肿物硬度

硬度不同的两个甲状腺微小乳头状癌的病理图片显示肿物内部间质纤维化程度不同（A、B）。

微波消融针的针尖锐利程度略差，对于硬度较大的肿物，穿刺进入肿物可能出现：①消融针达肿物边缘进入肿物时肿物移动。发生此种情况时建议降低消融功率至 10～15W，启动消融程序，将消融针针尖紧贴肿物边缘，先不用力，停留 10 秒左右，使肿物的边缘与针尖粘住，此时再向前进入肿物，肿物就不会发生移动了。进入肿物后再恢复功率至 30～35W。②消融针进入肿物内时由于用力过大，针尖穿出肿物过多，有可能伤及周边的重要结构。建议持针时用示指指尖顶住颈部皮肤（图 7-22），控制力道，避免此现象的发生。③对于多发肿物，如果一个肿物消融后图像质量降低过多，其他肿物显示欠清，建议先暂停几分钟，待气化干扰的现象减弱后再行下一个肿物的消融，避免影响疗效。

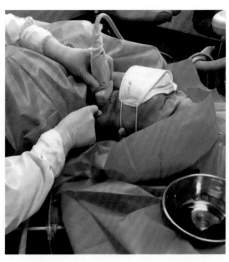

图7-22　避免针尖穿出肿物过多伤及周边的重要结构

进针时示指顶住颈部皮肤，控制力道，避免针尖穿出肿物过多，伤及周边的重要结构。

（丛志斌　王淑荣）

第四节　术后管理

一、术后即刻疗效评价

消融结束的标志：当强回声气化区域的范围完全覆盖整个肿物，并超过肿物边缘5mm时停止消融。停止消融后建议术者或助手在消融区按压5～10分钟，待气化现象对图像的干扰减轻后再行术后即刻评价。

（一）常规二维超声

虽然目前有很多超声新技术可以对术后即刻疗效进行评价，但常规二维超声还是最基本、最重要的评价方式。消融停止5～10分钟后，此时，尚能在消融区分辨出肿物的大体轮廓。

（二）彩色多普勒血流成像

一台好的超声仪器是甲状腺肿物消融术成功的要素之一。清晰的抗干扰能力和清晰的二维超声图像能够帮助术者在术前诊断肿物的性质方面更精确，还能够分辨更小的病灶。敏感的彩色血流可以更精确地判断肿物供血是否完全被破坏。消融结束后消融区血流信号完全消失。如果消融区还有血流信号，应再根据血流显示的部位进行补充消融。

（三）超声造影

彩色多普勒对低速细小血流的检测能力有限，也就是消融停止后，消融区如果没有彩色多普勒血流信号，不等于肿物的血供完全被阻断。

因CEUS能准确反映甲状腺结节微循环灌注状态，并与周围甲状腺组织形成明显对比，所以可以指导和判断病灶是否彻底消融及消融范围。建议在开展甲状腺热消融手术时最好配备CEUS软件。热消融治疗术前，应用CEUS可评估结节内部及周边血流情况；消融治疗中，可评估已消融范围和仍有血供、无血供、仍需治疗的区域；消融治疗后，可用于判断治疗效果、评估消融灶缩小率、观察有无残留或复发，消融完全的结节多呈无增强。甲状腺结节热消融治疗中、治疗后，应用CEUS可评估结节内血流状况、观察治疗所致的血流变化，评估热消融治疗效果；在专家共识中推荐级别为 A。

建议消融停止 5~10 分钟后，MWA 强回声气泡消失，二维图像明显改善后再进行 CEUS。二维图像效果差会影响 CEUS 的效果。肿瘤消融完全时，CEUS 显示消融病灶动脉期及实质相整体均无造影剂灌注，而表现为边界清晰的"黑洞征"（图 7-23）；肿瘤消融不完全时，CEUS 显示消融病灶边缘或内部仍有不规则的斑片状弱增强区，实质相时退出，此时需在此部位补充消融。

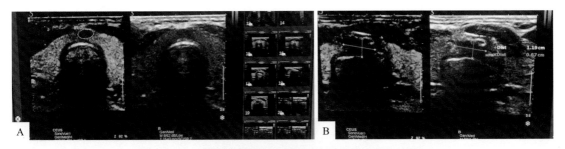

图 7-23　峡部甲状腺微小乳头状癌消融前后超声造影

A. 造影前，白色虚线部分为肿物；B. 造影后，消融区呈"黑洞征"。

二、术后常规处理

PTMC 术后一般不需要特殊处理，主要处理为冰敷、机械性压迫。冰敷可以缓解甲状腺周边的损伤，预防甲状腺出血。术后由术者或助手在穿刺部位按压 5 分钟以上，再次行超声检查观察病灶周边、甲状腺周边有无出血，嘱患者发"i"音，检查声带有无影响。在进针点处给予敷贴，嘱患者 48 小时后摘下，可以沾水。在患者颈部消融区给予冰袋加压，送入观察室继续监测 1~2 小时，生命体征平稳，无其他异常者可以离开医院。

由于热消融术使甲状腺内部分滤泡细胞破坏，滤泡内甲状腺激素释放入血，使患者体内甲状腺激素增高，促甲状腺激素（TSH）下降。术后第 2 日复查甲状腺功能，甲状腺功能如在正常范围，则嘱患者行激素抑制疗法。根据 TSH 水平，选择激素抑制治疗初始药物用量。

三、术后随访及疗效评估

（一）术后随访

术后第 1 年复查 5 次，复查时间段分别为术后 1 个月、3 个月、6 个月、9 个月、12 个月；术后第 2 年半年复查 1 次超声，每 3 个月复查 1 次甲状腺功能，如果需要调整左甲状腺素片（L-T$_4$）剂量，即需要调整剂量后 1 个月复查甲状腺功能。超声主要观察指标包括消融后肿物的吸收情况、甲状腺内部回声情况、甲状腺周边组织情况、淋巴结有无转移、远处有无转移及甲状腺内有无新发病灶等。甲状腺功能主要复查 TSH、游离 FT$_3$、游离 T$_4$、总 T$_3$、总 T$_4$、TgAb、抗 TPO-Ab。由于患者术后服用 L-T$_4$，故每半年复查 1 次肝功能。若发现有可疑新病灶或可疑转移淋巴结则要行细针抽吸活检明确性质。每年复查 1 次肺 CT。

（二）疗效评估

术后疗效评估指标包括：①消融后病灶大小、体积；②甲状腺内部回声均匀 / 不均匀；③ CEUS 观察消融区坏死程度、范围；④甲状腺内新发病灶有 / 无，新发病灶的位置、大小、体积、数目、回声、结节的形状、边界、包膜、是否有钙化、结节血供及结节与周围组织器官的关系；⑤可疑淋巴结有 / 无。

消融后的甲状腺病灶区多呈不均匀低回声，并可见针道强回声，形态可规整或欠规整，但边界清晰。对于术前结节内含强回声点或回声团者强回声的部分吸收最晚，部分强回声的钙化灶不消失。多数情况下 CDFI 示消融区内部无血流信号。由于 PTMC 采取扩大消融模式，患者在术后 1 个月、3 个月甚至在 6 个月复查时，消融后的病灶区体积仍大于消融前，尤其是消融后 1 个月时。

CEUS 在术后疗效评估中有重要的作用，尤其对消融后吸收较慢的病例（图 7-24）。有条件者建议每次复查时均进行 CEUS 检查。如果患者条件有限，建议根据消融区吸收状态确定是否行 CEUS 检查。在随访过程中消融区表现为各时相均无增强，即消融灶内无造影剂灌注为正常表现。如果消融区内可见微灌注，建议行超声引导下穿刺活检，确定甲状腺癌有无复发。有研究在对 53 例经 RFA 治疗的 PTMC 患者跟踪随访中发现，1 例患者在 6 个月时 CEUS 显示有微灌注，穿刺活检证实有原发灶局部复发，后行二次消融。

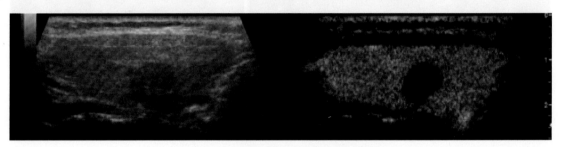

图 7-24　消融术后复查消融病灶吸收较慢

消融术后 20 个月复查消融病灶吸收较慢，行 CEUS 显示消融后病灶呈"黑洞征"，无造影剂灌注。

由于 PTMC 的多中心性生物学特性，消融术后跟踪复查的重要任务是检查甲状腺内有无新发病灶。在王淑荣团队跟踪复查的 580 例患者中，有 4 例在甲状腺的其他位置发现新生病灶，其中 2 例在对侧，2 例在同侧。穿刺活检是甲状腺乳头状癌（PTC），后行二次消融。另有 2 例在对侧发现低回声结节，后方有声衰减，经穿刺活检证实为局限性桥本甲状腺炎（HT），未行进一步处理。

王淑荣团队对 580 例 PTMC 消融后跟踪复查：观察满 36 个月者共 95 例，其中消融区未完全吸收呈低回声者 12 例，占 12.6%，其余为完全吸收或内部可见裂隙回声者。观察满 12 个月者 441 例，46% 的患者在消融后肿物完全吸收或呈裂隙样改变；吸收最快者在术后 3 个月时肿物已完全消失。从上述数据中可以看出不同患者术后消融区吸收快慢程度不同，考虑到有以下几个影响因素：①消融功率、时间；②肿物大小；③肿物内部成分；④患者自身免疫代谢能力。

该团队跟踪复查的另一组病例中，有 7 例出现了形态异常的淋巴结，行穿刺活检后确诊 3 例为 PTC 淋巴结转移，2 例为淋巴结结核，2 例为反应性增生。3 例淋巴结转移的患者中 2 例行转移淋巴结热消融术，1 例转外科手术。在这些病例中新发病灶（0.7%）及淋巴结转移（0.5%）的比例较小，考虑与采取扩大消融模式有关，且与后续配合了严格的激素抑制疗法也有关。

四、促甲状腺激素抑制疗法

PTC 占甲状腺癌的 80%～85%，乳头状癌是分化型甲状腺癌的一种。分化型甲状腺癌为激素依赖性肿瘤，其细胞膜上有 TSH 受体。下丘脑通过释放促甲状腺激素释放激素刺激垂体产生 TSH，TSH 促进甲状腺合成甲状腺激素，血清中高水平 TSH 可促使分化型甲状腺癌生长、复发。很多研究数据显示，术后抑制机体内源性 TSH 的分泌，降低 TSH 能减少甲状腺球蛋白（Tg）产生并抑制甲状腺肿瘤细胞增殖，消除了分化型甲状腺癌细胞的重要生长因子，对于预防复发可发挥重要作用。

（一）甲状腺癌术后危险分层

目前分化型甲状腺癌术后危险分层主要分为低危组、中危组、高危组。

低危组：①所有肉眼可见的肿瘤组织均被彻底切除；②无局部或远处转移；③肿瘤不是侵袭型的组织学亚型（高细胞型、弥漫硬化型等），并且无微血管侵犯；④甲状腺周围组织未受侵犯；⑤术后行全身碘显像，甲状腺床以外未发现碘摄取。

满足以下任一条件者为中危组：①石蜡病理检查证实存在颈部淋巴结有转移；②清甲后行全身碘显像发现有异常放射性碘摄取；③肿瘤为侵袭型的组织学类型，或存在微血管侵犯；④首次术后石蜡病理检查可在镜下发现肿瘤侵犯甲状腺周围软组织。

满足以下任一条件者为高危组：①存在远处转移（如肺、骨等）；②有甲状腺癌家族病史；③病灶无法彻底清除，术中发现有残留；④术中可见肿瘤侵犯甲状腺周围组织或器官；⑤行全甲状腺切除的患者，术后复查血清球蛋白水平仍较高。

（二）促甲状腺激素抑制目标及用药

国内常用的甲状腺激素类的药物主要是左甲状腺素（L-T_4）。不同的风险分层 TSH 抑制目标不同。美国甲状腺协会（ATA）指南和欧洲甲状腺协会（ETA）指南对复发高危患者建议血清 TSH 应维持在 < 0.1mU/L。对低危患者，ATA 指南建议在初期治疗时将 THS 控制在 0.1 ~ 0.5mU/L；ETA 指南建议 TSH 控制在 < 0.1mU/L。

2018 年美国国家综合癌症网络（NCCN）分化型甲状腺癌诊治指南建议对于分化型甲状腺癌 TSH 抑制治疗的原则推荐如下：①有残余病灶或有高危复发风险的患者需将 TSH 控制在 < 0.1mU/L，然而对于无病灶残留证据且低危复发风险的患者应该使 TSH 维持在正常范围的低限；②低危但 Tg 阳性、超声检查正常（实验室有异常但影像学无异常）的患者维持 TSH 在 0.1 ~ 0.5mU/L；③复查多年都无病生存的患者可以使 TSH 维持在正常范围内。同时，长期接受 TSH 抑制治疗患者应服用钙剂（1 200mg/d）和维生素 D（1 000U/d）。

（三）甲状腺微小乳头状癌热消融术后促甲状腺激素抑制考量

抑制治疗目标的研究结论主要来源于已无甲状腺残留的患者。然而，目前对于热消融术治疗 PTMC 的患者术后保留了较多正常甲状腺组织，故存在以下问题。

（1）如何进行 TSH 抑制。对于 TSH 抑制治疗目前是有争议的，争议的主要原因是 TSH 抑制所带来的弊端是否已超过获益。有观点不支持对低危患者进行过分抑制，但对高危患者要达到较高程度的抑制。有学者认为由 TSH 抑制治疗引起的外源性亚临床甲亢同样会对骨骼系统、心血管系统造成损伤，尤其是老年患者。长期 TSH 抑制治疗会影响患者心脏功能，使其出现心悸、焦虑、失眠及心率异常（收缩期时间缩短、房性期前收缩等），患者的左心室收缩同步性受损。

术后长期 TSH 抑制治疗也会对女性产生许多不良影响，虽然可以降低肿瘤的复发 / 转移风险，但相应的长期亚临床甲亢状态除了会导致女性心血管疾病外，还可导致性激素代谢改变、月经紊乱及骨质疏松等疾病。有研究显示，术后 3 年 TSH 抑制水平越低，骨密度减少越明显，全身骨骼系统中股骨颈、髋关节部位的骨密度受影响较大。Moon 等研究了绝经期妇女在 TSH 抑制过程中骨密度的变化，发现随着 TSH 抑制时间的延长，虽然骨密度无明显改变，但骨强度出现了明显降低[1]。另外患者还可出现高代谢症状，如震颤、畏热等[2]。

（2）对于分化型甲状腺癌患者的 TSH 抑制治疗持续时间尚无定论。既往研究显示，分化型甲状腺癌患者初始治疗后 40 年内复发率约为 35.0%，其中 2/3 发生在初始治疗后 5 ~ 10 年。我国指南提出，复发风险低危的患者经 TSH 抑制治疗持续 5 ~ 10 年后，如无复发迹象，可改为单纯甲状腺激素替代治疗。但是低危甲状腺癌术式变化和 TSH 抑制治疗适应证增多后是否带来复发规律变化，目前尚无定论。

王淑荣团队在对 580 例 PTMC 的消融治疗的观察中采用的 TSH 抑制目标如下：对术后第 1 年的患者及虽然术后超过 1 年，但消融区病灶并未完全吸收者按高危人群目标控制，控制 TSH < 0.1mU/L；术后第 2 年内或消融区病灶完全吸收 1 年内按中危人群对待，控制 TSH < 0.5mU/L；术后第 3 年或消融区病灶完全吸收 2 年内按低危人群对待，控制 TSH < 1.0mU/L。3 年后如甲状腺消融区完全吸收，复查未见新发病灶，未见淋巴结转移及远处转移，建议患者逐渐减量停药。避免患者因长期服药对外源性甲状腺激素产生依赖，骤然停药而至甲减。追踪随访的病例中，在激素抑制治疗的同时，嘱患者中午服钙片、维生素 D。另嘱患者注意服药注意事项，清晨空腹服药，1 小时后进食。若发现心率加快、心律失常可给予加倍他乐克或普萘洛尔。随访过程中未见其他异常病症。

（丛志斌　王淑荣）

参考文献

[1] MOON J H, KIM K M, OH T J, et al. The effect of TSH suppression on vertebral trabecular bone scores in patients with differentiated thyroid carcinoma. J Clin Endocrinol Metab, 2017, 102(1): 78-85.

[2] 宋凡，易红良. 女性甲状腺癌术后促甲状腺激素抑制治疗研究进展. 中华耳鼻咽喉头颈外科杂志，2018, 53(5): 397-400.

第五节　常见并发症及不良反应的处理与防范

一、常见并发症的处理与防范

在熟练掌握各种穿刺技巧、熟识超声下的甲状腺及其周边的解剖结构表现、能够识别各种异常状态下的超声图像后，超声引导下 PTMC 热消融术一般不易发生严重并发症。但也需要了解这种热消融手术可能出现的并发症及防范措施。

（一）出血或血肿

曾有 1 例患者，消融已结束，但还未撤单，因在粘贴辅料时，患者突然自觉手术侧疼痛，患侧明显肿胀，立即超声检查，发现患者甲状腺周边较宽出血带，找到出血点后，给予加压按压、冷敷，约 30 分钟后出血带逐渐吸收，宽度明显减小。故甲状腺消融完成后，要用超声仔细观察甲状腺周边及甲状腺内部是否有迟发性出血，防止血肿形成。术者或助手先按压消融处颈部几分钟，无异常时再粘贴、撤单。如出血严重即超声检查出血区域越来越大，且出血明显，可以局部注射凝血酶冻干粉溶液，一般可以达到迅速止血的效果。一旦止血效果不佳，患者出现心率、血压改变或出现颈部压迫症状等，根据情况可以行急诊外科手术，防止意外发生。

（二）神经损伤

甲状腺周边的神经主要有喉返神经、喉上神经、迷走神经。若想避免神经损伤就需要先了解这些神经的解剖，尤其是超声下的解剖。双侧喉返神经在颈部均沿气管、食管间沟上行，在环甲关节后方进入喉部，成为喉下神经。前支分布于喉内的内收肌，后支分布于喉内的外展肌。喉返神经损伤是甲状腺术后的较严重并发症。单侧损伤可造成声音嘶哑，双侧损伤可造成窒息。超声检查甲状腺时偶可分辨出喉返神经，但也仅是一小段。超声显示喉返神经较细（图 7-25），可在长轴时分辨，短轴时喉返神经无法分辨。根据喉返神经的解剖位置，在声像图上定位甲

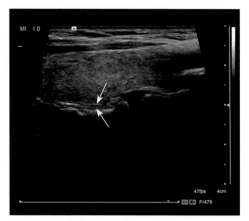

图 7-25　超声检查甲状腺时偶可分辨出喉返神经

箭头所示为纤细的喉返神经。

状腺的后内侧区域为喉返神经的区域，靠近这个区域的肿物在消融时出现喉返神经损伤的概率更高。对这个区域的肿物需要在后内侧间隙注射隔离液来避免喉返神经的损伤。王淑荣团队对 580 例患者在甲状腺后内侧间隙注射隔离液进行肿物消融后，仅 8 例出现声音嘶哑，1例在术后第 2 日声音恢复，考虑为注射麻醉药所致，1 例在术后 3 个月恢复，6 例均在术后1 个半月左右恢复。

靠近后内侧间隙的肿物的消融已经注射了隔离液，但还是出现了声音嘶哑考虑可能是由于隔离液的吸收速度快，消融后肿物余热轻度损伤了喉返神经所致。热消融术后的声音嘶哑基本是喉返神经暂时性可逆性的热损伤，故与开放性手术所致的声音嘶哑相比，消融术后的声音嘶哑恢复快、恢复时间短。如果患者超过 3 个月恢复声音，考虑为喉返神经发生了不可逆损伤。

喉上神经来自迷走神经的结状神经节，其位置靠近颈静脉孔，在舌骨平面上分为内支及外支。外支在下行途中常与甲状腺上动脉紧密伴行。内支损伤后表现为饮水后呛咳，误吞误咽；外支损伤后表现为音调降低。故靠近甲状腺上极的结节需注意喉上神经损伤，主要的防范方式仍然是注射隔离液。

对于迷走神经损伤的可能性不大，但迷走神经在颈动脉鞘的位置走行变异，且与将要消融的肿物较近时就增加了损伤的可能性。有研究对颈部超声检查的 304 例患者双侧迷走神经，除 1 支迷走神经未找到外，对剩余 607 支迷走神经进行了动态检测。该研究根据迷走神经在颈动脉鞘内与颈动脉的相对位置分为四型：Ⅰ 型为普通型，最常见，占 76.9%，即迷走神经位于颈动脉外侧、后外侧，颈动脉与颈内静脉之间；Ⅱ 型为前型，占 21.1%，即迷走神经位于颈动脉正前或前外侧，颈动脉与颈内静脉之间；Ⅲ 型为内侧型，占 1.6%，即迷走神经位于颈动脉前内侧；Ⅳ 型为后侧型，占 0.4%，即迷走神经位于颈动脉的正后方（图 7-26）。

当迷走神经距将要消融的甲状腺肿物边缘 < 2mm 时，发生迷走神经损伤的可能性加大。当一侧迷走神经损伤时，可因患侧喉肌全部瘫痪、咽喉黏膜感觉传导障碍而出现患侧咽反射和患侧喉受刺激时咳嗽反射消失，临床表现为声音嘶哑、语言障碍、吞咽障碍或呛咳等。双侧迷走神经损伤时，出现吞咽障碍、呼吸深慢，呼吸严重困难或窒息。故在行甲状腺热消融术前的检查中，识别迷走神经且判断其位置及与肿物的距离非常重要。注射隔离液同样是预防迷走神经损伤的最佳保护措施。

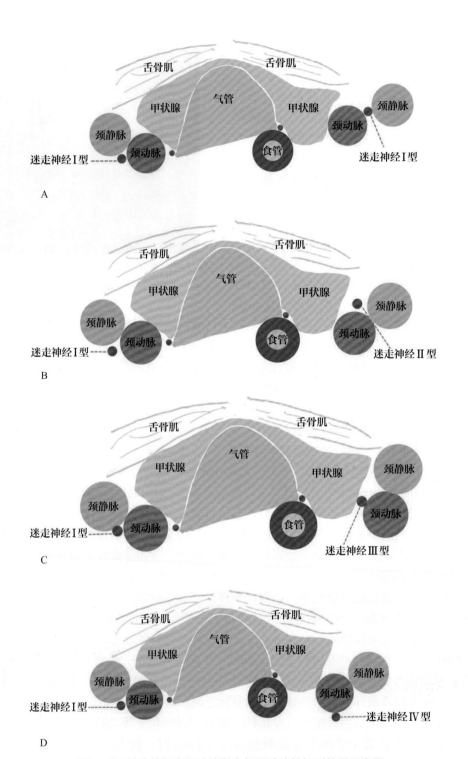

图7-26　迷走神经在颈动脉鞘内与颈动脉的相对位置示意图

A.双侧Ⅰ型（普通型，迷走神经位于颈动脉外侧、后外侧，颈动脉与颈内静脉之间）；B.一侧Ⅰ型、一侧Ⅱ型（前型，迷走神经位于颈动脉正前或前外侧，颈动脉与颈内静脉之间）；C.一侧Ⅰ型、一侧Ⅲ型（内侧型，迷走神经位于颈动脉前内侧）；D.一侧Ⅰ型、一侧Ⅳ型（后侧型，迷走神经位于颈动脉的正后方）。

（三）气管、食管损伤

对甲状腺较大的靠近危险结构的良性肿物消融时，为避免伤及甲状腺周边的重要结构可以采取分次消融。但对于 PTMC 应采取一次性完全消融，消融方式采取固定分层消融，但如果每一层面消融的时间过长，甲状腺周围重要结构损伤的可能性就会加大。对于靠近气管或食管的肿物注射隔离液后，损伤的概率则大大降低。

为避免伤及气管、食管，注射隔离液后应注意：①注射好隔离液后即开始消融，消融的第一针从最靠近气管、食管的层面开始。②嘱患者进针时及消融过程中一定避免反复吞咽。如果消融时热损伤气管，患者会发生不自主的剧烈咳嗽。一旦出现此现象应立刻停止消融，观察甲状腺周边。患者停止咳嗽无异常表现后，可再注射隔离液，继续消融。如果伤及食管，患者会感觉剧烈烧灼样疼痛，应立即停止手术，超声检查食管颈段，如见异常需转胸外科处理。

对于食管的损伤还需要注意食管憩室。对食管憩室患者误做甲状腺肿物热消融术，后果会很严重。靠近甲状腺后内侧气管食管沟处的肿物与小憩室有时难以与 PTMC 鉴别（图7-27），故对于该处的肿物需要鉴别是来源于食管还是甲状腺。颈段食管憩室又称咽食管憩室，它是咽与食管移行处局部管壁发育薄弱，黏膜层或全层向外突出形成囊袋样结构，多紧贴甲状腺左叶后内侧。超声多表现为邻近甲状腺组织的类圆形不均质病灶，由于部分憩室内混有食物残渣及气体等，声像图常与甲状腺癌相混淆而被误诊为甲状腺癌。当超声检查发现甲状腺内后方肿物时可嘱患者做吞咽动作，无论是甲状腺还是甲状旁腺的肿物吞咽后水气样强回声不会进入肿物，这是食管憩室与甲状腺后方或近后被膜肿物的鉴别点；另外，由上至下横切面系列扫查食管时会发现甲状腺后方的不均质回声肿物的壁为食管壁的延续，可较正常食管壁薄，但部分层次尚在，而甲状腺内肿物无此特点。

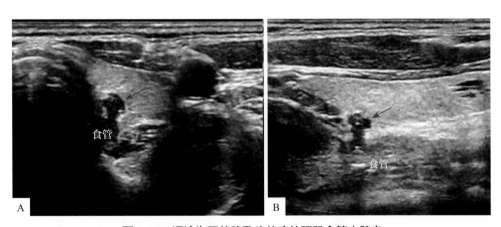

图 7-27　误诊为甲状腺乳头状癌的颈段食管小憩室

A. 甲状腺横切面；B. 甲状腺纵切面。声像图显示气管食管沟处低回声结节，与食管壁相连，低回声的壁为食管壁的延续。红色箭头所示为肿物。

二、常见不良反应的处理与防范

（一）疼痛

大多数患者术中都有轻微疼痛，但均能耐受，极少数患者疼痛明显。部分患者疼痛可因消融灶位置不同向外放射，导致头痛、牙痛、肩膀及后背痛。由于PTMC消融体积较小，消融时间短，所以即使多发PTMC患者亦不需要特殊处理。对于减轻疼痛的处理方式已在前文叙述。另外，术后冰袋冷敷压迫也有较好的止痛效果。

（二）颈部肿胀及皮下淤血

由于PTMC体积较小，与较大的良性结节比较消融范围小，消融后颈部可发生或不发生肿胀。但对于甲状腺边缘的结节，由于注射了较多隔离液，这类患者肿胀较明显。可用硫酸镁外敷处理肿胀。由于术中皮下有出血，术后机械性压迫不到位，少数患者术后可见皮下淤血。冷敷伴机械性压迫对于消除颈部肿胀及皮下淤血有很好的作用。

（三）血压、心率异常

部分患者由于紧张、害怕等原因会出现术中血压明显增高、心率明显增快。另外甲状腺热消融术会损伤一些甲状腺滤泡细胞，细胞内甲状腺激素释放入血，也可导致血压升高、心率增快。因此，在术中一定要监测患者血压、血氧、心率，有异常时采取相应改善的措施。

对于既往有高血压病史的患者消融术当日晨嘱其服降压药。术中如血压增高明显可给予乌拉地尔25mg/支，12.5mg/次，入壶静脉滴注。可反复应用，每次间隔5分钟以上。心率增快明显者可给予艾司洛尔，30mg/次，入壶静脉滴注。术前检查时应注意患者迷走神经的位置。正常迷走神经位于颈动脉、颈静脉间的后方。但迷走神经位置可有变异，若不识别，又未注射好隔离液，可能导致迷走神经热损伤，发生心率减低、血压下降，甚至导致死亡。血压下降明显时可用多巴胺，将20mg稀释至5ml，0.5～1ml/次，入壶静脉滴注。心率下降明显时可用阿托品，0.5mg/次，入壶静脉滴注或静脉推注。

（四）咽喉部不适

部分患者在消融术中会出现咽痒、欲吞咽或咳嗽，尤其是肿物靠近气管者。考虑可能有两个原因：①热消融时虽然已注射隔离液，但热辐射亦可刺激气管、咽喉部引发咽痒或咳嗽；②紧张时受交感神经刺激也可导致唾液分泌增多，不断引发吞咽动作。多数患者在消融前签署知情同意书时医生已向其交代不可随意做吞咽动作，如欲吞咽或咳嗽需先告知术者。如在进针时或正在消融危险部位时，患者无法控制吞咽或咳嗽，消融的风险会大大提高。建议将这类患者行全身麻醉手术以规避风险。

（五）窒息感

如果患者肿物位于甲状腺右叶，不靠近气管，超声检查甲状腺及周边无异常，术中患者出现窒息感时可暂停手术几分钟，患者自觉恢复后重新开始手术，考虑可能与患者高度紧张有关。

（丛志斌　王淑荣）

第六节　典型病例展示

病例1　患者，男，23岁。术前穿刺细胞学病理诊断为PTC，相当于1区、3区交界处肿物。甲状腺右叶PTMC（中部偏外），术后10个月复查时病灶完全消失。复查满36个月无新发病灶，无淋巴结转移及远处转移（图7-28）。

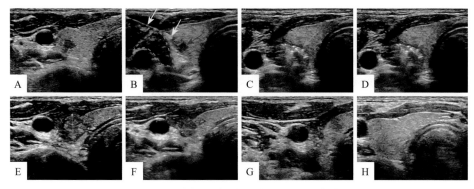

图7-28　病例1，甲状腺右叶微小乳头状癌

A. 消融前肿物大小为 0.5cm×0.4cm×0.5cm，体积 0.052cm³；B. 消融前于右叶甲状腺外侧间隙注射隔离液，保护颈动脉、迷走神经，虚线部分为隔离液，选择从前外向后内侧进针（黄色箭头示消融针），红色箭头为目标结节；C. 消融针进入肿物并超过肿物内侧缘，启动消融，蓝色箭头所示为消融针穿过肿物处；D. 消融中，可见气化灶覆盖肿物，蓝色箭头所示为气化灶；E. 消融后1个月复查，肿物大小为 1.2cm×1.2cm×1.1cm，体积 0.82cm³；F. 消融后3个月复查，肿物大小为 0.8cm×0.71cm×0.64cm，体积 0.18cm³；G. 消融后6个月复查，肿物大小为 0.6cm×0.5cm×0.4cm，体积 0.062cm³；H. 消融后10个月复查，肿物完全消失。

　　点评： 患者为年轻男性，甲状腺右叶 PTMC，结节位置偏外侧，靠近颈动脉鞘，消融时重点分离结节与颈动脉鞘的距离，以防止迷走神经损伤，消融进针方向由外向内，有助于进行多切面固定扩大消融，使病灶完全彻底灭活。消融后10个月消融区完全消失，甲状腺恢复到正常结构状态。

　　病例2　患者，女，49岁。术前穿刺细胞学病理诊断为 PTC，相当于1区肿物。甲状腺右叶 PTMC（靠近前被膜），术后12个月复查时肿物消失，消融区呈裂隙样改变。复查满36个月无新发病灶，无淋巴结转移及远处转移（图7-29）。

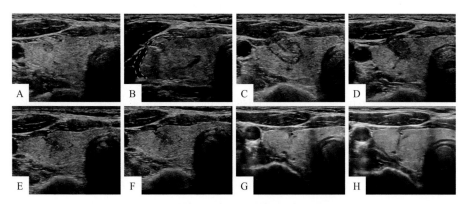

图7-29　病例2，甲状腺右叶微小乳头状癌

A. 消融前肿物大小为 0.4cm×0.3cm×0.4cm，体积 0.025cm³；B. 消融前于右叶甲状腺前外侧间隙注射隔离液，保护颈前舌骨肌群，虚线部分为隔离液，选择从前外向后内侧进针，箭头所示为肿物；C. 消融后1个月复查，肿物大小为 1.3cm×1.0cm×0.9cm，体积 0.673cm³；D. 消融后3个月复查，肿物大小为 0.86cm×0.59cm×1.0cm，体积 0.262cm³；E. 消融后6个月复查，肿物大小为 0.5cm×0.5cm×0.9cm，体积 0.112cm³；F. 消融后9个月复查，肿物大小为 0.3cm×0.2cm×0.6cm，体积 0.019cm³；G. 消融后15个月复查，肿物呈裂隙样改变；H. 观察满36个月，消融区仍呈裂隙样改变。

点评： 甲状腺右叶 PTMC，结节靠近前被膜，消融前需要将甲状腺前间隙与颈前肌群完全分离，在前方隔离液的保护之下，将 PTMC 结节连同周围部分正常甲状腺及局部前被膜完全消融，消融范围超出结节 0.5cm 以上；尽管结节靠近前被膜，但是有效的扩大消融达到了理想的治疗效果，复查随访 36 个月，消融灶消失，没有复发转移。

病例 3 患者，女，46 岁。术前组织学穿刺病理诊断为 PTC，相当于 1 区肿物。甲状腺峡部 PTMC，术后 12 个月复查时肿物消失，峡部消融侧变薄。复查满 72 个月无新发病灶，无淋巴结转移及远处转移（图 7-30）。

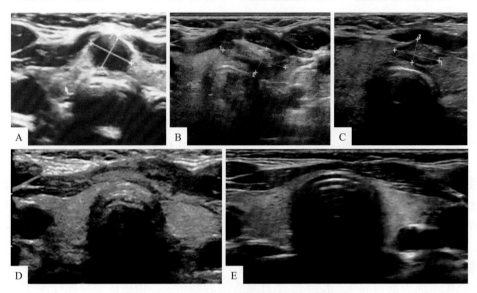

图 7-30 病例 3，甲状腺峡部微小乳头状癌

A. 消融前肿物大小为 1.0cm×0.88cm×0.74cm，体积 0.341cm³；B. 消融后 2 个月复查，肿物消融大小为 1.4cm×1.92cm×0.76cm，体积 1.069cm³；C. 消融后 5 个月复查，肿物大小为 1.0cm×1.21cm×0.6cm，体积 0.112cm³；D. 消融后 12 个月复查，肿物完全消失，消融侧峡部变薄；E. 消融后 60 个月，肿物完全消失，消融侧峡部仍较对侧薄。

点评： 甲状腺峡部 PTMC，消融前必须将甲状腺峡部与气管间隙、甲状腺峡部与颈前肌群完全分离；甲状腺峡部与气管间隙分离后，先将消融针穿刺到结节底部（近气管侧），消融针针尖穿入结节远端正常甲状腺组织，先消融邻近气管侧层面，在隔离液的保护下使气管免受热损伤（气管间隙隔离液吸收非常快），在气管间隙隔离液吸收前完成此层面消融；然后再将消融针移动到上一个层面将结节及甲状腺峡部局部前被膜完全消融，消融前需要将甲状腺峡部前被膜与颈前肌群分离。此患者消融效果理想，消融后 12 个月消融灶完全消失，随访满 72 个月无复发转移。

病例 4 患者，女，47 岁。术前穿刺细胞学病理诊断为 PTC，相当于 4 区肿物。甲状腺左叶 PTMC（后内侧间隙）。术后 29 个月复查时肿物消失，复查满 36 个月无新发病灶，无淋巴结转移及远处转移（图 7-31）。

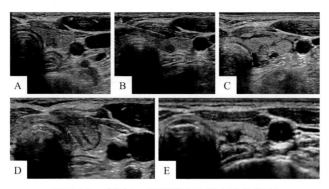

图 7-31 病例 4，甲状腺左叶微小乳头状癌

A. 消融前肿物大小为 0.4cm×0.43cm×0.47cm，体积 0.042cm³；B. 从前内向后外侧进针，在真假被膜间给予麻醉药；C. 在甲状腺后内侧间隙注射隔离液，虚线部分为隔离液，箭头所示为肿物；D. 消融后 1 个月复查，肿物大小为 1.3cm×1.02cm×0.91cm，体积 1.39cm³；E. 消融后 24 个月复查，肿物大小为 0.42cm×0.5cm×0.36cm，体积 0.112cm³。

点评： 甲状腺左叶 PTMC，近后内侧间隙，由于结节邻近气管食管沟，消融时的重点是在保护喉返神经免受热损伤的同时，将结节完全扩大消融。首先通过甲状腺峡部进针，将 18G 经皮穿刺针穿过甲状腺进入甲状腺后间隙，将生理盐水 20ml 注射到后间隙，使 PTMC 结节与喉返神经、气管及食管完全分离，再进行扩大消融。术后 29 个月消融灶完全消失，随访 36 个月无复发转移。

病例 5 患者，女，50 岁。术前穿刺细胞学病理诊断为 PTC，双侧叶近峡部 2 区及右叶 4 区肿物。多发 PTC（右叶中部偏后、峡部偏右靠近气管、峡部偏左靠近气管）。术后 9 个月复查时肿物消失，右叶峡部呈裂隙样改变。复查满 18 个月无新发病灶，无淋巴结转移及远处转移（图 7-32）。

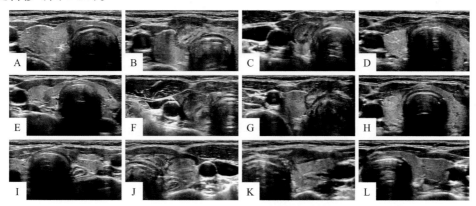

图 7-32 病例 5，甲状腺多发乳头状癌

A. 消融前右叶中部肿物大小为 0.28cm×0.29cm×0.34cm，体积 0.014cm³；B. 消融后 1 个月复查，肿物大小为 1.2cm×1.15cm×1.1cm，体积 0.794cm³；C. 消融后 3 个月复查，肿物大小为 0.83cm×0.79cm×0.82cm，体积 0.281cm³；D. 消融后 9 个月复查，肿物消失；E. 消融前峡部偏右肿物大小为 0.28cm×0.26cm×0.36cm，体积 0.014cm³；F. 消融后 1 个月复查，肿物消大小为 1.78cm×1.1cm×1.0cm，体积 1.025cm³；G. 消融后 3 个月复查，肿物大小为 0.87cm×0.71cm×1.16cm，体积 0.375cm³；H. 消融 9 个月复查，肿物消失；I. 消融前左叶近峡部肿物大小为 0.41cm×0.41cm×0.49cm，体积 0.043cm³；J. 消融后 1 个月复查，肿物大小为 0.95cm×0.85cm×0.45cm，体积 0.19cm³；K. 消融后 3 个月复查，肿物大小为 0.64cm×0.80cm×0.32cm，体积 0.086cm³；L. 消融后 9 个月复查，肿物消失。

点评： 术前细针抽吸活检诊断为双侧叶 PTC，结节大小均小于 0.5cm，消融的重点是使双侧叶结节都达到完全扩大消融，又避免右叶结节消融时喉返神经热损伤、左叶近峡部结节消融时气管的热损伤。隔离液的注射及结节的扩大消融是本病例的重点。由于双侧叶结节都比较小，消融时将消融针沿结节长轴穿刺到结节中央部，针尖穿过结节远端进行单切面固定消融。消融效果理想，复查 9 个月甲状腺双侧叶消融灶完全吸收，甲状腺形态结构恢复到正常。

（丛志斌　王淑荣）

第八章

甲状腺复发转移癌热消融治疗

复发性甲状腺癌会引起各种症状，如吞咽困难、声音嘶哑、呼吸困难或颈部局部突出而影响美观。综合评估患者情况，可以选择热消融减瘤，减轻症状，提高患者的生活质量。相反，复发性甲状腺癌的重复手术可能因首次手术后纤维化和正常组织变形而受到限制，而热消融治疗由于在超声引导及监测下完成，可以不受解剖结构移位及粘连的影响，通常能成功治疗，且无明显严重并发症[1-2]。

第一节　适应证及禁忌证

国际上多个指南或共识推荐：对于甲状腺癌术后淋巴结复发或转移者，外科手术清扫是标准的首选治疗方案，但对已行规范性外科手术切除及颈淋巴结清扫术后再次出现淋巴结复发或转移者，或 [131]I 治疗无效或效果不佳者，可考虑采取热消融治疗。

一、适应证

甲状腺颈部转移性淋巴结的热消融治疗需同时满足以下条件：①影像学提示转移性淋巴结，FNA 证实转移性淋巴结；②根治性手术后，颈部淋巴结复发转移；③经评估，存在手术困难，且患者自身条件不能耐受外科手术或主观意愿拒绝外科手术治疗；④转移性淋巴结 [131]I 治疗无效或患者主观意愿拒绝 [131]I 治疗；⑤转移性淋巴结能够与大血管、重要神经分离且有足够安全的操作空间。

二、禁忌证

符合下列任意一条即排除：①严重凝血功能障碍；②严重心肺疾病或多脏器功能衰竭；③病灶位于Ⅵ区的转移性淋巴结，病灶对侧声带功能不正常者。

三、颈部淋巴结分区

2002 年美国癌症联合委员会（AJCC）将颈部淋巴结分为七区（图8-1）。

颈部淋巴结的 Level 分区详见第

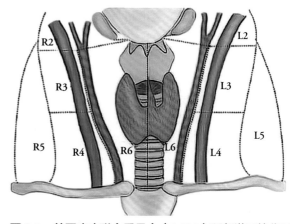

图 8-1　美国癌症联合委员会（AJCC）颈部淋巴结分区示意图

143

二章第二节。

甲状腺癌一般只累及同侧颈部淋巴结，但 12.2%～23.5% 的甲状腺头状癌（PTC）可累及双侧颈部。据统计，手术病理结果显示 PTC 患者中，64.1% 会发生Ⅵ区淋巴结转移，44.5% 发生颈侧区淋巴结转移，Ⅵ区最常见累及的部位是气管旁淋巴结（50.4%），颈侧区最常累及的部位是Ⅲ区（37%）。据统计，颈侧区出现淋巴结转移的 PTC 患者，Ⅳ区的发生率最高，约 75%，其中又以气管旁淋巴结最常受累，Ⅲ区次之，Ⅱ区也有较高的累及率，Ⅴ区和Ⅰ区发生淋巴结转移的可能性最低，如有累及，常说明颈部已经发生多区域淋巴结转移。

（刘　影　王淑荣）

参考文献

[1] CHOI Y, JUNG S L, BAE J S, et al. Comparison of efficacy and complications between radiofrequency ablation and repeat surgery in the treatment of locally recurrent thyroid cancers: a single-center propensity score matching study. Int J Hyperthermia, 2019, 36(1): 359-367.

[2] CHUNG S R, SUH C H, BAEK J H, et al. Safety of radiofrequency ablation of benign thyroid nodules and recurrent thyroid cancers: a systematic review and meta-analysis. Int J Hyperthermia, 2017, 33(8): 920-930.

第二节　术前管理

一、术前评估

甲状腺癌常出现颈部淋巴结转移，早期发现这些淋巴结具有非常重要的意义，有助于早发现、早治疗。因部分转移淋巴结位置相对较隐蔽，不容易触及，尤其是气管旁、颈动脉或颈静脉后方的淋巴结，超声检查对发现这些部位转移淋巴结有重要的作用。通过颈部淋巴结超声检查，能够改变 50% 以上甲状腺癌患者术前和术中处理，可将肿瘤完全切除，尽可能减少局部复发。

目前，超声是发现甲状腺癌术后颈部淋巴结转移的主要随访手段和方法。CEUS 可作为术后常规随访方法，转移淋巴结 CEUS 显示病灶呈不均匀增强，由周边向中心灌注，内可见片状无增强区。研究表明，CEUS 评价淋巴结良恶性的特异性为 92%，敏感性为 93%，准确率为 92.2%，明显优于二维超声。对 CEUS 提示的异常转移淋巴结行超声引导下细针抽吸活检病理，两者符合率达 95%。

此外，术前评估颈部淋巴结转移的手段还包括 CT、MRI、核素扫描、超声等影像学检查，以及实验室检查和病理检查。

（一）二维超声及超声造影

对于甲状腺转移癌，术前应仔细评估病灶大小、内部回声、成分和血流情况及周围解剖结构。肿瘤的大小用超声测量互相垂直的三个径线计算体积，根据椭圆球体体积公式 $V=\pi abc/6$，测量最大长径（a），选取最大的横切面，测量结节宽径（b）和厚径（c）。CEUS 可以评估肿瘤血运情况（图 8-2）。

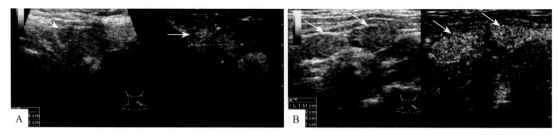

图 8-2 淋巴结术前超声造影

A.箭头所指淋巴结术前显示不均匀增强;B.箭头所指淋巴结术前显示高增强。

(二)穿刺活检

消融术前应进行超声引导下细针抽吸(FNA;图 8-3)或针穿活检(CNB)证实颈部肿瘤为复发性甲状腺癌。细针抽吸活检细胞洗脱液甲状腺球蛋白(Tg)检查,可以提高诊断率。

(三)颈部 CT 及增强 CT

颈部 CT 可以发现超声无法发现的复发肿瘤,而且 CT 对评估复发肿瘤的消融效果有不可替代的作用。增强 CT 可以评估肿瘤血管化程度:一个血管化被评为 1 分,表示血运差;2 分表示有

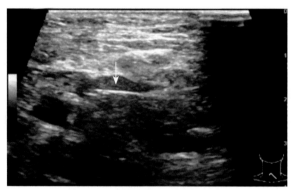

图 8-3 超声引导下细针抽吸活检

箭头所指为穿刺活检针。

异质血管病变;3 分表示强异质血管病变。尚无规定 PET/CT 或 PET/MR 是术前必查项目。

(四)实验室检查

1. **常规检查** 全血分析、血型、尿常规、肿瘤标志物及生化全套检查。

2. **出凝血检查** 出血时间(BT)、凝血酶原时间(PT)、活化部分凝血活酶时间(APTT)、凝血酶时间(TT)、纤维蛋白原(FIB)及 D- 二聚体测定。要明确患者是否服用了抗凝药物或是否有凝血功能障碍性疾病,术前 7 日停止服用阿司匹林或氯吡格雷,术前 3 ~ 5 日停止使用华法林,术前 4 ~ 6 小时停止使用肝素。消融术后 2 ~ 6 小时后可服用肝素,消融术后当日晚可服用华法林,第 2 日可服用阿司匹林或氯吡格雷。根据患者的情况,医生应将消融治疗的必要性与潜在的并发症进行比较,如必须消融,因肝素的半衰期较短(1 ~ 2 小时),所以可考虑将华法林改为肝素。

3. **甲状腺功能检查** 促甲状腺激素(TSH)、游离 T_3、游离 T_4、Tg 和甲状腺球蛋白抗体(TgAb),甲状腺复发转移癌 TgAb 升高,手术复查 TgAb 降低或转为阴性是甲状腺复发转移癌消融成功的标志。还应进行 PTH 及降钙素检查。

(五)其他

心电图、胸部 X 线检查、肺功能检查及喉镜检查。

二、术前准备

(一)患者准备

对患者进行基本的心理疏导,告知患者与家属热消融手术治疗原理,可能存在的并发症,

以消除患者对手术的顾虑。术中患者意识清醒，会对手术过程有一定的焦虑、恐惧，使心率、血压升高，应增强患者对手术的信心，使其主动积极配合治疗，确保消融顺利进行。

患者术前少食用辛辣刺激性食物，清淡饮食，术前、术后禁食 4 小时以上，穿宽松病患服，利于暴露手术部位。

（二）手术医生及护士准备

消融医生要求有多年消融甲状腺良性结节的经验，技术娴熟，穿刺技巧精准，对颈部解剖结构掌握准确，掌握颈部转移淋巴结消融适应证与禁忌证。术前术者要对患者进行全面评估，评估转移及复发灶结节大小、数量、部位及与周围结构毗邻关系。颈部淋巴结转移患者大多经过 1~2 次外科手术切除，颈部解剖结构紊乱，部分肿大淋巴结与颈部重要结构关系密切，部分粘连受浸润，术前术者应对患者行超声检查，确定消融手术治疗方案及术中可能发生并发症的防范预案，并与患者进行充分沟通交流，了解患者实验室检查情况，明确其是否有其他基础疾病。为了最大限度地提高消融效果和减少并发症，术者应接受正规培训并熟练掌握颈部解剖，按照指南推荐的标准技术进行操作。

护士需具有配合甲状腺消融手术的经验及临床抢救治疗的经验，遵医嘱为患者建立静脉通路，肌内注射止血药物蛇毒血凝酶 1kU，止痛药物盐酸布桂嗪 100mg，血压高者使用降压药物。为患者连接心电监护设备及吸氧，准备相关手术器械及消融针具、手术包等。

（三）仪器准备

1. 超声诊断仪　整个颈部淋巴结转移癌的消融过程均在超声引导下进行，超声诊断仪需要具有较高的分辨率，需要配备不同频率的探头，以利于观察不同病灶大小并进行引导，需要清晰识别复发灶周围的解剖结构。如果患者颈部瘢痕及粘连明显，对颈部淋巴结转移检查和引导的超声诊断仪器需要具有 CEUS 功能。超声诊断仪要有存图功能，完整保存患者病变部位声像图及视频。

2. 消融仪器　颈部淋巴结转移癌结节大小不一，可以选择射频消融仪、激光消融仪及微波消融仪，根据肿瘤大小选择电极头的大小，连接好热消融仪器，导线连接完毕后试用消融针是否正常工作。

3. 生理监测仪器　使用心电监护仪监护患者术中情况，密切监测其血压、静脉血氧饱和度、脉搏和心电图表现。

三、治疗计划

（一）评估患者术前情况

包括肿瘤情况、患者其他综合情况，查看术前检查是否完整。术前、术中要应用二维超声及彩色多普勒超声对病灶进行全面检查及评估，详细了解病灶大小、数目、形态及与周围结构的毗邻关系，是否有周围脏器侵犯、是否有粘连。根据病灶具体情况及患者身体状态，制定详细的治疗方案，评估可能的疗效及可能产生的并发症，做好风险防范措施。

（二）肌内注射止痛药和止血药

连接消融设备，采集患者术前图像，局部麻醉后向病灶周围注入隔离液，然后根据病灶大小选择固定消融或移动消融。

（三）医患沟通

术者向患者及家属交代病情及相关治疗计划，签署术前知情同意书。部分患者术后出现轻度疼痛、发热、血肿及神经损伤，少部分患者术后可能发生声音嘶哑，多数可在术后 3 个月内自行恢复，术前应向患者及家属详细交代。由于肿瘤的特殊性，消融后仍存在肿瘤复发、增大的可能，术前需要向患者及家属交代。

（刘　影　王淑荣　齐　鲁）

第三节　操作方法及技术要点

一、常规消融技术要点

复发性甲状腺癌周围存在较多解剖结构，如喉部神经、气管及血管等，所以应该仔细评估肿瘤及其周围结构。术前应注射隔离液分离肿瘤及周围重要结构，隔离液一般选用生理盐水或利多卡因及生理盐水混合液；如果选用 RFA 治疗，隔离液应选用 5% 葡萄糖注射液，以免注射的生理盐水导电而损伤周围组织，另外，对于粘连明显的重要结构可以选择注入冰隔离液，以防止热量传递到邻近组织结构。

（一）术中操作

在热消融前后均应做常规超声检查、彩色多普勒检查及 CEUS 检查。术前对病灶进行多切面超声检查，明确病灶的位置及大小，制定手术方案及消融模式。

患者常规取仰卧位，如果为侧颈部淋巴结转移灶可以采取头偏向健侧的体位，充分暴露颈部皮肤，超声引导下定位，常规消毒铺巾，1% 利多卡因局部浸润麻醉皮肤穿刺点至病灶周围，进行局部麻醉；根据转移淋巴结的位置，确定隔离液的用量，如果病灶与气管、食管、喉返神经及颈部血管之间的距离 < 5mm，则需要注射足量生理盐水或 5% 葡萄糖注射液形成隔离带，防止热损伤。在超声引导下将消融针经皮置入转移淋巴结（图 8-4），调整功率，MWA 为 20 ~ 30W，RFA 为 30 ~ 50W。消融时间与消融范围视转移淋巴结大小与范围而定，体积较小的淋巴结可采用单切面固定消融法，体积较大的淋巴结采用多切面固定消融法，通过超声检查消融情况，及时调整消融针到未消融区域治疗，直到热量强回声充满整个病灶后消融治疗结束。

完成消融治疗后即刻进行 CEUS 检查是否完全消融，消融灶为完全无灌注，提示消融成功（图 8-5）。如果发现淋巴结内仍有血流灌注，提示病灶残留则进行补充消融，CEUS 可实时观察肿瘤消融效果。完成治疗后局部给予压迫及冷敷 2 ~ 4 小时，并观察是否出现声音嘶哑、呛咳、局部出血等并发症，并给予对症处理。

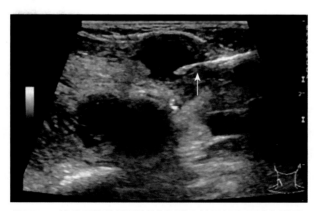

图 8-4　箭头所指为消融针进入淋巴结最低平面进行消融

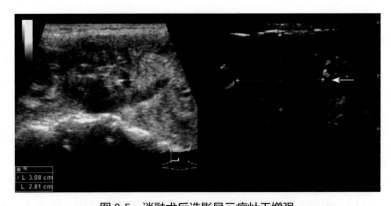

图 8-5　消融术后造影显示病灶无增强

箭头所指为消融术后造影显示病灶无增强，消融完全。

（二）术中注意事项

1. 神经损伤　在手术过程中，要特别注意神经热损伤，颈部转移淋巴结消融神经热损伤的概率高于甲状腺良性结节消融或 PTMC 的消融，特别是喉返神经和迷走神经，术中喉返神经不容易显示，但术者可以通过识别气管食管沟中的"危险区"来定位喉返神经，此神经位于"危险区"内。甲状腺床复发灶往往与喉返神经关系密切，如粘连或浸润，喉返神经损伤的概率很高，防范措施如下。

（1）通过向复发灶后方与喉返神经之间注射生理盐水，增加两者的间距，防止热量向喉返神经传导，造成损伤。隔离液宽度需大于 5mm；如果甲状腺床复发灶与喉返神经粘连，可以将病灶后方组织注射到水肿状态，减少热量的传导辐射。

（2）通过消融针的"杠杆作用"使病灶远离喉返神经，进行"撬动式消融"减少喉返神经的热损伤。

（3）采用低功率（20～30W）短时间消融，减少热量的辐射。除了要防止喉返神经损伤外，还要警惕迷走神经、颈交感干、副神经、膈神经及臂丛神经的损伤。

（4）术中要仔细分辨神经的位置，了解神经的超声解剖位置，做好隔离液的注射。

2. 热消融时机　颈部转移性淋巴结患者首诊发现的淋巴结转移，外科手术清扫是首选治疗方案，故不应对首诊淋巴结转移患者采取消融治疗。但对已行规范性外科手术切除及颈部淋巴结清扫术后再次出现淋巴结复发或转移者，国际上已有多个指南或共识提出了可采取热消融治疗。

3. 影像学检查　需消融治疗的病灶术前应明确病理诊断并有可靠的影像学诊断支持；超声可以清晰显示病灶，并可显示安全的进针路径。

4. 疼痛及损伤　如患者在热消融过程中不能忍受疼痛或有明显不适，应减小消融功率或暂停消融，并给予局麻药补充及注射隔离液，以减轻疼痛并减少损伤。

5. 病灶的"丢失"　注射隔离液及穿刺操作的过程需要谨慎，一些较小的淋巴结周围注射隔离液后，由于淋巴结的回声较低，与液体回声相似，超声显示不清，容易造成病灶的"丢失"。此时要提前做好以下预防措施。

（1）将消融针穿刺到转移淋巴结后再注射隔离液，既可以成功消融，又能防止周围重要结构的热损伤。

（2）注射隔离液后如果较小淋巴结转移癌"丢失"，可以采用 CEUS，淋巴结转移癌

CEUS 呈均匀高增强，隔离液内没有造影剂填充。

（3）注射隔离液病灶"丢失"后，可以通过彩色多普勒超声仔细寻找，淋巴结转移癌内可见血流信号。

6. 术中监护 术中需监护并密切观察患者的心率、血压、呼吸、血氧饱和度等；记录并观察是否有相关并发症发生，并给予对症治疗。

（刘　影　王淑荣）

二、侧颈部淋巴结转移癌消融技术要点

（一）选择消融部位

侧颈部淋巴结转移常见于颈部Ⅱ区、Ⅲ区、Ⅳ区、Ⅴ区，其中以Ⅲ区、Ⅳ区最为常见，此二区解剖毗邻结构较为相似。病灶常可与颈动脉鞘粘连，甚至位于颈内静脉与颈总动脉之间，应特别注意迷走神经的走行，术前务必清晰观察颈动脉鞘内迷走神经。位于胸锁乳突肌深面或Ⅴ区的转移淋巴结，其与耳大神经、枕小神经的关系常易被忽略。因此，术前认真准备，合理应用技巧，可以提高消融手术的安全性及疗效。

（二）术中注意事项

仔细辨别复发转移癌与周围组织的关系，制定相应的治疗方案。术前对病灶行多角度、多切面超声检查，明确病灶的位置及其毗邻的周围结构，根据病灶大小、位置制定治疗方案和热消融模式。

（三）体位选择

患者取仰卧位充分暴露颈部，适当垫高肩部使颈部后仰，可略向患侧反向转颈，常规消毒、铺巾，超声引导下用麻醉药局部麻醉皮肤穿刺点及路径中的肌肉各层。

（四）根据淋巴结的位置特点，选择不同的液体进行隔离保护

隔离液是将肿大淋巴结与周围重要结构完全分离，隔离液的宽度应在 5mm 以上（图 8-6）。

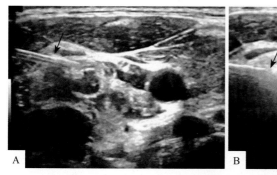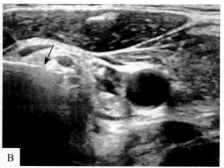

图 8-6　淋巴结与颈动脉鞘之间注射隔离液消融

A.淋巴结与颈动脉鞘之间注射隔离液，使其远离颈动脉鞘（箭头示穿刺针）；B.淋巴结消融（箭头示消融针）。

1. 生理盐水隔离 若转移性淋巴结位于颈动脉鞘前方或背侧，建议选择利多卡因稀释液或选用生理盐水进行隔离，避免造成利多卡因浸润阻滞迷走神经及颈交感干中神经节，引起声音改变和 / 或霍纳综合征，难以与消融中热损伤导致的类似症状相鉴别。在进针路径及淋巴结外侧缘用利多卡因稀释液隔离，淋巴结内侧缘靠近迷走神经及颈交感干第二神经节处用生理盐水隔离，可减轻患者消融时的疼痛，也可防止神经麻痹等相关症状的发生。必要时

可以给予肌内注射或静脉止痛药，减轻患者术中的疼痛感，保证手术顺利进行。

2. 局麻药隔离　若病灶位于颈动脉鞘外侧，与迷走神经及经交感干之间有足够的安全距离，则可在超声引导下以 2% 利多卡因或其稀释液在淋巴结周围间隙进行局部浸润麻醉及隔离。安全隔离区域范围可根据病灶的位置及大小酌情掌握，以保护颈动脉、食管、甲状旁腺等相邻脏器及组织。局麻药隔离的好处是局部麻醉效果好，患者术中的疼痛感明显减轻，但其不足之处是如果局麻药浸润到周围的神经可引起相应的症状，与消融损伤神经引起的症状有时难以区别。因此，应结合具体的情况选择局麻药进行隔离。

（五）病灶与周围组织粘连的隔离液处理方式

由于此类患者之前均接受过相应的甲状腺手术或多次淋巴结清扫，颈部解剖结构紊乱，部分病例可出现病灶局部与颈动脉鞘或周围肌肉粘连的情况。在此情况下，隔离液的注射会较无颈部手术史的患者难度大。结合笔者的经验，可酌情采用钝性或锐性分离方式进行隔离或将淋巴结周边粘连的组织注射到水肿状态，也可有效防止热量的弥散，以防造成重要结构的热损伤（图 8-7）。

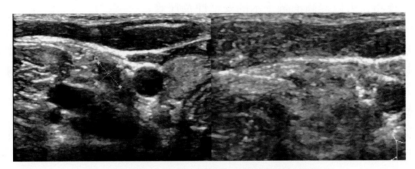

图 8-7　病灶与周围组织粘连的隔离液处理方式

侧颈部淋巴结转移，经多次手术，粘连明显，消融前在淋巴结与颈动脉鞘之间注射生理盐水到水肿状态，使淋巴结与颈动脉鞘距离增大，再行消融。

注射隔离液时，可先采用 19～20G 细针，使用 5ml 注射器，以一定压力注射生理盐水，针尖前方略有间隙出现时便及时继续进针，重复此步骤。若注射阻力较大或注射时生理盐水无法将靶目标间隙分离而弥散至周围，可用带针芯的细针，在超声实时监视下，粘连处以类似小针刀治疗的手法，沿间隙作细致往返提插，部分区域也可以采用小切割动作，切割后再注射生理盐水。通过此方法，对多数病例可有效注射液体并形成良好的隔离带。也可以选择 10ml 注射器针头注射隔离液，由于针头细短、刚性好，有利于血管旁特别是颈静脉旁肿大淋巴结的隔离液注射。

对于与肌肉粘连并浸润局部肌肉的病灶，注射隔离液时，应仔细观察，在受累肌肉与正常肌肉间建立隔离带，以便消融时同时消融受累肌肉。值得注意的是，位于胸锁乳突肌深面或 V 区的转移淋巴结，注射局麻药建立隔离带时，通常会将耳大神经和枕小神经一并阻滞，如术前、术中不注意识别并充分隔离，消融时极易损伤，造成术后患者局部皮肤感觉异常或持续存在麻木感。因此，术前还应与患者针对耳大神经和枕小神经易损伤及其并发症进行详细沟通。

（六）隔离液注射方向的选择

一般选择与消融针进针方向一致，方便消融过程中监视隔离液穿刺针的位置变化情况，以备随时调整。当在与预置消融针进针方向同向注射隔离带效果欠佳时，也可选取由消融针对侧进针。从对侧间隙注射隔离液，也可有较好的效果。在对侧注射隔离液后，注射隔离液的穿刺针不用急于退出，可以在消融过程中随时补充生理盐水。

（七）隔离液注射时间的选择

大多数情况下，可以先建立液体隔离带，再穿刺消融针，由于消融针较隔离液穿刺针粗，这样可以提高穿刺路径的安全性；但是，当部分淋巴结较小时，注射液体隔离带后，消融针穿刺时病灶活动度较大，不易穿刺，另外小的淋巴结注射隔离液后不易识别。此时，可先将消融针穿刺入病灶，然后在周围建立隔离带，以降低穿刺的难度及提高穿刺的准确性。

（八）消融路径的选择

一般选取安全、就近的路径。应以颈前进针为主要穿刺路径，但不拘泥于颈前进针，可根据实际情况采取侧颈部进针等穿刺路径。特别是位于颈动脉鞘背侧的转移淋巴结，尽量选择侧颈部进针，可使手术操作更加灵活方便。进针时注意路径中的解剖结构，在超声引导下避开颈部血管、气管、神经等重要结构。侧颈部进针时，若穿刺路径经过胸锁乳突肌，可于肌内注射局麻药后，再适当注射一定量生理盐水，将肌肉分层，以利于消融针穿刺。此外，胸锁乳突肌内有膈神经分支走行，该神经若受到刺激可产生呼吸频率明显降低等表现。若术中出现呼吸频率明显降低，可立即使用阿托品肌内注射改善症状。

一般在颈部横切面扫查时选择进针路径，可以同时清晰显示病灶及周围重要结构，但许多侧颈部淋巴结转移癌位于颈总动脉及颈内静脉之间，在横切面扫查时没有安全进针路径的情况下，也可以在纵切面及斜切面扫查时进针，前提条件是术者一定要有颈部空间感，不要误伤在纵切面看不到的重要结构，在注射隔离液或消融过程中要不断变化切面，以便时刻清晰显示周围重要结构。

（九）消融方式的选择

对颈部淋巴结转移癌一般采取适形消融，热量在淋巴结包膜内完全聚集即可达到较好的治疗效果，不建议扩大消融或消融针道，以防止颈部神经的热损伤。

（1）移动消融：消融转移性淋巴结病灶时，若淋巴结较大，长径 > 2cm，推荐使用移动消融法。将病灶分为多个小的消融单元，通过移动消融，依次对各个单元进行热消融处理，由于超声容易受气体干扰，移动消融的先后次序需要采取一定的技巧。如果消融针从左侧向右侧进针，可采取"从左侧向右侧、从背侧向腹侧、从下向上"等依次消融，需确保实现整体消融病灶。相反，如果消融针从右侧向左侧进针，可采取"从右侧向左侧、从背侧向腹侧、从下向上"等依次消融。转移淋巴结病灶较大时消融时间一定要足够，才能达到病灶的完全灭活。每点的消融时间应停留10秒以上，逐点逐层叠加消融，防止病灶局部遗漏（图8-8）。

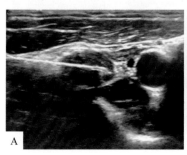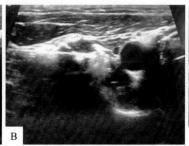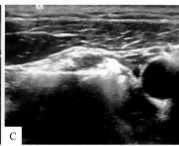

图 8-8　移动消融

将消融针穿刺到淋巴结远端包膜下，启动消融仪，热量覆盖后缓慢退针，直到热量强回声将整个淋巴结完全覆盖（A～C）。

（2）单切面固定消融：对于测值较小的淋巴结，长径 < 1cm，则可使用固定消融法。将消融针固定于病灶持续作用，将其灭活。为确保病灶完全消融，即使小病灶，仍可考虑多点消融。消融小病灶时，会出现病灶周围隔离液同时受热升温（图 8-9）。相对而言，神经组织对热耐受较周围肌肉及结缔组织差，应警惕继发性热损伤。因此，使用固定消融时，可在消融过程中持续少量注入生理盐水，此时的生理盐水可起到隔离和降温作用，使周围正常组织免受热损伤。

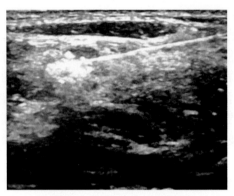

图 8-9　单切面固定消融

较小淋巴结单切面固定消融，热量迅速在淋巴结内聚集并达到完全覆盖即可达到完全消融。

（3）多切面固定消融：对于长径 1 ~ 1.5cm 圆形淋巴结转移癌可以采取多切面固定消融的方法。将消融针穿刺到淋巴结后包膜前方远端包膜下进行固定消融，待热量覆盖转移淋巴结下 1/3 处，再将消融针退出到近端包膜下，调整针尖位置进行第二个层面的消融，依次进行第三层面及多个层面消融，消融层面采用叠加的方法使整个淋巴结被热量完全覆盖（图8-10）。

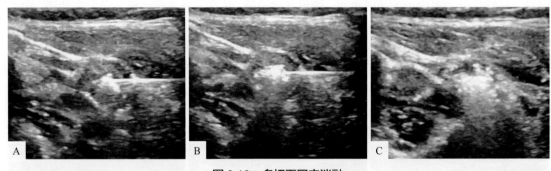

图 8-10　多切面固定消融

A. 稍大淋巴结多采取多切面固定消融，消融针穿刺到淋巴结中部固定消融，使热量强回声完全覆盖淋巴结一个切面；B. 变动探头位置观察是否有热量强回声未覆盖的部分；C. 重新穿刺消融，直到强回声完全覆盖整个淋巴结。

（4）血管阻断：对于血流信号丰富的淋巴结消融，可根据术前 CEUS 及 CDFI，先将消融针穿刺到淋巴结内血流丰富处对供血血管进行热凝固阻断。血管阻断后，可见淋巴结内血流信号消失或明显减少，有利于整个淋巴结的完全消融及灭活。

（5）消融结束时机的判断：消融过程中应采用超声实时多切面观察，当显示病灶完全被热消融产生的强回声覆盖时，停止热消融；待消融产生的强回声消散时，立即进行 CEUS 检查，评估热消融情况，以判断整个淋巴结转移癌消融是否完全。消融完全时，整个病灶内没有造影剂填充，呈边缘光滑锐利的"黑洞征"（图 8-11、图 8-12）；消融不完全、有残留病灶时，病灶边缘呈"虫蚀样"增强或局灶性增强，可以针对残留的区域进行补充消融，消融后再次造影明确病灶消融是否完全。

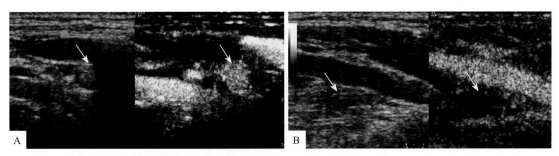

图 8-11 侧颈部淋巴结消融

A.侧颈部淋巴结消融前超声造影呈均匀高增强（箭头）；B.消融后淋巴结内无造影剂填充，呈"黑洞征"（箭头）。

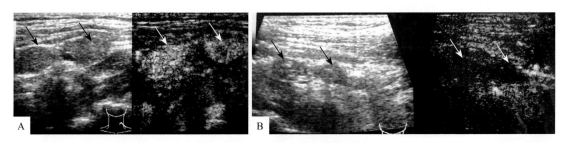

图 8-12 侧颈部多发淋巴结消融

A.侧颈部多发淋巴结消融前超声造影呈均匀高增强（箭头）；B.消融后淋巴结较前缩小，内无造影剂填充，呈"黑洞征"（箭头）。

三、中央区淋巴结转移癌消融技术要点

中央区淋巴结转移癌最常见于气管两侧，少数也可见于气管前方，与气管及喉返神经关系密切，由于该部位淋巴结肿大可以见于双侧Ⅵ区，也可为多个淋巴结肿大转移。消融操作方法和技巧与侧颈部淋巴结转移癌的消融有所不同。

（一）仔细辨别复发转移癌与周围组织的关系，制定相应的治疗方案

术前术者要对病灶行多角度、多切面超声扫查，确定中央区转移淋巴结的数目、大小及毗邻关系，确定是否有与气管及喉返神经粘连或侵犯，提前制定详细的消融方案，并提前做好相关并发症可能发生的风险预案，特殊患者需要进行多学科会诊，与患者及家属充分沟通并签署知情同意书。

（二）体位的选择

患者取仰卧位充分暴露颈部，适当垫高肩部使颈部后仰，有利于清晰显示中央区淋巴结，并可为术者留有安全、舒适的操作空间，便于穿刺针及消融针的调整及操作。常规消毒、铺巾，超声引导下用 1% 利多卡因等局麻药，局部麻醉皮肤穿刺点及路径中的各层软组织。

（三）根据淋巴结的位置特点，选择不同的液体进行隔离保护

中央区淋巴结靠近气管及喉返神经，消融前隔离液的注射非常重要，由于多次外科手术，

解剖位置变异及周围毗邻重要结构复杂，需要更高的穿刺技巧来实现精准的液体注射及隔离。

1. 生理盐水隔离液　若淋巴结紧靠喉返神经，隔离液可选用利多卡因稀释液及生理盐水进行隔离，避免将高浓度利多卡因注射在喉返神经及颈交感干星状神经节前方，防止浸润麻醉造成喉返神经及颈交感干星状神经节阻滞，引起相应症状，以免造成不必要的紧张。一旦出现神经阻滞的情况，可以局部注射生理盐水稀释，使症状缓解后再行消融，以免与消融造成的神经热损伤混淆。

2. 局麻药隔离液　若病灶距喉返神经较远（如气管前的转移淋巴结），可以在超声引导下以 1% 利多卡因或其稀释液在淋巴结周围间隙进行局部浸润麻醉及隔离。可以有效降低手术过程中患者的疼痛感，辅助手术顺利进行。

（四）病灶与周围组织器官粘连的隔离液处理方式

由于中央区的转移性淋巴结经常出现与食管、气管粘连的情况。此时建议的隔离液注射手法与技巧与侧颈部粘连淋巴结隔离相似。值得注意的是，有少数患者，将常温生理盐水注射于气管与病灶间后，由于水温稍低，因气管受到刺激，患者在术中产生反复咳嗽，此时，可使用 37～40℃ 生理盐水，减少对气管温度刺激，避免此现象的出现。

（五）隔离液穿刺针进针方向的选择

多采取颈前进针，进针方向选择背离气管进入淋巴结与气管间隙，使进针角度与气管角度平行，这样既有利于气管与淋巴结的分离，也可以避免针尖误伤气管；如果颈前进针不能将淋巴结与气管分离，也可以选择颈前及侧颈部多方向进针，尽量将隔离液注射在淋巴结周围，使淋巴结与气管、血管及喉返神经完全分离（图 8-13、图 8-14）。

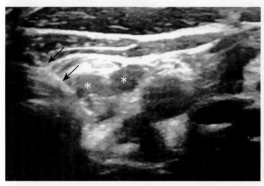 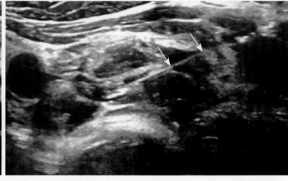

图 8-13　颈前进针，中央区淋巴结消融前
注射隔离液 1

从颈前进针，穿刺针进入淋巴结与气管之间的过程中，边进针边推注隔离液，使淋巴结与气管、喉返神经及血管完全分离（箭头示穿刺针，星号示淋巴结）。

图 8-14　颈前进针，中央区淋巴结消融前注射隔离液 2

从颈前进针，穿刺针进入淋巴结与气管之间的过程中，边进针边推注隔离液，使淋巴结与气管、喉返神经及血管完全分离（箭头示穿刺针），穿刺针前方为肿大淋巴结。

（六）消融结束时间判定

中央区淋巴结消融结束时机的判定与侧颈部淋巴结消融相似，所有可疑肿大淋巴结逐一消融后停止。消融后即刻进行 CEUS 判断疗效。当 CEUS 检查提示转移癌完全没有增强时结束手术，如果病灶内有造影剂填充，需补充消融。

（七）注意事项

1. 中央区转移性淋巴结病灶消融方法可以根据大小选择单切面固定消融、多切面固定消融、移动消融等方法，将肿大淋巴结逐一消融，具体方法与侧颈部淋巴结消融方法相同。

2. 中央区淋巴结与气管关系密切，消融过程由于热量对气管的刺激，可能造成剧烈咳嗽，此时一定要停止消融，于淋巴结与气管之间再次注射生理盐水，减少热量传导对气管的刺激，如果肿大淋巴结与气管粘连明显不能分离或对气管有浸润，则应放弃消融以免造成气管热损伤导致气管穿孔。如果较大淋巴结转移癌与气管软骨组织粘连较严重，甚至造成气管受压狭窄时，可以进行姑息消融，仅消融外围部分肿瘤组织，气管周边需要预留 5mm 以上的肿瘤组织作为支撑，防止气管进一步狭窄、塌陷。也可以联合 ^{125}I 粒子植入，对外围肿瘤组织消融治疗，气管旁肿瘤组织内植入 ^{125}I 粒子，这样既可以比较完全地灭活肿瘤组织，又能防止气管塌陷。对于与气管粘连的较小淋巴结，如果不能分离，可以局部注射聚桂醇进行补充硬化治疗，术后建议患者追加 ^{125}I 粒子植入补充治疗。

3. 中央区淋巴结由于紧邻气管或食管，颈前进针时进针角度近似垂直，消融针显示困难，建议消融前尽量用生理盐水将肿大淋巴结向外上方推移，具体方法：经颈前将穿刺针（10ml 注射器针）穿刺到淋巴结后内侧，注射生理盐水 10～20ml，尽量将淋巴结推移至比较合适、安全的位置，有利于消融针的穿刺及清晰显示，然后再进行消融，可大大增加消融安全性及有效性。

四、甲状腺床复发癌消融技术要点

甲状腺床复发灶在甲状腺全切术后发生，病灶位置比较深在，与喉返神经及气管关系密切甚至粘连，消融前必须充分告知患者可能发生的风险并签署知情同意书，对于没有手术机会及 ^{131}I 治疗不敏感者，消融治疗是有效的选择。

（一）治疗方案的制定

术前要进行颈部 CT 检查，了解病灶与气管的关系，观察气管是否有浸润、是否有狭窄，如果有气管浸润并致气管明显狭窄，要作为禁忌证，防止气管损伤造成窒息；在气管环完整的情况下，术者要对病灶行多角度、多切面超声检查，确定甲状腺床复发灶的大小、形态及毗邻关系，确定是否有粘连或重要结构的侵犯，提前制定详细的消融方案，并做好相关并发症可能发生的风险预案，特殊患者需要进行多学科综合治疗，并与患者及家属充分沟通并签署知情同意书。

（二）体位的选择

患者取仰卧位充分暴露颈部，适当垫高肩部使颈部后仰，以清晰显示甲状腺床病灶，并有利于术者有安全舒适的操作空间。常规消毒、铺巾，超声引导下用 1% 利多卡因等局麻药，局部麻醉皮肤穿刺点及路径中的各层肌肉及软组织。

（三）隔离液的注射

根据病灶位置特点，选择不同的液体进行隔离保护，甲状腺床复发灶靠近气管及喉返神经，消融前隔离液的注射非常重要。由于病灶比较深在，需要更高的穿刺技巧来实现精准的隔离液注射。

注射隔离液常在颈前进针，沿气管旁将穿刺针（多用长 10cm 的 18G 经皮穿刺针）穿刺到病灶后方，将 20ml 生理盐水注射到病灶与气管及喉返神经之间，充分隔离，隔离液的范围在患者能耐受的情况下尽量多，使后间隙大于 1cm 以上。其优点有：①防止在扩大消融时造成对喉返神经的热损伤；②可以通过生理盐水将病灶向上向外推移，使病灶位置更清晰显示，与周围的结构界限更清晰（图 8-15）；③进针的角度更大，更有利于穿刺路径的清晰显示及消融针尖的显示，使消融过程可视化程度提高，安全性增高。

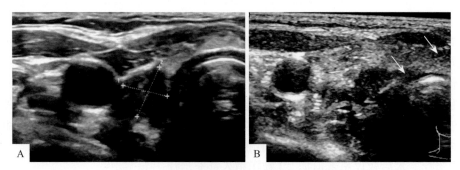

图 8-15　甲状腺床复发灶消融前注射隔离液

A. 甲状腺床复发癌，标识处为病灶，位于气管与颈动脉鞘之间；B. 注射隔离液：颈前进针，将长 10cm 的 18G 经皮穿刺针沿气管旁穿刺到病灶后方，将 20ml 生理盐水注射到病灶与喉返神经之间，将后间隙充分隔离，此病灶与气管无法分离（箭头示经皮穿刺针）。

（四）消融技巧

1. 甲状腺床复发癌需要扩大消融，因为复发灶形态不规则，边界不清晰，没有包膜，与周围组织没有明确的界限，只有扩大消融超出病灶的范围，才可能达到病灶完全灭活。

2. 由于复发灶质地较硬，热量辐射较慢，消融针移动困难，所以消融时多采取多切面固定消融，利用多点多切面消融达到病灶的完全灭活。消融过程中需要多切面观察病灶，从病灶的最下方开始消融，一般需要消融 3 个层面以上来达到扩大消融的目的。

3. 甲状腺床复发癌如果与气管粘连明显无法分离时，可以采取撬动式消融方式，利用杠杆原理将病灶挑起，使之远离气管后再进行消融，防止气管热损伤（图 8-16）；在消融过程中要密切关注患者的反应，患者咳嗽时要停止消融，咳嗽停止后可以再进行消融；如果一启动消融患者就咳嗽则要终止消融。解决方案：在病灶及气管之间继续增加生理盐水隔离厚度，如果不能隔离，可以将生理盐水注射在气管周围组织内，使之呈水肿状态，有效减少热量对气管的刺激。如果注射生理盐水确实困难，患者消融时咳嗽明显，可以放弃消融，用化学消融或 ^{125}I 粒子植入补充治疗。

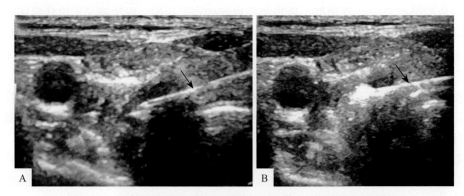

图 8-16　甲状腺床复发癌与气管粘连明显无法分离的撬动式消融

A. 将消融针穿刺到病灶内，利用杠杆原理将病灶挑起（箭头示消融针）；B. 边撬动使病灶远离气管边进行消融（箭头示消融针）。

4. 比较大的甲状腺床复发癌与气管粘连部分也可以术前制定热消融联合 ^{125}I 粒子植入治疗方案，操作方法与技巧可以参考中央区转移淋巴结消融（图 8-17）。

5. 消融时往往可发现局部少许残余的甲状腺腺体，或残余的锥状叶，需要进一步行 ^{131}I 治疗的甲状腺床复发癌患者，在消融甲状腺床复发病灶时，应尽可能将残余的腺体一并消融。

6. 消融后利用 CEUS 判断消融范围，病灶内无造影剂填充为肿瘤完全灭活的标准，其范围需要大于消融前的范围。

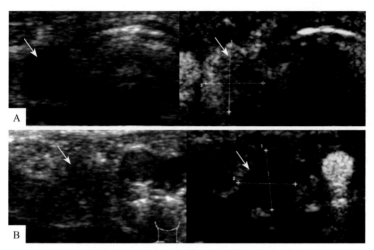

图 8-17 甲状腺床复发癌消融超声造影

A. 甲状腺床复发癌（箭头）消融前呈不均匀高增强，增强范围大于二维超声病灶；B. 消融后病灶内无造影剂填充（箭头），呈"黑洞征"，范围大于消融前范围。

总之，消融侧颈部、中央区及甲状腺床的复发转移灶时，应充分了解局部解剖结构，合理利用各种辅助手段、保护周围组织器官，避免损伤周围神经、气管等。另外，针对特殊部位的转移癌，除热消融外，还应灵活运用其他各种消融方式对热消融进行补偿，尽可能达到病灶的完全灭活[1-2]。

（王淑荣　李征毅）

参考文献

[1] TENG D, DING L, WANG Y, et al. Safety and efficiency of ultrasound-guided low power microwave ablation in the treatment of cervical metastatic lymph node from papillary thyroid carcinoma: a mean of 32 months follow-up study. Endocrine, 2018, 62(3): 648-654.

[2] 张璐，周伟，彭艳，等. 经皮激光消融对甲状腺乳头状癌术后颈部转移性淋巴结的疗效：前瞻性队列研究. 协和医学杂志，2021,12 (1): 67-72.

第四节　术后管理

甲状腺复发转移癌相较于甲状腺良性结节的消融治疗，术后管理略有不同。跟传统手术一样，甲状腺复发转移癌消融术后也需要增加激素抑制治疗，以减少复发的概率；术后还需要进行密切随访[1-2]，严密监测消融疗效及肿瘤是否复发。

一、术后即刻疗效评价

（一）通过消融气化区范围评价

消融过程中，微波场内的高温使局部组织产生热蒸气微泡，形成强回声的气化区。特别是转移性淋巴结，由于包膜把热量局限在肿瘤，形成边界清晰的气化区，因此，通过多角度、多切面立体扫查，借助强回声气化区范围可以初步评估消融范围。

（二）通过转移癌回声的改变评价

消融治疗几分钟后，气化区逐渐退去，消融区呈低回声，若气化区未完全退去，消融区则呈现以低回声为主的高低混合回声区，与周围未消融的正常组织分界清楚，因此，通过多角度、多切面立体扫查，借助回声改变，可以初步评价消融范围及疗效。

（三）通过转移癌的血流情况评价

消融前，CDFI 状态下，转移癌常可见到点条状血流信号。消融彻底后，CDFI 状态下，转移癌内未见明显的血流信号，可以协助评估疗效。因此，通过多角度、多切面立体扫查，肿瘤内部未见明显的血流信号，可以初步评估消融的疗效。

（四）通过超声造影评价

通过气化区、转移癌回声的改变、CDFI 血流信号，可以初步评估消融的疗效，但往往不够精确，特别是转移癌的边缘区域往往容易残留，而 CEUS 则可以很好地弥补这一不足。消融前，可以看到造影剂进入转移癌的活性组织部分，呈高增强、等增强或低增强。消融术后，由于肿瘤组织的荷瘤血管被阻断，肿瘤组织被灭活，CEUS 下，造影剂无法进入转移癌，呈无增强的"空洞征"。通过多角度、多切面扫查，若目标消融区无增强表示消融完全，若发现边缘局部仍有增强，提示仍有部分残留癌组织，应及时进行补充消融，做到完全消融。

CEUS 主要用于观察消融前后病变区域的微循环灌注情况。目前，在甲状腺转移癌方面，临床常用的造影剂主要有注射用六氟化硫微泡（英文名：SonoVue，商品名：声诺维），说明书推荐使用剂量为 2.4ml。具体操作还可以根据超声仪器的性能和探头类型调整用药剂量。例如：GE LOGIQ-E9 使用 9L 高频探头、SAMSUNG-RS80A 使用 LA2-9 高频探头等行 CEUS 时，注入 1.2ml 声诺维混悬液可清晰显示病灶增强情况，可以减少造影剂的使用量。

造影时，可以经肘静脉注射造影剂，采用团注法快速注射，随后跟注 5ml 生理盐水冲管。同时，启动超声仪器上的计时器并存储 CEUS 图像，每次图像采集，从注射造影剂开始至造影结束，至少持续 3 分钟。术后的录像还可与术前 CEUS 录像进行比较，以进一步确认消融范围是否足够。有条件的单位还可以借助融合成像（超声与超声图像融合、超声与 CT 图像融合、超声与 MRI 图像融合等）进一步评估疗效。

二、术后常规处理

（一）检查消融区局部是否有活动性出血

消融结束退出消融针时，可以边退针边消融，当针尖退到肿瘤边缘时停止消融，减少对颈部软组织及颈部神经的热损伤，也可以减少热量传导到皮肤并烫伤皮肤。针尖退出体外后，应用常规超声和 CDFI 扫查消融灶周围是否有活动性出血或血肿形成。如果有活动性出血，CDFI 可见条状血流信号，此时应及时进行干预。如果 CDFI 显示明显出血点，可加大功率用消融针对出血点进行烧灼，如血流速度较慢，消融一般能够止血；如果 CDFI 显示无明显出血点，位置表浅的转移癌，应首先选择按压止血；观察患者血压的情况，如果血压高，及时进行降压处理；如果以上手段均不能及时止血，应果断进行外科切开结扎止血。如果出现气管压迫症状，应及时进行气管插管，保证生命体征正常，为随后的抢救赢得时间。

（二）观察周围重要结构

消融时要注意切勿损伤周围重要器官结构，如颈部大血管、气管、食管。

（三）保护皮肤，避免皮肤受消融区的余热迟发性灼伤

术毕，用 75% 酒精纱布湿敷术区 20 ~ 30 分钟，防止消融区余热迟发性灼伤皮肤。患者返回病房后，继续使用冰袋冰敷术区 2 ~ 4 小时。

（四）密切监测患者生命体征

转移癌术后必须密切观察患者生命体征 2 ~ 8 小时，注意可能出现的并发症，如呼吸困难、声音嘶哑、皮肤灼伤、疼痛等，及时对症处理（详见并发症处理），记录出现的并发症，并持续关注后续变化。部分患者术中隔离液的注射量较多，术后液体被周围的软组织吸收，颈部水肿会比较明显，局部水肿的压迫刺激或全身麻醉气管插管对咽喉的刺激，一些患者术后会有咳嗽、咳痰的症状。此时可使用激素缓解颈部水肿情况，进行祛痰、止咳对症处理。术后，患者床边常规备吸痰包、气管插管包或气管切开包以迅速应对危急并发症的发生，挽救患者生命。

三、术后随访及疗效评估

术后的随访对于评估消融疗效、及时发现新发病灶非常重要。术后随访主要有影像学检查及实验室检查。

对于随访时间，建议消融术后第 1 日先复查甲状腺球蛋白（Tg）、抗甲状腺球蛋白抗体（TgAb）、甲状腺功能，若术前病理为 MTC，需增加复查降钙素。消融术后 1 个月、3 个月、6 个月及以后根据治疗情况每 6 ~ 12 个月进行以下各个方面的随访复查，密切监测是否有肿瘤复发及是否有其他颈部淋巴结转移。

（一）影像学检查

对于甲状腺癌术后复发患者，2019 年中国临床肿瘤学会（CSCO）指南建议采用多种影像学检查[1]，以便准确评估疾病状态。其中超声是一线检查手段。

1. **超声检查** 通过常规超声可了解消融灶回声情况及周围组织器官情况，初步判断消融是否彻底，有没有残余的转移癌组织。

通过 CDFI 可了解消融灶的血供情况，如果消融灶消融彻底，则消融灶内部无血流信号；如果消融灶残留，则可见局部点状或点条状血流信号。

检查记录消融灶大小及体积，计算体积缩小率［体积缩小率（%）=（病灶原体积 − 术后随访体积）/ 病灶原体积 ×100%］；消融灶体积（V）计算公式：$V=\pi abc/6$（测量最大长径 a，选取最大的横切面，测量消融灶宽径 b 和厚径 c）。

超声检查应采用高频探头进行扫查，并由有甲状腺超声检查经验的医生进行操作。颏下至锁骨上、胸骨上后方均是扫查范围，采用横切面及纵切面扫查侧方和中央区，可疑部位使用多切面及多普勒扫查。需特别关注咽后、咽旁及气管食管沟区域。颈部超声评估内容包括颈部淋巴结、甲状腺床、颈部软组织、血管及气管食管。其主要超声成像特点见表 8-1。

表 8-1　甲状腺癌复发转移病灶的超声特点

部位	复发转移病灶
甲状腺床	长轴显示为椭圆形或不规则低回声、横切面纵横比 > 1,微钙化和囊性变、血流信号增加
颈部淋巴结	可疑转移淋巴结(至少具备以下一个征象):微钙化、囊性变、周围或弥漫性血流信号增多、高回声 不能确定性质淋巴结:无淋巴结门,且至少具备以下特征之一,包括圆形,短轴增大(Ⅱ区 > 8mm,Ⅲ区和Ⅳ区 ≥ 5mm),中心性血流信号增多 正常淋巴结具有淋巴结门,皮髓质分界清,门型血流,部分可见血流信号放射状分布
皮下脂肪组织或肌肉组织	多为实性结节,边界不规则,部分可以显示血流信号增多
颈部静脉	静脉内出现瘤栓回声,部分内部可见血流信号
气管、食管	气管、食管壁连续性中断

　　超声有时候不易区别甲状腺床的一些良性病变（如术后瘢痕、缝线肉芽肿、食管气管憩室、断端神经瘤及炎症反应增生性淋巴结等）和复发病灶。因此,超声图像的正确解释需结合临床病史、实验室指标和病理等。

　　2. **颈部增强 CT 或 MRI**　颈部增强 CT 或 MRI 有助于评估超声可能无法完全探及的部位,如纵隔和Ⅱ区淋巴结,或 Tg 阳性而超声检查阴性时。颈部增强 CT 或 MRI 还有利于评估复发病灶或淋巴结与周围结构及器官的相对关系,如气管、食管、颈动脉鞘的关系,为进一步治疗提供帮助。

　　3. **^{131}I- 全身扫描（^{131}I-WBS）/ 诊断性全身核素显像（Dx-WBS）**　^{131}I-WBS 可发现具有摄碘能力的病变,对甲状腺癌复发、转移的诊断有重要意义。^{131}I-WBS 对分化程度高、摄碘活性较高的甲状腺癌敏感性较高,而对于分化程度低、摄碘活性低的甲状腺癌敏感性则较低。^{131}I-WBS 的优势是对远处转移灶敏感性较高,缺点是解剖定位较差,不能为手术提供足够的信息。Dx-WBS 和 ^{18}F-FDG PET 在甲状腺复发转移癌热消融术后的随访中均有一定价值,但不建议作为常规随访检查。对于超声可能无法完全探及的部位,以及 Tg/TgAb 持续升高但超声未见明确转移灶时,Dx-WBS 可探查术后甲状腺的残留及可疑转移灶的摄碘能力,但行 Dx-WBS 前的 TSH 刺激过程可能会加重病情,故仅在需多次 ^{131}I 治疗之前评估疾病状态、病灶摄碘情况或评估无远处转移患者碘治疗后的疗效时可考虑 Dx-WBS。

　　4. **PET/CT**　PET/CT 常用放射性药物为 ^{18}F-FDG,复发的甲状腺癌具有低摄碘性、高摄取 ^{18}F-FDG 的倾向。PET/CT 价格昂贵,不适合作为检测癌灶复发和转移的常规手段,但是对于复发和转移的高危患者,如有条件可以考虑,特别是术后 Tg 或 TgAb 持续升高,而 ^{131}I-WBS 阴性,超声、CT 或 MRI 等影像学也无阳性发现时。^{18}F-FDG PET 可以协助寻找和定位病灶;对不摄碘病灶、侵袭性或转移性 DTC 也可使用 ^{18}F-FDG PET 评估和监测病情[2]。

　　5. **定期行胸片检查**　胸片检查可以初步排除肺部转移灶;如胸片怀疑肺转移者应行 CT 增强进一步检查,以评估肺转移病灶部位、大小、数量。

　　（二）病理检查

　　当超声检查发现了异常回声区（甲状腺床可疑复发病变及颈部可疑淋巴结肿大）,经验丰富的医生仍难以明确诊断时，可采取超声导引下细针抽吸（FNA），FNA-Tg 检查。对短径 > 8mm 的可疑淋巴结和甲状腺床可疑病变进行超声引导下 FNA，并进行细胞学检查或测定穿刺洗脱液的 Tg 水平。Tg≥1ng/ml 为可疑转移，Tg 水平越高则转移或复发的可能性越大。2013 年欧洲甲状腺协会的《甲状腺癌患者术后颈部超声扫描和应用技术指南》[3] 和 2011 年法国内分泌学会的甲状腺结节治疗指南 [4] 对甲状腺术后 FNA-Tg 的建议诊断阳性值是：Tg < 1ng/ml 为正常；Tg 为 1~10ng 时需要同细胞学检查对比；Tg > 10ng/ml 提示淋巴结内或甲状腺床存在肿瘤组织（TgAb 过高会干扰 FNA-Tg 的测量，导致 FNA-Tg 低水平，引起假阴性）。但当影像学提示恶性可能性较大，淋巴结位置特殊，穿刺困难时并不一定需要行 FNA 检查。

（三）实验室检查

随访期监测血清 Tg、TgAb 以评估疗效，并监测患者甲状腺功能情况。

1. 血清 Tg Tg 是甲状腺滤泡上皮细胞分泌的特异性蛋白，对监测疾病的复发具有较高的敏感性和特异性。Tg 作为甲状腺癌复发的监测指标，在全甲状腺切除后，无 TgAb 干扰下，低血清 Tg 水平具有较高的阴性预测值，如 TSH 抑制状态下 Tg 监测不到（< 0.2ng/ml）或刺激性 Tg < 1ng/ml，提示为无疾病状态，但可能受 TgAb 干扰而出现假阴性；Tg 水平增高（如抑制性 Tg > 1ng/ml；刺激性 Tg > 2ng/ml）则提示存在疾病持续 / 复发的可能。

对于留存部分正常甲状腺组织的患者，2012 年中国版《甲状腺结节和分化型甲状腺癌诊治指南》认为术后仍应定期（每 6 个月）测定血清 Tg、TgAb，对术后 Tg 水平呈持续升高趋势者，应考虑是否有复发，需结合颈部超声或其他检查进一步评估。研究显示，尽管 Tg 会受到术后残余甲状腺组织的影响，但刺激性 Tg 对甲状腺癌远处转移具有重要预测价值，若刺激性 Tg 阈值为 52.75ng/ml 时其预测远处转移的敏感性和特异性分别为 79.5% 和 93.70%。

2. TgAb TgAb 的存在会降低通过化学发光免疫分析方法监测血清 Tg 的水平，从而影响通过 Tg 监测病情的准确性，故须同时监测 Tg 和 TgAb 水平的变化，并动态分析，在术前 TgAb 明显增高者，TgAb 下降提示手术治疗有效。对术后 TgAb 持续不降或下降后再次升高者，应进行相关影像学检查。

3. 血清降钙素 血清降钙素是 MTC 的标志。根据 ATA 指南，在血清降钙素为 2~150pg/ml 时，推荐使用颈部超声检查，当术后血清降钙素 > 150pg/ml 时，应加用其他影像学方法评估是否复发。

4. 甲状腺功能 了解患者的甲状腺功能情况，调整用药。

四、激素抑制治疗

对于尚存分化功能的甲状腺癌细胞，TSH 可通过与 TSH 受体结合刺激其生长，导致可能残存的正常甲状腺组织和癌组织异常增生，增加复发的可能性。因此，TSH 抑制治疗是分化型甲状腺复发转移癌热消融术后的重要内容，即术后应用甲状腺激素将 TSH 抑制在正常低值或低于正常值下限。一方面补充甲状腺癌患者热消融术后所缺乏的甲状腺激素；另一方面还可抑制甲状腺癌细胞的生长。而对于肿瘤分化程度低、不再表达 TSH 受体的甲状腺癌细胞，其生长、增殖并非依赖于 TSH 的作用，即便将此类患者的 TSH 抑制到很低的水平，对减缓病情进展仍作用不大，故仅需进行甲状腺激素替代治疗。

目前甲状腺素制剂主要包括甲状腺素片和人工合成的左甲状腺素片（L-T$_4$）。甲状腺素片中甲状腺激素的剂量 T$_3$/T$_4$ 的比例不稳定，可能导致 TSH 水平的波动。而 L-T$_4$ 制剂纯净，剂量精确，能通过人体代谢达到 T_3 和 T_4 的生理平衡，血药浓度易控制，疗效稳定，因此 TSH 抑制治疗用药首选 $L-T_4$ 口服制剂。早餐前空腹顿服 $L-T_4$ 最利于维持稳定的 TSH 水平。近期的荟萃分析显示，对于 DTC 术后 TSH 抑制合并吸收不良的患者，$L-T_4$ 液性制剂可能比片剂效果更佳。

目前国内多数学者建议于术后第 1 日开始口服甲状腺素，从小剂量开始。$L-T_4$ 的起始剂量因患者年龄和伴发疾病情况而异，年轻患者直接使用目标剂量，50 岁以上的患者如无心脏病及其倾向，初始剂量为 50μg/d；如患者有冠心病或其他高危因素，初始剂量应为 $12.5 \sim 25.0$μg/d，甚至更少，增量应更缓、调整间期应更长，并严密监测心脏状况。$L-T_4$ 最终剂量的确定有赖于血清 TSH 的目标和监测结果。

（一）促甲状腺激素抑制治疗目标

术后 TSH 水平与甲状腺复发转移癌热消融术后的再复发、转移和癌症相关死亡相关，特别对高危甲状腺复发转移癌患者，这种关联性更加明确。TSH 抑制治疗既要降低甲状腺复发转移癌热消融术后的再复发率、转移发生率和肿瘤特异性病死率，又要减少外源性亚临床甲状腺毒症导致的副作用。

处于复发及转移性甲状腺癌接受热消融手术治疗后 1 年内的初治期患者，需结合 TSH 抑制治疗副作用风险，设定个体化 TSH 目标（表 8-2）。有研究显示，此类患者可从 TSH 抑制至 < 0.1mU/L 中明显获益，表现为无病生存率显著提高，但更大强度的 TSH 抑制（< 0.03mU/L）未带来更多获益。对 TSH 抑制治疗副作用风险为中高危级别的患者，此时抑制治疗不宜一味追求 TSH < 0.1mU/L，而应兼顾副作用风险，将 TSH 控制至接近达标的最大可耐受程度。

处于复发及转移性甲状腺癌接受热消融手术治疗 1 年后的随访期患者，经过治疗，其肿瘤复发风险可能会发生变化，因此 TSH 抑制治疗的目标并非一成不变。术后患者的长期随访中应实施动态复发危险度分层，连续、实时、精准地综合评价患者对治疗的反应，为患者选择恰当的治疗方案和随访策略，减少对低危患者的过度治疗和随访，而给予高危患者恰当的治疗和监控。动态复发危险度分层可将疗效反应分为"疗效满意""生化疗效不佳""结构性疗效不佳""疗效不确切"4 种。如果疗效满意，提示患者从复发风险高危降至低危，则 TSH 抑制目标可放宽至正常范围的低值，如果生化疗效不佳甚至结构性疗效不佳，则提示患者仍有高危复发风险，需结合副作用风险将 TSH 抑制到较低的水平（表 8-2）。由于甲状腺癌患者的生存期一般较长，动态监测评估往往需要持续终身，而 TSH 抑制治疗目标也应随着患者对治疗的反应情况及时调整。

表 8-2 促甲状腺激素（TSH）抑制治疗策略

治疗期分类	I 级推荐	II 级推荐
全程	1. 对尚存甲状腺细胞分化功能的持续 / 复发及转移性甲状腺癌，及时给予 TSH 抑制治疗 2. 用药首选左甲状腺素（$L-T_4$）口服制剂空腹顿服 3. $L-T_4$ 起始剂量因患者年龄和伴发疾病情况而异，最终剂量根据 TSH 目标和监测结果调整 4. $L-T_4$ 剂量调整阶段每 4 ~ 6 周复查 TSH；TSH 达标后复查间隔可放宽至 3 ~ 6 个月	—

续表

治疗期分类	I 级推荐	II 级推荐
初治期	结合 TSH 抑制治疗副作用风险,设定个体化 TSH 目标: 1. 副作用风险低危,TSH < 0.1mU/L 2. 副作用风险中高危:可耐受的前提下 TSH 为 0.1mU/L 到正常值下限	—
随访期	结合患者对治疗反应的动态评估和 TSH 抑制治疗副作用风险,调整 TSH 目标	疗效满意:TSH 正常值下限到 2.0mU/L 疗效不确切:正常值下限附近 生化疗效不佳:TSH 为 0.1mU/L 到正常值下限,副作用低危时 TSH < 0.1mU/L 结构性疗效不佳:可耐受的前提下 TSH < 0.1mU/L

另外,对于妊娠前已确诊甲状腺复发转移癌的患者,应在计划妊娠时进行甲状腺功能检测。如 TSH 抑制治疗未达标,建议调整 L-T$_4$ 用量,达到 TSH 抑制目标后再妊娠,受孕后可继续维持既定的 TSH 抑制目标。对于妊娠期间新诊断且暂不行热消融治疗的患者,TSH 抑制治疗目标可设定为 0.3 ~ 2.0mU/L。孕期用于 TSH 抑制治疗的 L-T$_4$ 与生理合成的 T$_4$ 一致。此外,在妊娠的特定期间,胎儿发育必须依靠母体完全提供或补充提供 L-T$_4$。因此,妊娠期间切不可盲目停用 L-T$_4$。

（二）促甲状腺激素抑制治疗不良反应

长期使用超生理剂量的甲状腺激素,会造成亚临床甲亢,特别是当 TSH 需长期维持在 < 0.1mU/L 时,可能带来 TSH 抑制治疗的不良反应,主要表现在对心血管系统和绝经后女性骨骼系统的影响。因此,长期 TSH 抑制治疗的潜在益处必须与已知的亚临床外源性甲亢的不良影响相权衡。

1. **心血管系统** 长期 TSH 抑制治疗可增加心率和心肌重量,引起心肌劳损,损害心脏舒张功能,降低动脉弹性,减少心脏储备和舒缩能力,从而加重患者的心脏负荷和心肌缺血,引起静息心率增加、平均动脉压增大,引发或加重心律失常（特别是心房颤动）。与 TSH 抑制相关的不良心血管事件发生的可能性随着年龄的增长而增加,并导致因心血管疾病住院和死亡的风险更高。故术后进行 TSH 抑制治疗前需评估心脏基础情况;定期监测心电图,必要时行动态心电图和超声心动图检查,并定期进行血压、血糖和血脂水平监测,必要时可测定颈动脉内膜中层厚度。

TSH 抑制治疗期间,有心血管系统不良反应（特别是老年患者）,如静息心率超过 90 次 /min,和 / 或伴发心血管疾病的患者,应使用受体拮抗剂对症治疗。TSH 抑制前或治疗期间发生心房颤动者,应专科就诊给予规范化治疗。有心脏基础疾病或心血管事件高危因素者,应针对性地给予地高辛、血管紧张素转化酶抑制剂或其他心血管药物治疗,并适当放宽 TSH 抑制治疗的目标。

2. **骨骼系统** 过量的甲状腺激素可通过缩短重塑周期和加速骨转换来影响骨重塑。TSH 抑制对绝经后妇女骨密度的影响比男性或绝经前妇女更显著,可增加骨质疏松症的发生率,导致骨折风险增加。对需要将 TSH 抑制到低于 TSH 正常值下限的患者（特别是绝经后妇女），需选用血钙/磷、24小时尿钙/磷、骨转换生化标志物和骨密度测定评估治疗前基础骨矿化状态并定期监测。

由于长期亚临床甲亢是绝经后女性骨质疏松症的危险因素，因此绝经后的患者在TSH抑制治疗期间，应接受骨质疏松症初级预防：确保钙摄入1 000～1 200mg/d，补充维生素D 400～600IU/d。用于骨质疏松症防治时，维生素D剂量为800～1 200IU/d。发生骨质疏松症者，应专科就诊并酌情联合其他干预治疗药物（如双膦酸盐类、降钙素类、雌激素类、甲状旁腺激素、选择性雌激素受体调节剂类等）。

此外，接受TSH抑制性治疗的患者，与健康相关的生活质量可能会降低，包括情绪变化（紧张、焦虑）、情绪障碍（抑郁、睡眠障碍、缺乏能量）和认知功能改变，应引起注意。

（苏鸿辉　刘　影　王丹丹）

参考文献

[1] 中国临床肿瘤学会指南工作委员会甲状腺癌专家委员会. 中国临床肿瘤学会(CSCO). 持续/复发及转移性分化型甲状腺癌诊疗指南-2019. 肿瘤预防与治疗, 2019,32(12): 1051-1080.

[2] 中国医师协会外科医师分会甲状腺外科医师委员会, 中国研究型医院委员会甲状腺疾病专业委员会. 分化型甲状腺癌术后管理中国专家共识(2020版). 中国实用外科杂志, 2020(9):1021-1028.

[3] LEENHARDT L, ERDOGAN M F, HEGEDUS L, et al. 2013 European Thyroid Association guidelines for cervical ultrasound scan and ultrasound-guided techniques in the postoperative management of patients with thyroid cancer. Eur Thyroid J, 2013,2(3):147-159.

[4] WÉMEAU J L, SADOUL J L, D'HERBOMEZ M, et al. Guidelines of the French Society of Endocrinology for the management of thyroid nodules. Ann Endocrinol (Paris), 2011,72(4):251-281.

第五节　常见并发症的处理与防范

超声引导下经皮甲状腺复发转移癌热消融是一种精准、超微创、安全的手术方式。鉴于甲状腺复发转移癌的特点及个体差异，与其他手术一样，其消融术中、术后并发症有一定的发生率。文献报道，甲状腺复发癌消融治疗的主要并发症发生率明显高于甲状腺良性结节（5.4% *vs.* 0.9%，*P*=0.002）[1]，但是通过手术技巧的训练及临床经验的积累，甲状腺转移癌及复发癌消融的并发症发生率可以降低。

中华医学会放射学分会介入学组定义并发症包括主要并发症和轻微并发症。主要并发症如果不积极治疗，可能会威胁患者生命，引发严重的疾病或残疾，或导致住院时间延长。

一、轻微并发症的处理与防范

（一）疼痛

1. 术中疼痛　多数患者术中或术后有轻微疼痛或不适感，有时还可能会出现牵涉痛，辐射到头部、耳、肩、胸部、背部或牙齿。大多数疼痛程度较低，一般可以忍受，不需要特殊处理。如因局麻药使用量较少所致，术中可以追加局麻药。如果手术时间较长，所需麻醉药物使用量较大时，也可以将麻醉药稀释到0.5%～0.25%，分多次注射药，减少术中疼痛；如患者对局麻药不敏感，也可以借助其他镇静止痛药（如曲马多、哌替啶、氟比洛芬酯等）

辅助镇痛。

2. 术后即刻疼痛 为术后 6 ~ 8 个小时内的疼痛，大多因消融灶的余热刺激周围神经引起，轻微疼痛不需要特殊处理，一般随着余热消退，疼痛症状逐渐改善。如果疼痛症状较明显，可以使用镇静止痛药（如曲马多、哌替啶、氟比洛芬酯等）进行对症处理。

3. 术后迟发性疼痛 少数患者因术后结节感染伴脓肿形成，患者具有明显的红、肿、热、痛，可按感染方案对症处理。

（二）头晕、呕吐

多由于使用麻醉药物或止痛药所致，轻者不需要特殊处理，随着药物代谢结束，症状逐渐改善。如果呕吐症状较明显，可以进行对症处理，以防止因剧烈呕吐、颈部用力过度，牵扯到消融灶周围的小血管导致出血或结节破裂，特别是术后 24 ~ 48 小时以内。

（三）局部自限性出血

患者往往没有自觉症状，一般不需要特殊处理。术后加强止血、制动，一般血肿在数日到 2 周左右吸收。

（四）低热

部分患者术后会发生低热，一般不需要用药，多饮水，术后第 2 日可自行好转。

二、严重并发症的处理与防范

（一）出血

1. 术中出血 由消融针穿刺引起的机械性损伤是甲状腺复发癌热消融术中出血的主要原因，血肿（二维图像呈絮状液性高回声）迅速弥散到消融灶周围、肌间隙、气管旁等，颈部张力明显增大。此时要分析出血的主要原因。

如果心电监护提示血压明显增高，此时小血管的出血也可能非常迅猛，应及时进行降压处理，否则将直接影响后续的进一步处理；CDFI 和 CEUS 可以协助查找出血点。如果是小血管出血，可以将消融针直接穿刺到出血小血管位置，加大功率进行消融，大多数情况下可以止血；如果为血流速度较快的较大血管出血，单纯消融止血不一定能够达到目的，此时，应及时进行压迫治疗，由于甲状腺复发转移癌大多位置比较表浅，压迫止血往往效果显著；也可使用止血药物进行止血；一旦以上方式无效，必要时可行气管插管维持生命体征稳定，为后续的进一步处理赢得时间，必要时可改为开放手术进行结扎止血。以上方式可以一种或几种同时使用，以达到尽快止血的目的。

2. 术后迟发性出血 如果在返回病房后出现颈部张力增大、压迫气管导致呼吸困难，此时应考虑到术后迟发性出血的可能，床旁彩超可以更加直观地显示出血情况。此时一般考虑为患者颈部活动后拉扯到消融灶周围的小血管引起出血，或术中血管阻断不彻底，术后引起迟发性出血。此时应根据出血情况采取相应的措施。如果出血量不大，颈部张力不大，不影响呼吸，血压稳定，可以采取制动、局部压迫冷敷、输止血药等措施，同时应心电监护动态观察，部分患者能够止血；如果能看到明显出血点及血肿，可以局部注射凝血酶冻干粉溶液，可以达到很好的止血效果。如果出血进一步加重，甚至影响呼吸，应立即行气管插管或气管切开，维持生命体征稳定，必要时转消融止血或外科止血。

颈部迅猛的活动性出血很容易引起气道压迫甚至窒息，是一种严重危及生命的危急重症，必须予以足够的重视。手术过程中消融针道应尽量避开血管；当结束消融，消融针退出针道时可对针道进行消融止血；如遇血供比较丰富的肿块，可对荷瘤血管进行消融阻断，血管阻断必须彻底，避免迟发性活动性出血[2]。

出血后处理详见第六章第五节。

（二）神经压迫或损伤

甲状腺复发癌热消融引起的神经损伤是相对比较常见的主要并发症。有报道统计神经损伤发生率在甲状腺复发癌（7.95%）热消融中高于良性甲状腺结节热消融（0.94%）[3]。

1. 喉返神经损伤　由于甲状腺复发癌的患者在消融术前进行了外科手术，患者神经走行路径可能发生变异，或由于局部粘连不易与复发癌灶隔离开来。消融过程中，特别是Ⅵ区甲状腺复发癌的消融，损伤喉返神经的概率会明显增高。消融时热量波及喉返神经可对其造成直接热损伤。

喉返神经轻度损伤者可出现声音嘶哑，不影响呼吸，一般在半年后逐渐改善。喉返神经严重损伤者，如果是单侧损伤，对侧神经可以起到一定的代偿作用，声音嘶哑的情况有可能逐渐改善；如果双侧损伤，除声音嘶哑，还可能直接影响患者的呼吸甚至生命，必要时需行气道重建手术，以维持患者的生命体征。因此，建议术前常规检查喉镜，排除喉返神经损伤的情况，一旦发现既往损伤的喉返神经，术前应该做好手术计划及风险防控方案，并做好充分的术前知情同意。

2. 喉返神经压迫　也可以出现类似喉返神经损伤的症状，患者说话低沉、费力，但其恢复时间明显短于喉返神经直接损伤。常见于以下几种情况。

1）消融区炎症水肿压迫：患者术后一段时间声音可以正常，随着时间推移逐渐出现声音嘶哑，但嘶哑程度不及直接损伤严重。一般随着炎症消退，消融区的炎症水肿对喉返神经的压迫解除，症状会逐渐改善。如果是由于消融过程中注射隔离液，术后吸收引起的组织水肿，也可能出现类似情况，这种情况下，一般随着几日后水肿吸收消退，症状逐渐改善。

2）消融灶术后变硬压迫：消融灶术后病灶变硬，压迫到周围的神经走行区，也可能出现声音嘶哑。一般不需要特殊处理，随着时间的推移，肿块吸收缩小，压迫解除，症状可逐渐改善。

3）喉返神经走行区域血肿压迫：由于术中消融区出血，术后可能在喉返神经走行区形成血肿，对喉返神经产生压迫，导致声音嘶哑。一般不需要处理，在2~12周随着血肿的吸收，神经压迫解除，症状可逐渐改善。

4）局麻药浸润到周围喉返神经：局麻药浸润到喉返神经走行区域，也可能出现声音嘶哑。一般不需要特殊处理，随着局麻药代谢消失，症状可消失。

3. 非喉返神经损伤或压迫　颈部除喉返神经外，还有其他很多神经走行，如颈中交感神经节、副神经和臂丛神经等。

1）颈中交感神经节热损伤：颈中交感神经节热损伤可以引起霍纳综合征。眼结膜发红可能是颈中交感神经节损伤的最初症状，继而表现为上睑下垂、瞳孔缩小和面部无汗症等典型症状。颈中交感神经节通常位于甲状腺的下层，在颈总动脉周围可见纺锤形低回声结构，术中应仔细辨别该解剖位置的神经节，并尽量做好预防保护措施。颈中交感神经节轻度损伤时，一般在半年或几年后症状逐渐改善；严重损伤时，可能导致永久性的症状。如果消融灶靠近该神经节，术后消融灶变硬压迫引起霍纳综合征，一般不需要特殊处理，随着消融灶逐渐吸收变小，压迫解除，一般可以逐渐改善霍纳综合征（由颈交感神经节的热损伤引起的症状，表现为患侧上睑下垂、瞳孔缩小和患侧面部无汗等，见图8-18）症状。

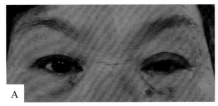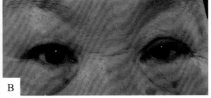

图 8-18　消融后患者出现霍纳综合征

A. 甲状腺乳头状癌甲状腺全切及颈部淋巴结清扫术后颈部淋巴结复发转移，消融颈部转移淋巴结 7 枚，其中 1 枚淋巴结位于颈部Ⅶ区，消融后第 2 日出现左侧上睑下垂、瞳孔缩小、眼球内陷、面部潮红、无汗，考虑Ⅶ区淋巴结消融后水肿压迫星状神经节所致，给予糖皮质激素及营养神经药物治疗；B. 消融术后 3 个月恢复正常，考虑消融术后淋巴结体积缩小，对交感神经节的压迫解除，症状消失。

2）其他神经损伤：在消融过程中副神经损伤、臂丛神经损伤也有报道[2]。副神经较细小，平均直径（0.54±0.09）mm，清晰显示需要丰富的经验。消融时注意识别副神经，避免热损伤，注意不要将增粗的副神经横断面误认为颈部肿大淋巴结进行消融。识别副神经后通过注射隔离液使肿大淋巴结与神经分离 5mm 以上。

副神经损伤后患者出现同侧肩部不适、无力或疼痛，耸肩困难，抬肩在 90° 以下，肩部下垂（翼状肩胛骨），有牵拉感，斜方肌萎缩，而其他肌力及感觉正常（图 8-19）。多数患者症状逐渐减轻，1～3 个月内可恢复。可予以激素、神经营养药物等治疗。

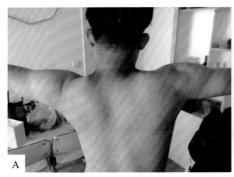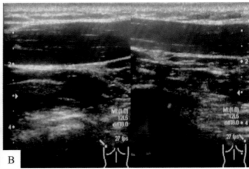

图 8-19　颈部淋巴结消融术后副神经损伤的表现

A. 术后出现同侧肩不适、无力或疼痛，双侧抬肩不一致；B. 超声显示双侧斜方肌厚薄不一致，经给予神经营养治疗后 2 个月症状消失。

因此，超声辨认颈部神经解剖是非常必要的，如果超声可以辨别神经走行，可以采取一些针对性的预防措施。如果超声无法准确辨别神经走行，应预防性地采取一些辅助手段，如采用隔离液法、移动消融法及化学消融法等，降低损伤到神经的概率[4]。

（三）结节破裂

见第六章第五节。

（四）感染

甲状腺复发癌热消融术后感染发生率并不高。术后发生感染主要原因考虑为术中无菌操作不当、术后消融灶破裂出血合并感染及患者合并其他疾病（如糖尿病患者）等。

根据术前、术中及术后情况，可以分别采取不同的措施进行针对性预防。糖尿病患者术前一定要控制好血糖，血糖稳定后应进行术前综合评估，经仔细评估患者可以耐受手术后，再施行手术，术后还要加强血糖的监控。术中要严格进行无菌操作；消融过程尽量避免损伤血管，如果术中必须阻断血管，一定要做到血管彻底阻断。术后避免剧烈用力，避免牵扯到消融灶周围的血管及撕裂消融灶的包膜等。对于一些可能有感染高危风险的患者，术前可以预防性使用抗生素，必要时术后再使用抗生素。最大限度地减少围手术期感染的发生率。

（五）皮肤灼伤

主要发生在复发癌靠近皮肤的患者，特别是既往手术后引起的组织粘连，使隔离液的弥散比较困难，导致隔离液的隔离、降温效果降低，热量很容易传导至皮肤，导致皮肤灼伤。此类灼伤是从真皮层向表皮层蔓延，术后康复比较慢。如果灼伤较轻，皮肤表面可出现局部发红或水疱，一般可逐渐康复；如果灼伤较严重，术后即刻皮肤可出现水疱或烫伤瘢痕，此时可立即使用酒精纱布湿敷，降低皮肤温度，并可按皮肤烫伤的治疗常规进行对症处理。特别要注意的是，如果该类皮肤烫伤为糖尿病患者，应注意控制好血糖，避免感染灶迁延不愈。

皮肤灼伤很多时候是可以预防甚至避免的。如病灶靠近皮下，且隔离液注射困难时，可以采用减低功率移动消融或间断消融等方式进行消融，术中也可以间断使用酒精纱布湿敷皮肤，降低皮肤温度。这几种方式的合理应用，可最大限度地减少短时间内热量过高波及皮肤造成皮肤热损伤。消融灶较大时，术后应警惕消融灶的余热导致迟发性皮肤烫伤，因此，术后可以常规使用干毛巾包裹冰袋冰敷术区。一方面可以起到降温作用；另一方面可以起到一定的消肿止痛作用。

（六）气管、食管损伤

消融过程中气管、食管损伤的发生率极低。

1. 气管损伤 主要有两方面原因。

（1）由消融针直接穿刺气管造成的机械性损伤：主要由于初学者对解剖结构不熟悉、对声像图解读认识不够或穿刺技巧不熟练等所致。如果仅是由于穿刺引起的直接机械性损伤，且此时并未开启热消融治疗，由于气管的血供比较丰富，其自我修复能力较强，这种损伤大多可很快自愈；如果此时已启动了消融治疗，可导致气管损伤的破口变大。术后患者可感觉到喉咙持续有异物感及痰液较多，甚至出现吸入性肺炎。如果炎症累及声带，发声也可能受影响。严重者，气管旁的复发癌消融灶可能会沿破口脱落，堵塞气管甚至导致窒息，严重者可危及生命，此时应进行气管切开或气管插管，支气管镜下或胸部手术取出异物。但很多时候，由于脱落异物刺激气道，患者会出现剧烈咳嗽，导致异物被咳出。如果破口不大，经消炎治疗后，破口一般会逐渐痊愈；如果破口过大，必要时可行气管穿孔修补手术。

（2）热消融时热量波及气管所造成的热损伤：当复发癌灶靠近气管时，如果操作不当，可能导致热量传导至气管并损伤气管。轻度者可能在术后1周左右出现症状，主要表现为皮下气肿、咳嗽、咳痰及发热等，经消炎治疗后，一般在1个月左右痊愈。严重者，损伤破口往往较大，可在术后2~3日出现症状，其具体症状及处理方式同上文"由消融针直接穿刺气管造成的机械性损伤"。

2. 食管损伤 正常情况下，由于食管位置较深，声像图比较容易辨认，一般很难损伤到食管。但是，如果复发癌灶非常贴近食管，特别是术后粘连导致复发癌灶与食管不容易分离时，消融过程中，如果热量控制不好，也可能损伤到食管。轻度者，如果损伤没有波及食管全层，一般可自行愈合；严重者，损伤波及食管全层，甚至破口较大时，可出现消化液外漏。如不及时发现，很容易形成颈部感染灶，严重者可迅速波及胸腔、纵隔等。此时，可结合 CT、支气管镜等检查明确损伤部位、范围，病情严重者应在控制感染的基础上，及时进行手术修补。如果局部感染症状不严重、破口不大，也可以尝试使用胃管，一般可以在 1 ~ 2 个月愈合。

因此，在消融气管周围的复发癌时，应仔细辨别食管的位置，术中做好液体隔离，降低消融功率、移动消融或间断消融，避免损伤食管。

（七）甲状腺旁腺损伤

如复发癌靠近甲状腺床，特别是Ⅵ区复发转移癌，由于此处的解剖位置非常靠近甲状旁腺，消融过程中，如果不加注意，有可能损伤到甲状旁腺，甚至导致甲状旁腺功能低下。如果损伤到部分甲状旁腺，症状一般比较轻微，引起低钙血症，还会导致肢体麻木、癫痫发作等，对症支持治疗一段时间后甲状旁腺功能会恢复；如果所有甲状旁腺均被损伤，有可能导致永久性的甲状旁腺功能低下，出现持续性、顽固性低血钙等，严重者可危及生命。

因此，对于靠近甲状旁腺的复发癌消融，应注意保护甲状旁腺。术中可做好液体隔离，降低功率、采用移动消融或间断消融，避免损伤甲状旁腺组织。

总之，超声引导下甲状腺复发转移癌热消融治疗发生危及生命的并发症的概率非常低，该术式是一种相对比较安全的治疗手段。针对并发症，术者要树立以防为主、治疗为辅的理念：术前做好充分准备，合理利用各种辅助手段，在保护好周围组织器官的基础上，做到将复发转移癌灶完全消融。

（苏鸿辉　刘　影　王丹丹）

参考文献

[1] KIM C, LEE J H, CHOI i J, et al. Complications encountered in ultrasonography-guided radiofrequency ablation of benign thyroid nodules and recurrent thyroid cancers. Eur Radiol, 2017, 27(8):3128-3137.

[2] CHOI Y, JUNG S L, BAE J S, et al.Comparison of efficacy and complications between radiofrequency ablation and repeat surgery in the treatment of locally recurrent thyroid cancers: a single-center propensity score matching study. Int J Hyperthermia, 2019,36(1):359-367

[3] CHUNG S R, SUH C H, BAEK J H, et al. Safety of radiofrequency ablation of benign thyroid nodules and recurrent thyroid cancers: a systematic review and meta analysis. Int J Hyperthermia, 2017,33(8):920-930.

[4] PARK H S, BAEK J H, PARK A W, et al. Thyroid radiofrequency ablation: updates on innovative devices and techniques. Korean J Radiol, 2017, 18(4):615-623.

第六节　典型病例展示

病例 1　患者，女，44 岁。甲状腺乳头状癌（PTC）并双侧颈部Ⅲ区、Ⅳ区、Ⅵ区淋巴结转移术后 6 个月。双侧颈部多发淋巴结肿大。超声复查见右侧颈部Ⅲ区淋巴结，极低回声，淋巴结门消失，血流信号丰富；左侧颈部Ⅴ区（胸锁乳突肌外缘）淋巴结，极低回声，淋巴结门消失，内见点状钙化，考虑为 PTC 转移所致。细针抽吸细胞学提示双侧颈部淋巴结甲状腺癌转移，见图 8-20；洗脱液 Tg 200ng/ml，见图 8-21。

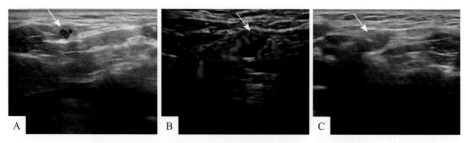

图 8-20　甲状腺乳头状癌并双侧颈部淋巴结转移术后

双侧颈部多发淋巴结肿大，箭头示肿大淋巴结（A～C）。

口服核素 ^{131}I 显像，示右颈部放射性浓聚区，考虑淋巴结转移，左侧颈部未见异常放射性浓聚区，见图 8-21。

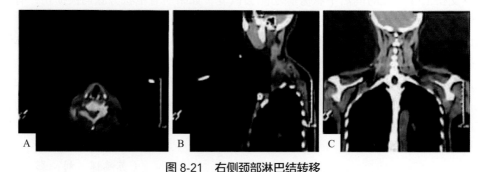

图 8-21　右侧颈部淋巴结转移

口服核素 ^{131}I 显像，红色区域为放射性浓聚淋巴结，考虑淋巴结转移（A～C）。

右侧颈部Ⅲ区转移淋巴结消融，由峡部进针消融，消融后病灶无造影剂灌注，见图 8-22。

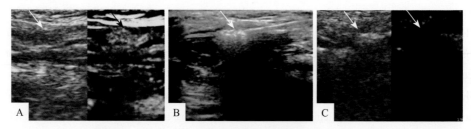

图 8-22　右侧颈部Ⅲ区转移淋巴结消融（箭头；A～C）

左侧颈部Ⅴ区转移淋巴结消融，由外侧进针消融，消融后病灶无造影剂灌注，见图 8-23。

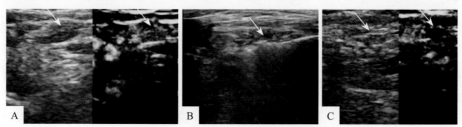

图 8-23　左侧颈部Ⅴ区转移淋巴结消融后

消融灶无造影剂灌注（箭头；A～C）。

手术顺利，术后未见明显并发症，随访未见明显复发。

点评： 此患者为 PTC 并双侧颈部Ⅲ区、Ⅳ区、Ⅵ区淋巴结转移术后 6 个月，发现颈部Ⅲ区、Ⅴ区淋巴结复发转移并经病理证实。由于患者外科手术切除术后仅 6 个月，颈部瘢痕明显，组织粘连，如何在消融过程中防止迷走神经及副神经损伤是本病例关注的重点。消融前选择合适的进针路径：Ⅲ区淋巴结由颈前进针，注射隔离液将淋巴结转移癌与颈动脉鞘分离，然后利用固定消融，使热量完全覆盖整个淋巴结转移癌；Ⅴ区淋巴结转移癌由侧颈部进针，消融前将淋巴结与副神经分离，然后将消融针穿刺到淋巴结远端包膜下进行固定消融，消融范围以覆盖整个淋巴结即可，为防止神经损伤，不需扩大消融。

病例 2 患者，女，28 岁。PTC 术后 12 个月。右侧锁骨上异常肿大淋巴结，病灶紧贴颈总动脉起始段及锁骨下动脉起始段，穿刺证实为 PTC 转移。术前 CEUS 病灶呈高增强。分别于中间及侧颈部进针建立隔离带，充分将病灶与主要解剖结构隔离，见图 8-24。

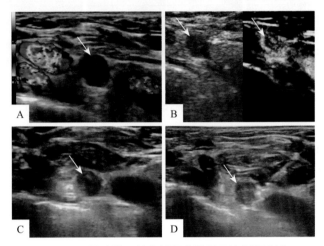

图 8-24 转移淋巴结术前超声造影及注射隔离液

箭头示转移性淋巴结，淋巴结造影呈局部高增强，注射隔离液后淋巴结周围出现液性暗区（A～D）。

移动消融病灶，由深至浅逐步消融，消融后超声造影显示病灶无灌注，见图 8-25。

手术顺利，术后未见明显并发症，随访未见明显复发，见图 8-26。

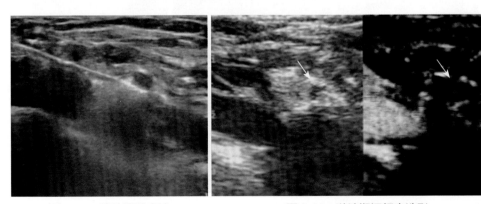

图 8-25 移动消融病灶   **图 8-26 随访期间超声造影**

箭头示消融后的转移淋巴结超声造影无增强。

点评：此病例为 PTC 术后 12 个月，右侧锁骨上淋巴结转移癌，病灶紧贴颈总动脉起始段及锁骨下动脉起始段，为了使病灶与血管分离，分别从颈前及侧颈部进针建立隔离带，然后沿病灶长轴移动消融整个病灶，使其完全灭活。术后 CEUS 示病灶无造影剂填充，术后无并发症，随访无复发。

病例 3 患者，男，28 岁。PTC 术后，^{131}I 治疗后，右侧颈部Ⅳ区淋巴结转移，位于颈动脉鞘深面。充分隔离后，由外侧进针，移动消融，消融过程中注意对迷走神经的保护。手术顺利，术后未见明显并发症，见图 8-27。

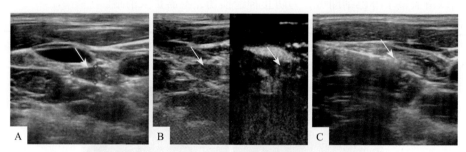

图 8-27 消融过程

箭头示转移淋巴结（A～C）。

点评：此患者为右侧颈部Ⅳ区淋巴结转移癌，位于颈动脉鞘深面，消融的重点是既要完全灭活病灶，又要防止迷走神经损伤；消融前由颈外侧进针将生理盐水注射在病灶与颈动脉鞘之间，然后从外向内进针，将消融针穿刺到淋巴结远端包膜下进行多层面移动消融，消融后病灶完全灭活。

病例 4 患者，女，26 岁。PTC 术后，^{131}I 治疗后，右侧颈部Ⅴ区淋巴结转移。侧颈部进针，隔离后进行移动消融，此处有耳大神经走行，消融时，耳大神经损伤，损伤后即刻激素冲击治疗，1 个月后局部感觉逐渐恢复，见图 8-28。

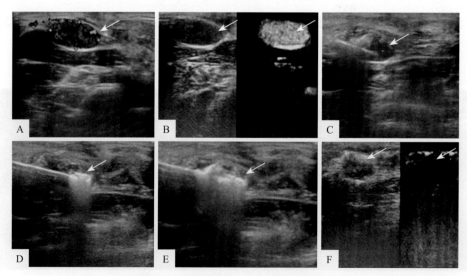

图 8-28 右侧颈部Ⅴ区转移淋巴结消融

箭头示转移淋巴结消融前呈超声造影高增强，消融后呈无增强（A～F）。

点评：此病例为年轻女性，PTC 术后，[131]I 治疗后，右侧颈部 V 区淋巴结转移，由于颈部组织粘连明显，转移淋巴结与周围神经的分离为整个手术操作的重点，消融前通过侧颈部进针将生理盐水注射在淋巴结周围，由于组织粘连明显，只能使周围组织形成水肿状态，消融过程中患者无明显不适，消融灶灭活完全。消融后患者出现耳郭麻木、感觉异常，考虑耳大神经热损伤所致，给予激素及神经营养治疗后 1 个月恢复。

（李征毅　王淑荣）

第七节　展望

当前，对于有手术指征且可以进行手术切除的甲状腺复发转移癌，首选的治疗仍然是外科手术。必要时部分患者术后应追加放射性 [131]I 治疗或 TSH 抑制治疗。由于术后瘢痕组织形成、粘连及颈部局部解剖结构紊乱，二次手术的难度、风险明显增加，特别是进行三次、四次手术的时候，难度及风险可能倍增。如何在减少医源性损伤的同时将肿瘤切除干净，最大限度地降低肿瘤复发和患者死亡风险，成为外科医生的一个难题。此外，有研究表明手术次数对预后有明显影响，三次以上手术的患者预后更差[1]。而放射性 [131]I 治疗对部分患者也是无效的。因此，寻求一种比重复手术更安全有效的治疗方法具有重要的临床意义。

近 20 年来，国内外部分学者尝试将超声引导下经皮热消融应用于甲状腺复发转移癌的治疗，其疗效和安全性令人鼓舞，且其在手术创伤、皮肤外观、甲状腺功能影响、住院时间和可重复性等方面，相较于传统手术表现出独特的优势。荟萃分析[2-4]表明，热消融在治疗高手术风险、拒绝手术的甲状腺复发转移癌患者方面安全有效。2017 年韩国甲状腺放射学会的甲状腺射频消融指南和 2019 年中国临床肿瘤学会（CSCO）《持续 / 复发及转移性分化型甲状腺癌诊疗指南》均建议热消融可作为无法手术或拒绝手术的替代治疗方式，并建议病灶控制在 3 ~ 4 个以内，直径控制在 2cm 以内。随着热消融技术的普及、消融设备和技术的日臻成熟，一些超出以上指南推荐的适应证范围、较大的甲状腺复发癌消融治疗的前瞻性研究也陆续报道。

Dupuy 等在 2001 年使用 RFA 治疗直径 4cm 的甲状腺复发癌。Han 等在 2015—2020 年对 37 例甲状腺癌患者共 98 枚颈部转移性淋巴结进行 MWA，消融成功率 100%，单例患者消融的淋巴结数多达 10 枚，最大直径为 3.5cm，且在随访过程中未见复发征象。类似地，还有研究[5-7]消融病灶的数量或大小同样超出以上指南所建议的范围。此外，还有将热消融用于治疗甲状腺髓样癌（MTC）转移性淋巴结的报道，在随访 12 个月后结节体积缩小了96.7%，且降钙素降至正常[8]。

由此可见，当前热消融治疗甲状腺复发转移癌的超适应证应用主要集中于更多数量或更大体积的病灶，且无论是以姑息性还是根治性治疗为目的，截至目前的研究都初步显示出了令人鼓舞的疗效。笔者认为当病灶的大小或数量超出指南所建议的范围，有安全的消融路径，且患者拒绝手术或无法进行手术时，可以考虑选择热消融作为替代治疗手段。虽然目前文献对复发转移癌消融的安全距离没有统一观点，但大多数研究推荐 5mm 作为热消融治疗的安全距离。部分学者也在不同病理类型的治疗方面进行了前瞻性研究[8]，并取得了较好的初步疗效。笔者认为，以上几方面将可能是未来几年热消融在复发转移癌方面的拓展方向。

虽然，目前热消融在治疗甲状腺复发转移癌方面初步表现出了较好的有效性及安全性，且其在临床中的应用范围也越来越广泛，但是，目前仍缺乏热消融与二次手术、三次手术甚至多次手术有效性和安全性对比的前瞻性、随机、多中心、大样本循证医学研究。这方面也将可能是未来几年热消融的研究重点。结合目前的循证医学资料，相信随着更多循证医学证据的出现及消融设备和技术的日臻成熟，超声引导下经皮热消融有望成为甲状腺复发转移癌的一种有效且安全的替代方法。

（苏鸿辉　刘　影）

参考文献

[1] CHINN S B, ZAFEREO M E, WAGUESPACK S G, et al. Long-term outcomes of lateral neck dissection in patients with recurrent or persistent well-differentiated thyroid cancer. Thyroid, 2017, 27(10): 1291-1299.

[2] ZHAO Q, TIAN G, KONG D, et al. Meta-analysis of radiofrequency ablation for treating the local recurrence of thyroid cancers. J Endocrinol Invest, 2016, 39(8): 909-916.

[3] CHUNG S R, SUH C H, BAEK J H, et al. Safety of radiofrequency ablation of benign thyroid nodules and recurrent thyroid cancers: a systematic review and meta-analysis. Int J Hyperthermia, 2017, 33(8): 920-930.

[4] SUH C H, BAEK J H, CHOI Y J, et al. Efficacy and safety of radiofrequency and ethanol ablation for treating locally recurrent thyroid cancer: a systematic review and meta-analysis. Thyroid, 2016, 26(3): 420-428.

[5] CHUNG S R, BAEK J H, CHOI Y J, et al. Longer-term outcomes of radiofrequency ablation for locally recurrent papillary thyroid cancer. Eur Radiol, 2019, 29(9): 4897-4903.

[6] TENG D, DING L, WANG Y, et al. Safety and efficiency of ultrasound-guided low power microwave ablation in the treatment of cervical metastatic lymph node from papillary thyroid carcinoma: a mean of 32 months follow-up study. Endocrine, 2018, 62(3): 648-654.

[7] GUANG Y, LUO Y, ZHANG Y, et al. Efficacy and safety of percutaneous ultrasound guided radiofrequency ablation for treating cervical metastatic lymph nodes from papillary thyroid carcinoma. J Cancer Res Clin Oncol, 2017, 143(8): 1555-1562.

[8] PERSICHETTI A, BIZZARRI G, GUGLIELMI R, et al. Ultrasound-guided laser ablation for local control of neck recurrences of medullary thyroid cancer: a feasibility study. Int J Hyperthermia, 2018, 35(1): 480-492.

第九章

甲状腺疾病热消融围手术期护理

围手术期护理是围绕手术的一个全过程。甲状腺热消融围手术期护理，是指从患者入院手术起，遵循现代整体护理观，"以患者为中心"对患者出现的心理和生理问题，采取有效措施，帮助患者在住院期间获得最满意的照顾和最佳的手术治疗效果。围手术期护理包括三个方面：①术前护理，通过术前评估、术前准备、术前一般护理，提高患者手术耐受力，预防并发症发生，让患者以最佳的身心状态进入手术；②术中护理，包括术中用物准备，根据手术要求摆放适当体位，注意患者安全，给予精神安慰，使患者安全耐受手术；③术后护理，包括术后早期护理、饮食护理、各种不适处理及护理、术后并发症预防、出院宣教等。

第一节 常规护理概述

一、环境和休息

热情接待入院患者，介绍住院环境，将患者安置于安静、整洁、舒适、温度和湿度适中的病房，轻症患者可工作和学习，但不宜紧张及劳累，避免受凉感冒。

二、饮食护理

给予高蛋白、高维生素、低钠、低脂肪、低碘饮食。

三、入院评估

入院后观察及测量患者的生命体征，尤其是心率及血压的变化，对于高血压患者必须了解血压动态变化及口服药物情况。

了解患者病史、发病及治疗过程，是否曾患有甲状腺相关疾病或其他免疫性疾病，有无手术史及家族史，之前有无服药史，若使用抗凝药必须停止服用5日以上，了解是否有药物过敏史。

了解甲状腺的局部症状，包括触诊肿块的大小、形状、质地、活动度，了解患者相关的专科辅助检查是否正常。

了解患者是否情绪稳定，是否了解相关甲状腺疾病知识，是否能适应医院环境，是否愿意接受热消融，以及家庭经济承受能力[1]。

四、术后评估

术后评估包括：①麻醉方式、术中情况；②术后病情观察，如生命体征，颈部局部穿刺点和术后是否有并发症；③术后心理状况；④疾病预后判断。

（王金玲　王锡菊）

参考文献

[1]　吕舒冰.针对性心理疏导对日间手术患者心理困惑的干预效果.医学新知识,2018, 28(2): 227-228.

第二节　甲状腺手术常规护理

一、术前护理

加强护理人员的职责划分，确保手术各护理环节落实到位。为患者提供舒适的住院环境、针对性的心理疏导及鼓励安慰，改善其不良心理状态，增强其身心舒适度。同时为患者讲解疾病及手术相关知识，增强患者对疾病的正确认知，减轻其对手术的过度恐慌，从而提高患者护理治疗依从性[1]。

1. 术前沟通　术前介绍手术目的，方法及手术效果，消除患者紧张、恐惧、焦虑心理，配合术前各种治疗、检查及护理，坚定手术的信心，做好患者的心理安慰，鼓励其树立战胜疾病的信心。

2. 术前护理准备　详细了解患者的病史和既往治疗情况，与患者进行亲切的沟通交流，发放相应的健康宣传手册，缓解其紧张和焦虑情绪，增强其治疗信心；对于有失眠症状的患者可以在医生指导下为其注射或服用镇静类药物，帮助患者在术前良好休息；术前帮助患者做好心脏、肝脏等器官检查并且为患者清洁手术穿刺区域，嘱其术前8小时禁食、术前4小时禁饮，检查各类手术器械和药物的准备情况。

3. 患者体位训练　术前1日指导患者进行仰卧颈部过伸位的体位训练（图9-1），每次15～20分钟，逐次增加时长，以耐受术中体位引起的不适，对于老年人及颈椎病患者特别重要。

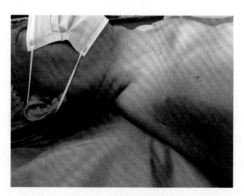

图9-1　颈部过伸位

4. 术前饮食指导　避免进食辛辣刺激性食物。

5. 术前进行颈部皮肤清洁　可不必备皮。

6. 完善术前全面检查和必要检查　除协助患者做好血、尿、大便常规检查外，还必须做心电图，胸片、颈部正侧位片或颈部CT，了解气管有无受压及移位；进行甲状腺功能、喉镜、血钙、磷及凝血检查。

7. 护理诊断

（1）自我形象紊乱：与甲状腺肿大致颈部增粗有关。

（2）潜在并发症：呼吸困难、声音嘶哑、吞咽困难等与肿大甲状腺压迫邻近组织器官有关。

（3）知识缺乏：与相关疾病不了解有关。

8. 护理措施

（1）询问患者病史，认真评估和行必要的辅助检查（包括血常规、出凝血时间、影像检查、心电图、喉镜、穿刺活检等）。

（2）如患者佩戴项链、耳环、手表等，应嘱其术前摘除，以防丢失或术中发生危险。

（3）关注服药史，如有口服抗凝药物，如阿司匹林、华法林、低分子量肝素、三七等，至少需停药 5 ~ 10 日后，再进行微波消融术（MWA），降低术中出血的可能。

（4）女性患者需避开月经期。

（5）血液透析患者消融术前后均需行无肝素血液透析（至少 1 次）。

（6）需询问患者既往有无药物过敏史及既往手术病史及用药史。

（7）吸烟者需提前 1 周戒烟。

（8）糖尿病及高血压患者需了解其血糖、血压控制情况。

（9）心脏病患者必须有相应的心电图检查结果。

（10）术前环境准备：普通手术室属于二类环境，每日常规进行消毒，空气 ≤ 200cfu/m³，物体表面 ≤ 5cfu/cm²，医护人员手 ≤ 5cfu/cm²。每季度进行环境监测，不得检出任何致病微生物。

（11）术前更换宽松舒适的手术衣，戴手腕带。

（12）准备介入手术治疗包、微波消融仪及消融针（图 9-2）。

（13）为减轻疼痛及预防术中出血，术前半小时给予肌肉止痛剂及止血剂。

（14）准备好术中使用的各种药物及活检穿刺针（图 9-3）。

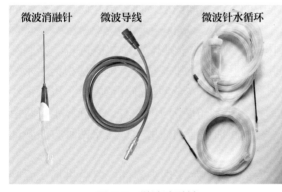

图 9-2 微波消融针

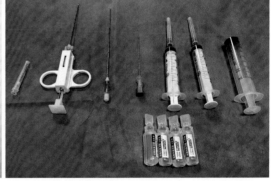

图 9-3 准备好术中使用的各种药物及活检穿刺针

（15）应用生命监护仪严密连续监测血压、脉搏、呼吸、血氧饱和度等。

（16）术前需签署两份知情同意书：超声引导下甲状腺 MWA 知情同意书和医用耗材自费知情同意书。遵循知情同意原则，应向患者及家属说明手术基本费用，病情及微波消融术的意义、手术基本过程、术后可能出现的并发症及相关对应措施，消除患者及家属疑虑，使患者积极配合手术。

二、术中护理

1. **初步准备** 患者进入手术室后，护理人员要及时将手术室环境及医生情况介绍给患者。在实施手术过程中，巡回护士要多与患者沟通，掌握患者感受，给予患者鼓励安慰，减轻患者过度紧张情绪及应急反应，并做好手术各环节的配合，尽量缩短手术时间，减少手术创伤，密切监测患者生命体征变化，确保手术安全性[2]。

2. **开通静脉通路、吸氧** 于患者左侧前臂留取留置针，便于消融手术期间造影和术中、术后用药及应急处理保留静脉通路。术中应给予低流量吸氧（3L/min），护理人员应指导患者保持稳定呼吸幅度，避免呼吸急促。

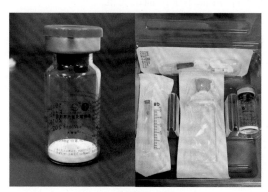

图9-4 准备用物及药品

3. **准备用物及药品** 造影剂（图9-4）选择第二代新型CEUS检查对比剂"注射用六氟化硫微泡"。该造影剂在常态下是一种无色、无味、无毒、稳定性强的微泡粉末，其理化特性决定了它有很好的安全性和患者耐受性。作为第二代血池型造影剂，注射用六氟化硫微泡进入血液后存留时间长，且能产生很强的造影效果，其在超声诊断领域的应用正在逐渐扩大。

4. **造影前准备**

（1）注射用六氟化硫微泡的配制方法：使用专用配液穿刺器将5ml生理盐水注入一瓶注射用六氟化硫冻干粉（六氟化硫气体59mg），然后用力振摇20秒，直至冻干粉末完全分散并得到均一的乳白色液体。如果混悬液清亮透明，不是白色乳状或混悬液不均匀和/或出现可见的固体冻干粉，则应丢弃该药品。值得注意的是，虽然配制好的注射用六氟化硫微泡混悬液有效期为24小时，但建议现配现用，因为长时间的放置会导致六氟化硫微泡中的气泡逐渐消散，而六氟化硫微泡造影剂的含气总量与造影的增强作用密切相关。

（2）静脉准备：因超声医生是在患者右侧操作，所以护士操作宜在左侧进行。穿刺部位首选左侧肘正中静脉，其次为左侧头静脉或贵要静脉，但对于既往有左侧乳房根治手术等不适合进行左臂穿刺的患者，穿刺部位改为右侧上肢。选择安全型浅静脉留置针，以保证注射造影剂时的速度。以15°～30°进针，见回血后调整穿刺角度为10°左右，顺静脉走行将留置针再推进1～2mm，将外套管全部送入静脉，通过回抽血液和注射生理盐水两种方法验证软管是否在静脉血管内。

（3）注药前宣教：向患者宣教注射药物时勿移动身体尤其是头颈部，避免讲话、吞咽和咳嗽等动作，以免影响超声定位和手术医生的观察。告知患者在注射药液过程中如果感到不适，可活动手指示意，如果有疑问应在检查结束后询问。切记不可发声，这是由于声带靠近甲状腺，发声时声带振动会影响甲状腺的超声定位。而且注射用六氟化硫微泡在血液中维持的时间约15分钟，注射造影剂后的这段时间是手术医生观察造影剂灌注情况的最佳时间，对整个造影的成功与否起重要作用，此时若讲话会干扰医生的判断。

5. **六氟化硫微泡造影剂注射** 当超声诊断仪显示屏出现CEUS界面时，由超声医生发出口令，护士听到口令后将配制好的六氟化硫微泡造影剂快速团注入静脉导管（注射速度2.5ml/s），同时注射5ml生理盐水。在操作过程中，护士除需要密切观察患者有无胸闷、气促、头晕、头痛等全身反应和注射部位有无疼痛、肿胀等局部反应外，更为关键的是保证注射速度。如果注射速度偏慢，会导致造影剂进入病灶处血流的速度过慢，使造影显像效果变差，影响超声诊断的准确性，甚至使整个造影检查失败。

6. 造影后护理　造影结束后，保留静脉通路，如有不适及时通知医务人员，并予以对症处理。由于六氟化硫微泡是通过呼吸排出体外，此时要重点观察患者有无气促、胸闷等呼吸系统症状。待第一次注入的造影剂完全排出后使用推荐剂量的造影剂进行第二次造影。

7. 造影剂不良反应及对症处理　常见不良反应有头晕、造影剂外渗、低血压、造影剂过敏及过敏性休克、皮疹等。

（1）头晕：大多为轻微头晕。可将患者安置在休息室，取平卧位，避免因头晕引起跌倒，必要时予以吸氧和监测血压。待患者自述头晕已缓解并且无其他不适症状后方可离开。

（2）造影剂外渗：常见造影剂外渗的原因为注射压力大、速度快，护理人员的技术和经验问题，以及患者自身条件因素如血管弹性差、血管壁偏硬等。防止药液外渗的重点在于推注药液前再次确认软管在血管内，避免在末梢血管内留置软管，避免在同一部位反复穿刺，选择弹性好且较粗的血管，根据患者年龄和血管情况适当调整造影剂推注的速度。护士在推注造影剂时要注意观察，如患者表现出疼痛感、注射部位出现肿胀、注射时有较强的阻力等造影剂外渗表现时，须立刻停止注射。由于相比于其他造影剂，注射用六氟化硫微泡安全性较好，一旦发生造影剂外渗，可先观察，不需要立即冷敷或热敷。对于肿胀不消退者，可用硫酸镁湿敷。

（3）低血压：造影结束后少数患者会发生低血压，大多是由于造影期间长时间平卧后突然坐起而出现的直立性低血压，适当休息后可缓解。预防措施为造影结束时嘱患者缓慢坐起，避免突然改变体位。对于已发生低血压的患者，延长观察时间并监测血压，注意患者的主诉，加强看护，避免因低血压后头晕发生跌倒事件。

（4）造影剂过敏：研究显示，造影剂非常安全，无须皮试。一旦发生过敏性休克，患者会有生命危险。所以护士在注射造影剂时要密切观察，一旦发现患者有呼吸急促、面色苍白、血压下降等过敏性休克表现，立刻通知医生，并协助医生进行抢救和护理。

过敏性休克的抢救措施：①立即停用有关致敏药物，建立静脉通路；②患者取平卧位或头低足高位，吸氧，心电监护检测心率及血压；③肾上腺素 0.5～1mg 皮下注射，必要时 20～30 分钟后再皮下注射 1 次；④地塞米松 5～10mg 或氢化可的松 100～200mg 加入 10% 葡萄糖静脉滴注（糖尿病患者不要用葡萄糖，以免加重病情）；⑤肌内注射异丙嗪 25～50mg 和苯海拉明 40mg；⑥血压下降者间羟胺 18.9mg 或多巴胺 20mg 加入 5～10% 葡萄糖静脉滴注（糖尿病患者不要用葡萄糖，以免加重病情）；⑦呼吸抑制时可用尼克刹米 0.375mg 或洛贝林 3～6mg 肌内注射或静脉滴注；⑧当发生急性喉头水肿窒息时，必要时行气管切开；⑨安慰患者和亲属，做好心理护理。

（5）皮疹：如患者出现皮疹、瘙痒，嘱其勿用双手抓挠，保持局部清洁干燥，情况严重者请皮肤科会诊并采取药物治疗[1]。

8. 消融准备　造影结束后患者取仰卧位，颈部过伸，帮助患者保持正确体位，在肩下放置软枕或其他柔软垫起物以使患者颈部区域充分暴露，常规消毒，铺洞巾，准备给予所有消融用一次性物品，包括消融针、导线、麻醉药、注射器、生理盐水、破皮针、活检针，连接微波消融仪，功率调整为 30W，检查入回水通路是否通畅，避免打折。两人配合试温，保证微波有效性。

9. 协助留取术中标本

（1）细针活检：操作顺序依次为平铺摆放载玻片、放置标本支架瓶、向支架瓶内注入95%酒精、涂抹细胞、装入标本瓶固定。对于甲状腺囊性病变，可以抽取囊液直接注入细胞标本保存液。

（2）半自动活检针：常规使用半自动活检针（长10cm，18G），将所取的组织用无菌棉签卷出来放入组织固定液，观察术中病理标本的质量，保证标本的有效固定。

适当询问患者的疼痛和呼吸情况，若患者出现异常应及时报告主治医生并进行相应处理；必要时可以握住患者的手给予其心理安慰或通过"加油、坚持"等语言对患者进行鼓励[3]。

10. 术中陪伴 告知患者术中会一直陪伴患者，在不引起患者反感的情况下握住患者的手，缓解其焦虑、恐惧、担忧等不良情绪，给患者心理安慰，使其感受到医护人员的重视，调动其自身潜能，提高治疗依从性，保证手术质量[4]。

11. 防治并发症 手术室内必须配备抢救车（图9-5）、心电监护、中心负压吸引等应急抢救设备及药物，防止各种严重并发症的发生。出现迷走神经兴奋、恶心、呕吐、心率增快、心率降低、血压增高等不良反应时，先暂停消融遵医嘱给予相应药物及处理。

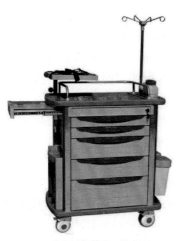

图9-5 抢救室内配备应急抢救设备及药物

三、术后护理

1. 常规护理 病情观察，密切监测患者生命体征的变化，术后告知患者手术成功，对局部1～2个消融穿刺点（图9-6）贴以创可贴（图9-7），并使用沙袋加压及冰袋冷敷2小时以上，结节较大者，按压时间必须更长。查看是否有渗血、渗液的污染，污染后立即更换，保证伤口的无菌性。及时了解患者发声情况[5]。

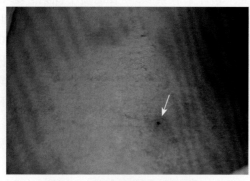

图9-6 消融术后穿刺点（箭头）

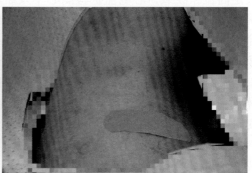

图9-7 术后创可贴

术后使用创可贴覆盖穿刺点。

被动按压（图9-8）和主动按压（图9-9）的区别：主动按压是无外力推动达到按压目的；被动按压是受外力推动，患者被动按压时手部力量可均匀分配到颈部。

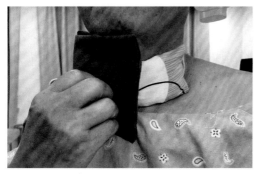

图 9-8 术后被动按压

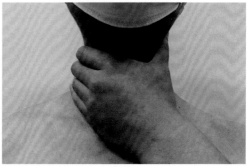

图 9-9 术后主动按压

　　颈部创可贴于术后 24 小时取下，不需要再贴。术后 3 日内伤口避免潮湿，以保持穿刺部位的清洁、干燥，术后禁饮食 1~2 小时，局部使用盐酸利多卡因后，作用维持 1~2 小时，避免进食后呛咳或误入气道。

　　2. 注意上呼吸道的管理　如患者有头晕、恶心症状，告知患者头偏向一侧，避免恶心、呕吐，误入气管，防止窒息。

　　3. 术后卧床休息　术后嘱患者少讲话并保持其血压平稳，促进患者的呼吸，避免剧烈转动颈部，保持患者头部的舒适性[6]。术后在观察室观察患者 3 分钟到 1 小时，加强巡视，关心询问患者有无不适及不良反应，发现不适及时与手术医生沟通。

　　4. 术后监测　术中如有血压、心率改变的患者，术后观察过程中要进行心率、血压的监测，观察心率、血压的动态变化。

　　5. 术后用药　消融结束后，为判断消融范围及效果，需再一次静脉推注注射用六氟化硫微泡造影剂，方法及步骤同前。CEUS 判断消融范围及有效性后，遵医嘱立即给予地塞米松 5~10mg 静脉滴注，最好连用 3 日，减轻手术部位局部水肿，对减少甲状腺、气管热损伤反应有较好的作用。

　　6. 饮食指导　术后 2~4 小时后指导患者饮一口温水，观察有无呛咳，若有呛咳，立即停止饮水；若无呛咳，4 小时后指导温凉饮食，防止进过热食物，以减少颈部血管扩张而引发出血。若无异常，24 小时后正常进食，忌食辛辣刺激、坚硬、高含碘食物[6]。

　　观察患者生命体征变化，保持呼吸道通畅。保持病房适宜的温度和湿度，嘱患者少谈话，颈部防止大幅度活动。在需改变卧位及咳嗽时，用手固定好穿刺部位，以减少震动、减轻疼痛。

　　7. 术后并发症的观察及护理措施　术后最常见的并发症为出血、声音改变。神经麻痹的患者在进食时会出现声音嘶哑及呼吸困难，护理人员应在床边备吸引管，帮助患者进行负压吸引。出血是最危急的并发症，是术后早期观察及护理的重点。术后医护人员应给予患者薄膜类敷料，并且观察患者是否有渗血，并对其进行更换，保持手术位置干燥[7]。

　　（1）颈部灼热感及疼痛：是较常见的并发症，疼痛多限于颈部，部分会放射至头、牙、双肩和胸，一般术后可逐渐缓解，少数疼痛较严重，需要给予静脉止痛药，或中止治疗。

　　（2）出血及甲状腺外血肿：密切观察患者颈部有无肿胀，呼吸深度及频率变化，若发现异常立即报告医生进行相应的处理。

　　（3）喉神经损伤：单侧喉返神经损伤表现为声音嘶哑、发音困难；双侧损伤表现为呼吸道梗阻，甚至窒息，若 24 小时发音异常仍未恢复、患者出现呼吸困难，立即报告医生，按医嘱进行相应的处理。喉上神经损伤表现为声调降低、进食呛咳，应密切观察患者进食过程中有无呛咳，鼓励进食固体类食物。

（4）甲状腺危象：严重的并发症，甲状腺结节消融罕见；甲亢患者消融术前准备不充分时有可能发生，多发生于术后 12～36 小时，表现为高热（＞39℃）、脉率快（＞120 次/min）、大汗、烦躁不安、谵妄，甚至昏迷，常伴有呕吐、腹泻。如果处理不及时或不当，可迅速发展至虚脱、昏迷、休克，甚至死亡。应严密观察患者生命体征及意识。

（5）发热：较少见。主要是机体对射频高温的反应性发热及对坏死组织的吸收热，对症治疗即可消退。

（6）甲状腺功能异常：一般术后第 2 日进行复查，甲状腺功能异常少见且轻微，不需要用药，1 个月左右可恢复。

（7）颈部静脉血栓形成：避免术后持续按压，控制冷敷时间。

（8）其他并发症：如感染、重要结构损伤（颈部皮肤、气管、食管、颈部大血管）。术后头晕、呕吐多发生于年龄较大的女性，可能与利多卡因的作用、紧张、疼痛刺激等有关，要注意及时清理呕吐物，防止误吸；术后颈部若出现疼痛肿胀，可局部适度加压或冷敷、中药封包外敷（芒硝、冰片），防止局部出血和渗出，少数疼痛不能忍受者，可酌情应用镇痛剂；局部皮肤烫伤较少出现，可予局部冷敷或涂烫伤膏。

四、健康教育

健康教育内容主要包括：①避免受凉，避免感冒；②术后 2 周内禁止服用活血化瘀药物；③养成良好的生活习惯，保持情绪稳定，心情舒畅；④如有声音嘶哑，2 周内尽量少说话，避免声带劳累，继续坚持服用营养神经药物，术后 2 周进行发音练习，促进声音的恢复；⑤术后 1 个月、3 个月、6 个月复查超声、甲状腺功能等；⑥遵医嘱正确用药，服药期间若出现心慌、怕热等不适，及时到医院就诊；⑦定期门诊复查，如出现不适随时就诊，饮食指导。

术后短时间内进行电话回访，嘱患者按照医嘱进行用药，同时指导患者保持健康的生活方式[8]。

（王金玲　王锡菊）

参考文献

[1] 潘碧未.射频消融术治疗良性甲状腺结节护理观察.实用临床护理学电子杂志,2019,4(17):45-48.

[2] 章志琼,梁彩红,张小玲.超声引导下微波消融术治疗甲状腺结节围手术期的护理及并发症观察.中国医药科学,2019,9(14):138-140.

[3] 伍冬冬,吴丽萍,吴昌财,等.甲状腺超声造影检查中的护理.中国基层医药,2017,24(18):2741-2745.

[4] 罗欢,邹树芳.超声多普勒引导下经皮射频消融术治疗结节性甲状腺肿的护理体会.中国社区医师,2019,35(18):144-145.

[5] 王倩琳.超声引导下射频消融治疗结节性甲状腺肿围手术期强化护理干预的效果.护理实践与研究,2018,15(17):51-52.

[6] 许小平,顾云娟,梁博,等.超声引导下激光消融治疗甲状腺结节 50 例围术期护理.齐鲁护理杂志,2016,22(20):30-31.

[7] 何立,由德辉,郑威,等.微波消融治疗甲状腺肿瘤的围手术期护理.中外女性健康研究,2017(14):163-164.

[8] 王琰荔,谭雁尹,张琪.超声引导微波消融治疗甲状腺结节的围手术期护理.当代护士,2018,25(12):27-28.

第三节 心理疏导

心理疏导疗法是通过医务人员在对患者诊疗的过程中产生良性影响,对患者的病理心理进行疏通引导,达到治疗和预防疾病,促进心身健康的治疗方法。心理疏导疗法的基本工具是语言,主要分为四类,包括聆听、分类、提问、互动并引导,以此来改变患者的负面想法并积极看待问题。手术作为一种刺激,往往引起患者一系列消极的心理反应,直接影响手术效果和患者预后。

一般情况下,甲状腺消融患者在被告知进行消融手术后会产生不同的情绪,这种情绪会因不同的认知方式(信念)的影响引发不同的行为结果,而患者所产生的紧张、恐惧、焦虑等情绪是由于患者对手术模糊认知所致,这时要聆听他们的心声,了解他们的所思所想,并对他们所产生的心理问题进行分类,在生活和手术等问题上进行解答,引导他们改变原有的负面想法,使其积极看待手术或术后的不适症状,使他们对手术和疾病有适当了解。认真进行术前教育、亲善和蔼地安慰,耐心倾听他们的主诉,热情回答他们的提问,是进行心理疏导的重要方法。

手术患者心理疏导是运用心理学消除患者对手术的紧张和恐惧感,使其以最佳状态进行手术。甲状腺围手术期心理疏导包括术前心理护理、术中心理护理和术后心理护理,其目的是让患者精神宽松,早日康复。认真聆听患者及家属对病情的描述和患者自身感觉,并从中发现一些对患者有利的因素,以便对患者及其家属进行安慰。谅解宽容患者,真诚相待,尽量满足患者的需求,允许亲人陪护和亲友探望,病情不同、年龄不同、社会文化背景不同、经济条件不同等都对患者的心理活动有影响。因此,医护人员要善于分析每例患者的心理状态,以便有针对性地做好心理护理。

(一)术前心理疏导

术前1日探视患者时,必须详细阅读病历或询问病史,了解病情及各项检查结果,掌握其主要病情及心理特征。因患者对甲状腺消融手术缺乏了解,常见的心理反应有焦虑、紧张、恐惧、担心、抑郁等,导致患者心理波动大、饮食减少、失眠等,而且还会影响手术是否可以安全顺利完成及术后康复。所以分管医生和护士要增加患者的安全感,主动听取患者的意见和要求,耐心回答患者提出的问题,避免刺激性语言,有针对性地进行心理安慰、解释及鼓励。

根据患者年龄、性别、性格、职业、文化程度、信仰不同,尽量采用通俗易懂的语言介绍疾病的诊断、治疗和疾病相关的知识宣教,告知手术的具体方法、麻醉方法、手术配合的注意事项、手术成功率及术中可能遇到的情况及应对方法。采用患者提问法,鼓励患者提问题,说出心里疑问,根据患者不同的心理要求,针对性地对其进行安慰、解释和鼓励,认真解答患者想知道的问题,减轻其不稳定心理。

可以应用示教模仿法,示教手术时的体位,另外还可让患者参加同病例座谈会,介绍经验,让患者了解术中、术后的感受。向患者介绍局部麻醉和手术烧灼时的疼痛程度,解释、模拟疼痛分级,对于不能理解者,可采用手捏皮肤法使其感受疼痛分级,指导患者疼痛时可以想想快乐、开心的事情代替疼痛产生的负面情绪。

通过这些方法使患者减轻对手术的担心、紧张、恐惧，提高手术耐受力，消除对手术的恐惧和焦虑心理，争取高度配合，提高手术效果。

（二）术中心理疏导

进入手术室后，与家人分离，陌生的环境，陌生的人群及手术器械的碰撞声，监护仪器的声音，都会使患者产生恐惧、孤独感，此时患者迫切期待医护人员的关心照顾和帮助。因此，当患者进入手术室后，医护人员应利用有限的时间与患者进行简单交谈，最大限度消除其恐惧、孤独感。

向患者介绍手术医生、护士、手术室环境，术中需要用到的仪器，如心电监护、彩超机、微波仪等，告诉患者手术全程都是在超声监测下进行，有任何问题医护都会第一时间发现，手术全程可以和医护交流沟通，并告知患者手术进度，使其有安全感。医护人员要严肃认真，不能闲谈嬉笑，也不要窃窃私语，减轻患者恐惧、紧张心理。监测患者生命体征，使其充分信任医护人员。对患者提出的某些合理要求，应及时给予帮助、解决，使其感到医护人员对他的爱护。

对患者因心理因素引起的生理反应如心率增快、血压升高，应遵医嘱适当应用药物控制，减轻心理刺激的影响。因局部麻醉，不同患者疼痛耐受表现不一。疼痛本身是一种负面情绪，当出现疼痛时，可引导患者利用其他情绪替代疼痛产生的负面情绪，如想想开心、快乐的事情或想想更坏的情绪，使患者更加乐观，还可以使用恰当的非语言交流，如关怀的目光、体贴的询问、恰当的抚摸，使患者控制负面情绪，减轻疼痛。

术中出现病情变化或发生意外情况时，医护人员应沉着、冷静，有条不紊地进行治疗或抢救，避免造成患者的恐惧或紧张。

（三）术后心理疏导

患者经过手术，渴望知道自己疾病的真实情况和手术效果。因此，对术后患者的心理疏导包括以下几个环节。

（1）告知手术结果，患者既为手术成功兴奋，又担心术后并发症，针对不同患者，告知其可能出现的并发症及处理方法、预后结果，让其感到安心和满意。对术后常出现的不适感如咽部不适、轻微头晕等属于正常现象，一般于术后半小时消失，让患者放心。

（2）将患者安排在安静淡雅、光线暗淡的房间休息，用患者感兴趣的事转移他的注意力，安慰鼓励患者，可以有效减轻其疼痛。

（3）向患者详细交代术后注意事项，如术后体位、饮食等，告知沙袋、冰袋使用方法及其作用、使用时间。告知患者良好的心态有利于病情恢复，使患者情绪尽量保持平稳。

（4）出院时做好出院指导，出院后关于手术的任何不适随时可以和医生联系，医生会第一时间给予回复，告知术后复查、随访时间让患者消除担心后期结节吸收效果。

心理疏导是整个护理学科的一个组成部分，它在患者治疗及康复过程中发挥着不可替代的作用。甲状腺患者的心理需要有其特殊性，这就要求护士区分不同情况，采取相应的心理护理措施，帮助患者度过手术这一关键时刻，争取早日康复。因此对消融手术患者的心理疏导相当重要。

（王金玲　王锡菊）

第二篇

甲状旁腺疾病
热消融治疗学

甲状旁腺疾病治疗方法概述

一、甲状旁腺功能亢进症的危害

甲状旁腺位于甲状腺后方，分泌甲状旁腺激素（parathyroid hormone，PTH），主要参与人体钙、磷代谢。钙、磷不仅是构成骨骼的主要成分，钙离子还参与人体许多重要的生命活动过程，如细胞跨膜代谢、肌肉收缩，心肌自主节律产生，神经髓鞘的形成和神经突触间信号传递等。甲状旁腺病变常导致钙、磷代谢异常，钙、磷增高或降低势必严重影响人体的代谢过程。因此，虽然甲状旁腺腺体小，但其作用很大。

甲状旁腺功能亢进症（hyperparathyroidism）（简称"甲旁亢"）可引起一系列相关临床症状，严重影响患者生活质量和生存期。原发性甲状旁腺功能亢进症（primary hyperparathyroidism，pHPT）最常见的症状为反复发作的肾结石或骨折，其原因是钙离子异常增高和明显骨质疏松。严重者会发生甲旁亢高钙危象，直接危及患者生命。继发性甲状旁腺功能亢进症（secondary hyperparathyroidism，sHPT）的症状主要为骨质疏松，骨骼变形，血管中层和软组织异常钙化，患者有瘙痒、失眠、不安腿等症状。许多患者最终死于甲旁亢引起的不同脏器和组织的损害。

二、甲状旁腺功能亢进症的传统治疗方式

甲旁亢的治疗主要为药物治疗和手术切除。药物治疗原则分为对因治疗、对症治疗和对并发症治疗。由于 pHPT 的发病原因多为维生素 D 和钙缺乏，所以补充足量维生素 D 和钙剂后往往可以逆转或治愈甲旁亢。但无论原发性还是继发性甲旁亢，增生明显或形成腺瘤后，对因治疗往往达不到理想效果，只能针对钙、磷异常进行对症治疗，但这种治疗属于治标不治本，最终往往会发展为难治性或顽固性甲旁亢，即三发性甲状旁腺功能亢进症（tertiary hyperparathyroidism，tHPT）。针对并发症的治疗在一定程度上可以延缓病程的进展，但难以治愈。临床医生应将更多注意力放在对因和对症治疗方面。

如前所述，许多甲旁亢最终会发展为 tHPT，即难治性甲旁亢，意味着药物治疗无效，亦无法逆转病程。在此情况下，手术可去除增生的甲状旁腺腺体或腺瘤，是彻底的病因治疗。切除后患者 PTH 会恢复到正常或几乎正常水平，钙、磷代谢优化，患者生活质量明显改善。因此，手术切除是有效和彻底的治疗方法。

三、甲状旁腺功能亢进症的微创治疗

目前，医学发展已经进入到微创时代，尤其在肿瘤性病变的治疗中，微创技术越来越显示出其优势和强大的生命力。相对而言，手术切除这种最经典也是最"原始"的方法越来越暴露出其不足之处。例如：针对 sHPT，手术切除往往容易切除较大的明显增生的腺体，对于较小的轻度增生或未增生腺体往往难以找到和切除，使治疗效果不能令人满意，造成术后

持续或复发甲旁亢。由于术后有粘连，二次手术比较困难，不仅容易找不到腺体使手术失败，并发症的发生率也明显增加。另外由于甲状旁腺位置较深，手术时损伤筋膜结构，再加上 sHPT 患者术后规律透析，术后并发症时有发生，严重者甚至危及生命。而且，传统手术创伤对患者术后生活质量的影响也是一个不得不面对的问题。

进入 21 世纪，在医学领域，随着可视化技术的发展、介入器具的改进，微创技术在不同专业均得到了快速的发展，如麻醉、疼痛治疗，甚至中医的针灸相关治疗等。微创技术在肿瘤治疗领域更是显示出越来越多的优势，许多治疗不仅不需要全身麻醉，创伤极轻微，疗效可与外科手术相媲美，而且术后恢复快，在有效灭活肿瘤的同时保留了患者器官结构和功能的完整性，提高了患者的生活质量等。

甲旁亢为甲状旁腺病变形成的肿瘤样结构。甲旁亢的微创治疗也已经显示出诸多优越性。甲旁亢的治疗方式经历了从超声引导下经皮向增生甲状旁腺结节内注射药物如醋酸、酒精，到不同方式热消融治疗，如 LA、HIFU、MWA 和 RFA 等，且不同治疗方式都显示出不同程度的疗效。从近几年研究结果来看，MWA 和 RFA 治疗已成为主流。

甲旁亢热消融治疗有一定的技术难度，主要源于甲状旁腺位置较深，增生后的大小、回声出现异常，周围重要结构较多，如气管、食管、神经和大血管等，损伤后可导致严重并发症等。解决上述问题需要解决几项关键技术，如甲状旁腺结节的影像学特征和鉴别要点、消融前不同液体隔离技术的区别和选择、消融过程中喉返神经的保护策略和甲状旁腺功能实时监测方法，消融过程中不同并发症发生的原因、预防措施和发生后对策，如何防止术后严重低钙的发生、术后疗效评判体系、治疗策略的制定原则等。目前，通过大量病例的积累、前瞻性或回顾性研究，我国对甲旁亢热消融手术相关关键技术已经有了较成熟的解决方案，但其中涉及很多特有的技术细节。因此，技术的规范化、有效推广和应用成为有待解决的问题。

（于明安　曹晓静）

第十一章

甲状旁腺的解剖、生理与组织胚胎学

正常甲状旁腺腺体呈卵圆形或扁平形，外观呈黄色、红色或棕红色，长 2～7mm，宽 2～4mm，厚 0.5～2mm，每枚平均重量 35～55mg（图 11-1、图 11-2）[1]。

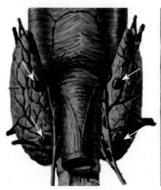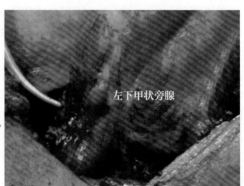

左下甲状旁腺

图 11-1　甲状旁腺的位置分布　　图 11-2　左下甲状旁腺呈黄褐色，卵圆形

一、甲状旁腺的解剖

（一）甲状旁腺的位置

1. 上甲状旁腺的位置及位置变异　因为有限的胚胎迁移，上甲状旁腺的位置相对恒定。

（1）超过 80% 的上甲状旁腺位于甲状腺上部 1/3～1/2 的侧面，位于以甲状腺下动脉和喉返神经交叉点头侧 1cm 处为中心，直径 2cm 的区域内，非常接近环状软骨和甲状软骨交界处。

（2）约 15% 的上甲状旁腺位于甲状腺上极的后外侧表面，隐藏在甲周筋膜层。

（3）不到 1% 的上甲状旁腺位置在甲状腺上极之上。

（4）由于甲状旁腺下降失败可能导致上甲状旁腺毗邻颈总动脉。

（5）在颈部咽后或食管后的上甲状旁腺罕见。高达 1/3 的咽后或食管后甲状旁腺可能存在病理性增大。

（6）异位的上甲状旁腺也可能位于甲状腺下极后方，被喉返神经、甲状腺下动脉和 Zukerkandl 结节部分阻挡，甚至可以在更低的位置，距甲状腺下极后方较远（图 11-3）。

2. 下甲状旁腺的位置及位置变异　下甲状旁腺由于胚胎迁移过程长，比上甲状旁腺更有可能异位。由于胸腺胚胎学的下降路径是从下颌角延伸到心包，旁胸腺复合体的迁移异常，无论是过度或不足，都可能造成下甲状旁腺的高位或低位异位。

（1）40%～60% 下甲状旁腺位于甲状腺叶下极水平，分布于甲状腺叶下极的前方、侧面或后方，或靠近下极的脂肪小叶。

（2）25%～40% 的下甲状旁腺位于甲状腺胸腺韧带内或胸腺。

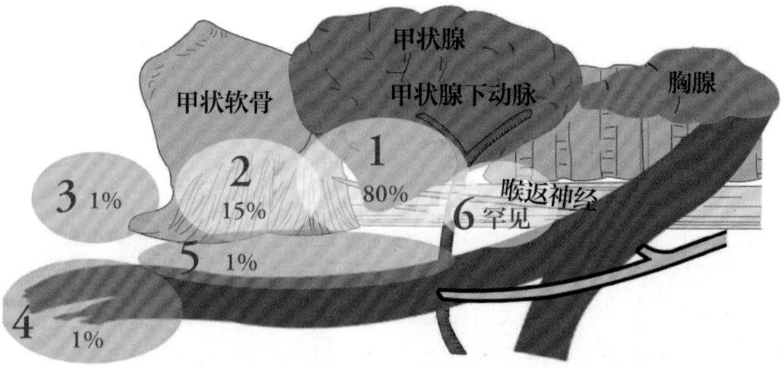

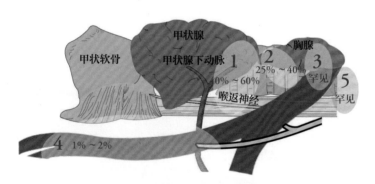

图 11-3　上甲状旁腺位置分布及比例

1. 超过80%的上甲状旁腺位于甲状腺上部1/3～1/2的侧面；2. 约15%的上甲状旁腺位于甲状腺上极的后外侧表面，隐藏在甲周筋膜层；3. 不到1%的上甲状旁腺在甲状腺上极之上；4. 由于甲状旁腺下降失败可能导致上甲状旁腺毗邻颈总动脉；5. 在颈部咽后或食管后的上甲状旁腺罕见；6. 异位的上甲状旁腺也可能位于甲状腺下极后方，被喉返神经、甲状腺下动脉和 Zukerkandl 结节部分阻挡。

　　（3）如果胸腺分离延迟，下甲状旁腺可能不同程度地被下拉至前纵隔，位于胸骨后的胸腺内，或胸腺的后方，或与纵隔大血管（无名静脉和升主动脉）相接触。

　　（4）"甲状旁腺未降"：当下甲状旁腺胸腺复合体未能充分下降，下甲状旁腺可能会滞留在颈部高位，通常沿颈动脉鞘分布，多见于毗邻颈动脉分叉平面，甲状腺上极侧方2～3cm，甚至更高的位置，毗邻下颌角，但较少见（1%～2%）。此时由上甲状腺血管供血。

　　（5）只有少数位于胸腺外，可位于心脏基底部、心包膜前面或主动脉弓与肺动脉之间（所谓主动脉-肺动脉窗），甚至还可能出现在更低的位置（图11-4）。

图 11-4　下甲状旁腺位置分布图及分布比例

1. 40%～60%下甲状旁腺位于甲状腺叶下极水平；2. 25%～40%的下甲状旁腺位于甲状腺胸腺韧带内或胸腺的颈部部分；3. 如果胸腺分离延迟，下甲状旁腺可能不同程度地被下拉至前纵隔，位于胸骨后的胸腺内，或胸腺的后方，或与纵隔大血管（无名静脉和升主动脉）相接触；4. 当下甲状旁腺胸腺复合体未能充分下降，下甲状旁腺可能会滞留在颈部高位；5. 只有少数位于胸腺外，可位于心脏基底部高度、心包膜前面或主动脉弓与肺动脉之间（所谓主动脉-肺动脉窗），甚至还可能出现在更低的位置。

　　3. 甲状旁腺位置的对称性　甲状旁腺通常对称，约80%的上甲状旁腺对称，70%的下甲状旁腺对称，60%的上、下甲状旁腺均对称。一般左侧腺体位置稍偏低。当腺体位置异常时，可不对称。

　　4. 病理性甲状旁腺的位置　甲状旁腺癌、肾性甲旁亢的增生腺体常与周围有粘连，但腺瘤和原发性增生除滋养动脉以外缺少支持组织，可向下下坠。上甲状旁腺沿食管向后纵隔下坠，可位于食管、气管间隙或食管后方，一般位于喉返神经外后方。下甲状旁腺虽然向前纵隔下降，但多位于经颈部切口可切除的范围内，一般位于喉返神经前面（图11-5、图11-6）。

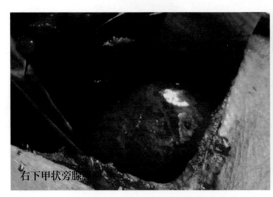

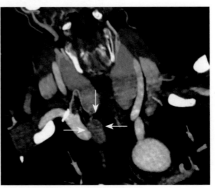

图 11-5　下移的右下甲状旁腺腺瘤位于胸廓上口　　　　图 11-6　颈部 CT 冠状位

箭头示下移的右下甲状旁腺腺瘤，箭头旁可见来源于甲状腺下动脉的下甲状旁腺动脉。

5. 甲状旁腺与喉返神经的位置关系　奥地利解剖学家 Emil Zuckerkandl 于 1902 年首次发现并命名了甲状腺后外侧缘突出的组织，即 Zuckerkandl 结节。1938 年 Gilmour 提出了 Zuckerkandl 结节与喉返神经和上甲状旁腺的关系。由于第四对咽囊与其后方鳃体紧密相邻，因此，由第 4 对咽囊发育而成的上甲状旁腺与 Zuckerkandl 结节之间存在固定的解剖关系（图 11-7）。Zuckerkandl 结节在保护喉返神经及上甲状旁腺中是一个重要的解剖标志。

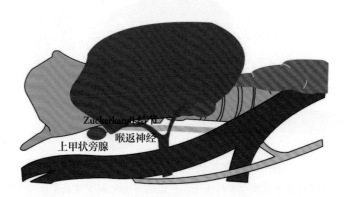

图 11-7　上甲状旁腺、Zuckerkandl 结节及喉返神经入喉处三者关系紧密，位置固定

Persky 等[2] 于 88.9% 的甲状腺腺叶切除术中发现，在距离上甲状旁腺 5mm 内可识别喉返神经，其中喉返神经距离上甲状旁腺 1mm 内者占 62.63%，1～5mm 内者占 26.26%，这种关系在左右两侧均一致。对于上甲状旁腺病变的热消融治疗，应注意对入喉处喉返神经的保护。

（1）上甲状旁腺与喉返神经的位置关系：上甲状旁腺一般位于喉返神经外后方，以气管食管沟（相当于喉返神经的走行）为轴，95.2% 右侧上甲状旁腺位于喉返神经 10～11 点钟方向（图 11-8），96.1% 左侧上甲状旁腺位于喉返神经 1～2 点钟方向（图 11-9）。右侧喉返神的 10～11 点钟方向及左侧喉返神经的 1～2 点钟方向正是 Zuckerkandl 结节的部位。手术操作中应注意保护上甲状旁腺内侧靠近 Zuckerkandl 结节的区域，此处距离喉返神经近。

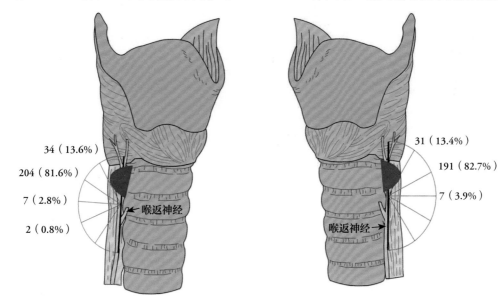

图 11-8　右侧上甲状旁腺与喉返神经的
位置关系（红色为 Zuckerkandl 结节）

图 11-9　左侧上甲状旁腺与喉返神经的
位置关系（红色为 Zuckerkandl 结节）

（2）超声确定 Zuckerkandl 结节的位置：Zuckerkandl 结节一般位于超声纵切面甲状腺叶中上极腺体最宽处背侧，横切面为环甲关节下方平面紧邻气管的位置（图 11-10、图 11-11）。

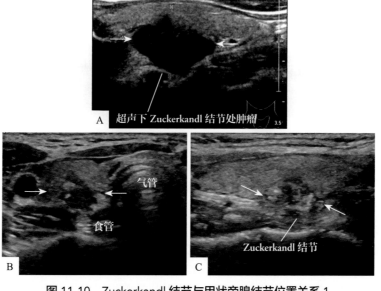

图 11-10　Zuckerkandl 结节与甲状旁腺结节位置关系 1

A. 超声提示瘤体（箭头）位于甲状腺纵切面中上极腺体最宽处背侧 Zuckerkandl 结节处（箭头），因入喉处喉返神经被韧带固定，紧邻 Zuckerkandl 结节，活动度小，该处的恶性肿瘤极易侵犯喉返神经入喉处；B. 超声横切面甲状腺乳头状癌（箭头）近气管食管沟；C. 纵切面甲状腺乳头状癌（箭头）位于中上极腺体最宽处背侧 Zuckerkandl 结节处，甲状腺后被膜处组织间隙模糊。

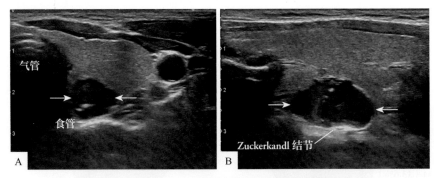

图 11-11　Zuckerkandl 结节与甲状旁腺结节位置关系 2

A. 超声横切面上位继发性甲旁亢结节（箭头）近气管食管沟；B. 纵切面上位继发性甲旁亢结节（箭头）位于中上极腺体最宽处背侧 Zuckerkandl 结节处。

6. 甲状旁腺的融合　下甲状旁腺下降过程中，会与上甲状旁腺交叉，胚胎学的这种交叉解释了上甲状旁腺和下甲状旁腺在甲状腺下动脉水平，在甲状腺叶的中下 1/3 交界处能够有非常紧密的关系，紧密程度取决于下甲状旁腺迁移的程度。在少见情况下，这两个腺体相互黏附。

7. 甲状腺腺体内的甲状旁腺　甲状腺内甲状旁腺的发生率为 0.5% ~ 4%，可能是后鳃体和内甲状腺始基融合时，甲状旁腺被包裹在甲状腺中。甲状旁腺在甲状腺右侧和下部出现率高。甲状腺内上甲状旁腺罕见，发生率比甲状腺内下甲状旁腺低。在高功能腺体的情况下甲状腺内甲状旁腺发生率似乎更高（图 11-12）。

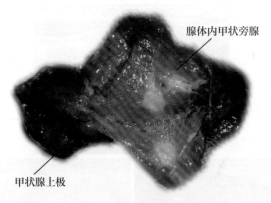

图 11-12　右侧甲状腺下极腺体内甲状旁腺

（二）甲状旁腺的数目

通常甲状旁腺为上下、左右 2 对共计 4 枚。但根据尸体解剖，约 18.6% 的人仅能找到 3 枚或不足 3 枚，其原因还有待探讨。

5 枚以上腺体可认为是胚胎发育过程中部分甲状旁腺组织发生分离所致，可位于胸腺内或颈动脉鞘内，包含主腺体分离出来的痕迹性腺体及二等分形成的分裂腺体，发生率为 13%。据报道最多可见 11 枚腺体。

（三）甲状旁腺的血供

甲状旁腺的血供来自甲状腺下动脉，下甲状旁腺动脉起源于甲状腺下动脉的分支，可以是主要的分支，也可以是末端分支。

上甲状旁腺动脉也常源于甲状腺下动脉的分支（图 11-13），偶尔可源于甲状腺上动脉的分支，少数情况上甲状旁腺动脉可能起自甲状腺上、下动脉之间的吻合支（图 11-14）。

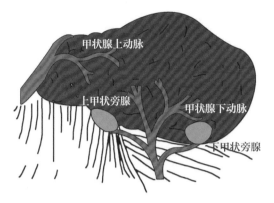

图 11-13 上甲状旁腺血供第 1 种类型

血供源于甲状腺下动脉的上行支，下甲状旁腺的血供源于甲状腺下动脉的下行支。

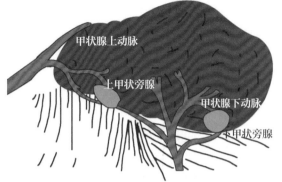

图 11-14 上甲状旁腺血供第 2 种类型

血供源于甲状腺上动脉及下动脉的吻合支，下甲状旁腺的血供源于甲状腺下动脉的下行支。

如下甲状旁腺与甲状腺分离位于颈部胸腺内（多为舌部），则接受甲状腺最下动脉与胸内动脉等邻近的血供。

大多数下降到低于无名静脉和主动脉弓水平的异位下甲状旁腺会形成异位动脉血供。一般源于乳内动脉，偶尔也可能源于胸腺动脉或主动脉的直接分支。

需要注意的是甲状旁腺动静脉均有数个分支与甲状腺后缘、咽、食管的血管丛相连，对甲状旁腺血液供应也非常重要。研究发现阻断甲状腺下动脉主干仅减少约 1/3 甲状旁腺血流量，提示甲状腺下动脉仅对甲状旁腺提供部分血液，还可能从其他途径获得血供，包括甲状腺上动脉、甲状腺胸腺韧带、甲状旁腺和甲状腺叶之间连接组织中的血管。

（四）甲状旁腺的淋巴系统

关于甲状旁腺是否存在独立的淋巴系统尚存争议。张筱骅等[3] 利用纳米炭混悬注射液（卡纳琳）于甲状腺被膜下注射行甲状腺淋巴管造影，甲状腺组织及其周围淋巴结组织被黑染，甲状旁腺未被黑染，从而判断甲状腺和甲状旁腺分别为独立的淋巴系统，其淋巴引流无交通现象。

Gu 等[4] 的解剖学证据显示甲状腺有丰富的淋巴结和淋巴管，但甲状旁腺几乎没有。王飞亮等[5] 提出具有附着脂肪结构的甲状旁腺大多远离甲状腺腺体组织，通过纳米炭染色会发现其很少参与甲状腺的淋巴回流。因此甲状旁腺可能无淋巴系统或存在独立的淋巴系统。

二、甲状旁腺的生理

甲状旁腺分泌的激素为甲状旁腺激素（PTH）[6]，由甲状旁腺主细胞分泌 84 个氨基酸组成的直链多肽，分子量为 9 500Da，具有调节和保持正常血钙水平在 2.1 ~ 2.55mmol/L（9 ~ 10.5mg/dl）的作用，主要作用部位为骨、肾和小肠。

（1）促进破骨活动，使钙和磷酸盐从骨中释放，正常情况下又有促进骨形成作用，即在 PTH 过高浓度下，可使破骨细胞活动超过成骨细胞活动，而在适当浓度下，成骨细胞活性超过破骨细胞活性从而导致骨形成超过骨吸收。

（2）作用于肾近曲小管，抑制磷盐的再吸收，PTH 正常时可通过调节 Na^+-Ca^{2+} 交换活性而减少尿钙排泄，促进肾小管对钙的吸收作用。PTH 还直接抑制磷酸盐在肾小管的回收而加速其排泄。

（3）在小肠中 PTH 的作用为间接性促进肠道对钙的吸收，是 PTH 刺激肾近曲小管细胞羟化酶活性，使低活性的 1,25- 羟胆骨化醇转化为高活性的 1,25- 羟胆骨化醇的结果。

（4）PTH 的正常分泌有昼夜节律性，PTH 在夜间 20 点及凌晨 4 点有两个宽高峰，白天则血中浓度保持平稳。

（5）正常 PTH 分泌的调节主要受血钙浓度调节。

三、甲状旁腺的胚胎学

原始咽侧壁有 5 对膨向外侧的囊状突起称咽囊，随着胚胎的发育，咽囊演化出一些重要的器官。第 3 对咽囊背侧细胞增生，分化为下一对甲状旁腺；腹侧细胞增生，形成胸腺原基。第 6 周时，胸腺向尾侧中线移动，带动甲状旁腺组织下移，发育为下一对甲状旁腺。第 4 对咽囊腹侧细胞增生形成上一对甲状旁腺，本来在下甲状旁腺之下，因胸腺下降运动，上甲状旁腺转向甲状腺上极背侧，于第 4 对咽囊发生的甲状旁腺反而成为上甲状旁腺（图 11-15）。

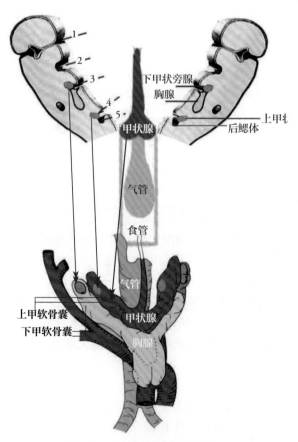

图 11-15　甲状旁腺胚胎发育

由第 3 对、第 4 对咽囊发育生成下一对和上一对甲状旁腺（数字体表咽囊）。

（隋玉杰）

参考文献

[1] 格雷戈里·W.伦道夫.甲状腺和甲状旁腺外科学.田文,姜可伟,译.2版.北京:北京大学医学出版社,2016.

[2] PERSKY M, FANG Y, MYSSIOREK D. Relationship of the recurrent laryngeal nerve to the superior parathyroid gland during thyroidectomy. J Laryngol Otol, 2014, 128(4):368-371.

[3] 张筱骅,郝儒田,尤捷,等.甲状腺淋巴管造影在鉴别甲状旁腺中的意义.温州医学院学报,2010, 40(1): 31-35.

[4] GU J, WANG J, NIE X, et al. Potential role for carbon nanoparticles identification and preservation in situ of parathyroid glands during total thyroidectomy and central compartment node dissection. Int J Clin Exp Med, 2015, 8(6): 9640-9648.

[5] 王飞亮,缪刚,韦军民,等.甲状腺全切除术中对甲状旁腺特异性附着脂肪进行保护的临床和解剖研究.中华外科杂志,2016,54(11): 859-863.

[6] 吴孟超,吴在德.黄家驷外科学.8版.北京:人民卫生出版社,2021.

第十二章

甲状旁腺的影像学检查

第一节　超声检查

　　颈部超声检查常被用于甲状旁腺定位。甲状旁腺增生或腺瘤的超声特征包括边界清晰的均匀低回声、包膜完整，彩色多普勒成像可见丰富的血管及滋养动脉（图 12-1）。由于 20%～30% 的原发性甲旁亢（pHPT）患者会合并甲状腺病变，超声诊断有助于分析和评估甲状旁腺病变的特征和甲状腺的情况，便于更合理地制定手术计划。但是当患者甲状旁腺腺体较小、合并肥胖或甲状旁腺腺体异位于纵隔内时，超声诊断的准确性会降低。

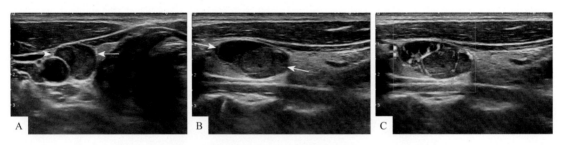

图 12-1　甲状旁腺亢进症甲状旁腺结节（箭头）常规超声表现

A. 横切面；B. 纵切面；C. 彩色多普勒血流成像。

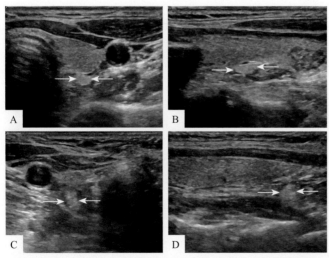

图 12-2　正常上甲状旁腺、下甲状旁腺（箭头）的超声表现

A. 上甲状旁腺横切面；B. 上甲状旁腺纵切面；C. 下甲状旁腺横切面；D. 下甲状旁腺纵切面。

一、常规超声

　　常规超声检查时，患者应仰卧颈部过伸，肥胖或短颈患者肩下可垫一软枕，使颈部略伸展。检查时嘱患者做吞咽动作有助于显示位置较深的甲状旁腺。

　　正常甲状旁腺有时在常规超声检查中可被发现，其相对于邻近的甲状腺呈略偏高回声，有完整被膜（图 12-2）。对于 pHPT，超声对单个腺体病灶检测的敏感性优于多个腺体病灶。图 12-3 显示了甲状旁腺由正常到增生的声像图变化。

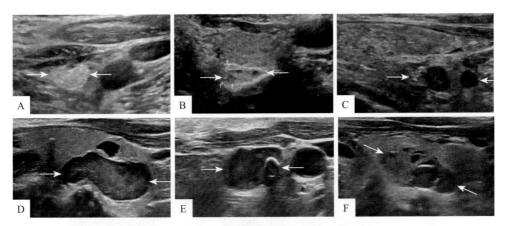

图 12-3 甲状旁腺由正常到增生的声像图变化

A. 正常；B. 部分增生；C. 部分增生；D. 增生；E. 增生合并钙化；F. 增生合并囊性变；箭头示甲状旁腺。

二、彩色多普勒血流成像

彩色多普勒血流成像（CDFI）显示甲状旁腺腺瘤主要由甲状腺外供血动脉供血，通常具有特征性的甲状旁腺供血血管（甲状旁腺下动脉的分支）环绕腺体 90°～270°并沿其长轴单向进入腺瘤，供血动脉倾向于在腺体周围发出分支后再进入腺瘤，形成特征性的弧形或环状血管（图 12-4）。此外，CDFI 可显示不同于甲状腺的甲状旁腺腺瘤富血供表现，有助于潜在甲状旁腺腺瘤的定位。与正常甲状旁腺相比，85% 的甲状旁腺腺瘤可见上述征象[1]。

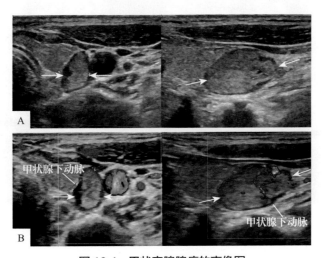

图 12-4 甲状旁腺腺瘤的声像图

A. 实性椭圆形病变，被膜清晰，内呈均匀中低回声，可见囊性变区域；B. 彩色多普勒显示甲状旁腺腺瘤边缘和内部较丰富的血流信号，滋养动脉来源于甲状腺下动脉。

三、超声造影

超声造影（CEUS）可以动态显示组织的血管和血流变化。甲旁亢结节一般在动脉期与甲状腺实质相比呈明显高增强（图 12-5），这一特点与甲状旁腺细胞的高代谢有关。根据结节造影剂的灌注程度甚至能够预测 PTH 水平。既往研究提示，甲状旁腺腺瘤和甲状旁腺增生的造影达峰时间与周围组织相比均缩短，特别是与甲状腺相比（图 12-6）。此外，造影剂的清除时间（一般为静脉注射造影剂后 55 秒）与甲状腺（一般为注射后约 3 分钟）相比具有较大的差异[2-3]。因此，CEUS 可提供足够长的检查时间并帮助鉴别甲状旁腺病灶。此外，由于 CEUS 时淋巴结在早期显示中央动脉（图 12-7），晚期出现实质性增强，而没有类似甲状旁腺的早期清除现象，因此 CEUS 还可以辅助鉴别诊断甲状旁腺与邻近淋巴结。

对于西那卡塞治疗后的甲旁亢患者，甲旁亢结节的 CEUS 可表现为低增强（图 12-8），前期研究提示该表现可能与甲旁亢结节内部微小囊性变及微血管数目减少、内径变细、交通支的缩减有关（图 12-9）。

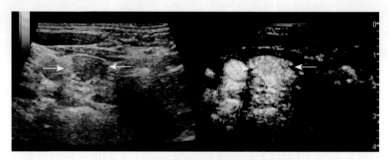

图 12-5　甲旁亢结节超声造影呈高增强

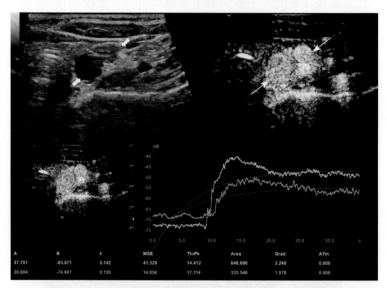

图 12-6　甲旁亢结节超声造影

甲旁亢结节（箭头）造影呈高增强，时间 - 强度曲线较甲状腺达峰时间早、峰值强度高。

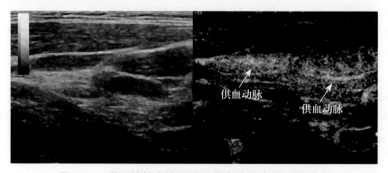

图 12-7　淋巴结超声造影显示供血动脉走行于髓质内

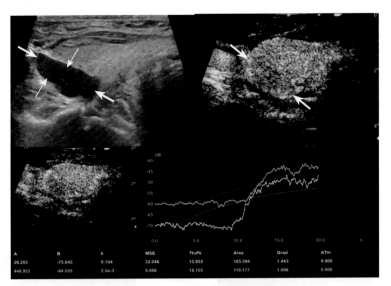

图 12-8　继发性甲旁亢结节造影

继发性甲旁亢西那卡塞治疗后甲旁亢结节（细箭头示结节内微小囊性变）造影呈低增强（粗箭头），时间 - 强度曲线较甲状腺达峰时间晚、峰值强度低。

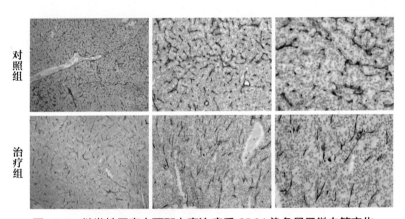

图 12-9　继发性甲旁亢西那卡塞治疗后 CD34 染色显示微血管变化

治疗后血管扩张、网状交通、分支血管与对照组比较均减少（对照组未行西那卡塞治疗）。

　　微创手术需要对甲状旁腺病灶进行准确的术前定位。与传统诊断方法相比，CEUS 具有更高的敏感性，使更多患者能有机会接受甲状旁腺消融术。但是对于合并异位甲状旁腺腺瘤的患者仍需要结合其他影像学检查，尤其是纵隔区域的检查。

四、弹性成像

　　超声弹性成像（UE）是一种非侵入性的动态检查技术。该技术通过测量组织的弹性来客观评价组织硬度。原理是相比于较硬的组织，较软的组织在外力加压时更容易出现变形[4]。甲状旁腺腺瘤由于脂肪组织减少及包膜增厚，硬度比周围甲状腺组织高[5]。研究表明，甲状旁腺弹性成像可在甲状旁腺腺瘤患者的术前定位中发挥重要作用[6-7]。Unluturk 等[5]首次应用实时弹性超声评分技术评估局灶性的甲状旁腺病变，提示甲状旁腺腺瘤大部分组织较硬，而甲状旁腺增生性病变大部分组织较软。

五、异位甲状旁腺的超声检查

在甲状旁腺胚胎发育过程中，若移行和下降过程中出现异常则形成异位甲状旁腺，可异位于纵隔内、颈动脉鞘内和食管后方。上甲状旁腺与甲状腺共同起源于第4对咽囊，在胚胎期一起下降至颈部，位置较固定，异位较少，最常见异位于气管食管沟。下甲状旁腺与胸腺共同起源于第3对咽囊，共同下降至颈部甲状腺下极水平后，下甲状旁腺的胚原基即停留在此，而胸腺的胚原基与之分离并继续下降至纵隔，若下降过程中下甲状旁腺的胚原基在中途停止或伴随胸腺胚原基继续下降则导致异位。下甲状旁腺异位的范围较大，从下颌角至心包均有可能，常见的位置包括胸骨上窝（图12-10）、胸腺内、前上纵隔内（图12-11）、颈动脉鞘内（图12-12）、颌下（图12-13）、甲状腺内（图12-14）、梨状隐窝等，约20%异位于纵隔。

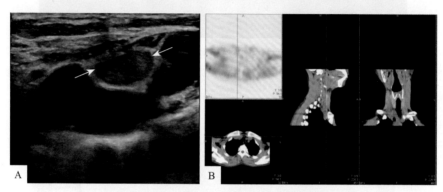

图12-10 异位甲旁亢结节位于胸骨上窝

A. 声像图示异位甲旁亢结节（箭头）位于胸骨上窝；B. MIBI 显像示异位甲旁亢结节位于胸骨上窝。

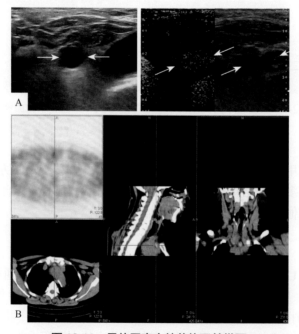

图12-11 异位甲旁亢结节位于前纵隔

A. 常规超声和超声造影示异位甲旁亢结节（箭头）位于前纵隔；B.MIBI 显像示异位甲旁亢结节位于前纵隔。

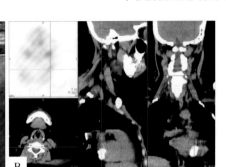

图 12-12　异位甲旁亢结节位于颈动脉鞘内

A. 超声示异位甲旁亢结节（粗箭头）位于颈动脉鞘内；B. MIBI 显像示异位甲旁亢结节位于颈动脉鞘内。

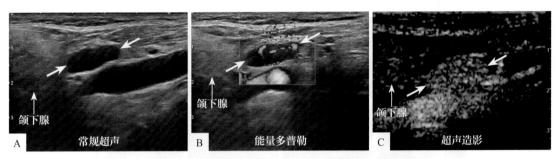

图 12-13　异位甲旁亢结节位于颌下

A. 常规超声；B. 能量多普勒；C. 超声造影。细箭头示颌下腺，粗箭头示异位的甲状旁腺。

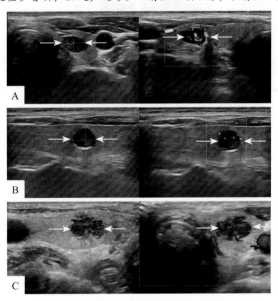

图 12-14　异位甲旁亢结节（箭头）位于甲状腺内

A. 超声横切面，全段甲状旁腺激素（iPTH）为 1 500pg/ml；B. 超声纵切面，iPTH 为 2 400pg/ml；C. CDFI，iPTH 为 600pg/ml。

当甲状旁腺从咽囊分离时，若甲状旁腺的胚芽发生断裂，则可能发育出 4 枚以上的甲状旁腺。额外发育的腺体称为副甲状旁腺。反之若胚芽发育障碍，则可能只发育出 2 枚或 3 枚甲状旁腺。有时咽囊时期的上皮性小管在出生后可能残留，并进一步形成甲状旁腺囊肿。

（伍　洁　赵朕龙）

六、甲状旁腺的超声鉴别诊断

（一）增生与腺瘤

在 pHPT 中甲状旁腺增生占 10%～20%，通常 4 枚甲状旁腺腺体均增生肥大，但一般体积仍较小，因此病灶难以被超声或 CT 显示。较小的增生腺体多呈三角形，而腺瘤形态多样，因此较小的腺瘤与增生在形态上难以鉴别。甲状旁腺增生和腺瘤均可表现为低回声，单从声像图上很难鉴别。甲状旁腺增生可表现为多个腺体同时增生，首先出现弥漫性增生，逐渐转变为结节性增生，最后表现为以一个或两个甲状旁腺结节状增生为主，其体积及大小与病情发展相关，轻度增生在超声上常难以发现。绝大部分甲状旁腺腺瘤以单发为主，并有完整包膜，通常体积较大（图 12-15）。

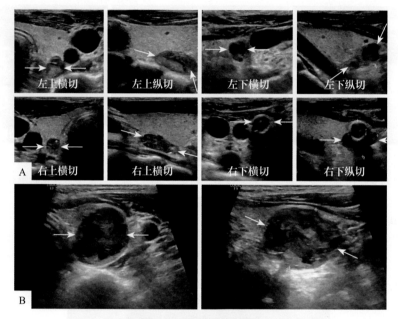

图 12-15　甲旁亢结节

A. 继发性甲旁亢 4 枚腺体增生（全段甲状旁腺激素 1 610pg/ml；箭头示增生的甲旁亢结节）；B. 甲状旁腺腺瘤导致原发性甲旁亢（全段甲状旁腺激素 570pg/ml，血钙 3.4mmol/L；箭头示增生的甲旁亢结节）。

（二）腺瘤与腺癌

甲状旁腺腺癌是一种较为罕见的内分泌肿瘤，约占 3%。其瘤体一般相对腺瘤更大，瘤体内可发生钙化。CT 增强扫描提示病灶多呈不均匀强化，瘤体边缘与周围组织的界限不清，毗邻组织常受侵犯，少数可伴有淋巴结转移。若 CT 或超声检查提示甲状旁腺病灶内有钙化灶，合并周围组织受侵，临床应考虑到甲状旁腺腺癌的可能。影像学检查结合实验室检查对诊断甲状旁腺腺癌具有重要意义，即血钙水平 > 14mg/dl，且 PTH 水平升高大于正常值上限的 5 倍。

根据相关文献报道，甲状旁腺病变的良恶性主要从大小、形态或纵横比等来判断。有研究用频率为 10MHz 的探头扫查发现腺癌比腺瘤更易呈分叶状（图 12-16）。有学者建议以甲状腺切线方向的最大径为病灶横径，与横径垂直的最大径为病灶纵径，结果提示当甲状旁腺腺癌呈圆形、纵横比 ≥ 1，而腺瘤呈椭圆形、纵横比 < 1 时，以纵横比 ≥ 1 诊断甲状旁腺腺癌的敏感性为 94%，特异性为 95%。但甲状旁腺腺癌的发病率低，因此相关研究的样本量均较小，上述征象均不具有代表性。虽然从直接征象上难以鉴别两者，但甲状旁腺腺癌作为恶

性肿瘤可合并其他间接表现。甲状旁腺腺癌晚期可浸润并侵犯周围结构，如甲状腺、喉返神经、颈部肌肉及周围淋巴结等，患者表现为做吞咽动作时活动受限。偶尔腺癌还可侵犯食管及气管，并出现肺转移、肝转移或骨转移等。约 1/3 的患者术后可出现局部复发。此外，甲状旁腺腺癌患者的血钙水平高于腺瘤患者。若常规超声诊断不明确，可行超声引导下穿刺活检以明确诊断。

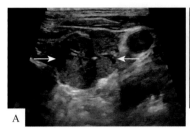 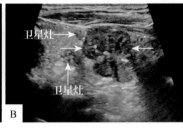 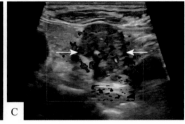

图 12-16 甲状旁腺腺癌声像图

A.横切面；B.纵切面；C 彩色多普勒成像。箭头示肿瘤瘤体，瘤体内可见钙化，瘤体边缘与周围组织界限不清，呈分叶状，毗邻组织内可见"卫星灶"（全段甲状旁腺激素 475pg/ml；血钙 3.11mmol/L）。

（三）甲状旁腺与甲状腺结节

文献提示高达 40% 的 pHPT 患者可合并甲状腺疾病，通常为甲状腺结节。首先可根据位置鉴别甲状旁腺和甲状腺结节，甲状腺结节多位于甲状腺实质内，甲状旁腺多位于甲状腺后方、颈总动脉内侧或甲状腺内侧缘。但当甲状腺结节位于甲状腺后方且呈外生性生长时，常容易与甲状旁腺相混淆。其次可根据形态来鉴别，甲状腺结节多呈圆形或椭圆形，内部多为高回声、等回声或混合性回声，回声多稍不均匀或不均匀，甲状腺腺瘤边缘还可见特征性的晕征。尽管有病例报道甲状旁腺也可呈不均质回声，但绝大多数文献报道其呈均匀的低回声，少见囊性变及钙化灶，一般边缘无晕征，形态可呈卵圆形或分叶状（2 叶或 3 叶）。此外鉴别甲状腺结节和甲状旁腺，还可通过观察病灶与甲状腺被膜的连续性，以及病灶与甲状腺之间有无高回声分隔面。当甲状旁腺与甲状腺毗邻时，可见两者之间有由甲状腺被膜形成的清晰高回声分隔面。

此外，较大的甲状旁腺腺瘤可压迫甲状腺血管，如甲状腺下动脉可受压向前移位，因此观察有无血管移位也有助于鉴别两者。必须指出的是，当甲状旁腺腺瘤位于甲状腺被膜内时，难以与甲状腺结节鉴别，特别是当结节呈均匀的低回声时。但良性甲状腺结节中较少见上述回声模式，有时需在超声引导下行穿刺活检才能明确鉴别。当甲状旁腺腺瘤较大时可凸向甲状腺，酷似甲状腺内结节，此时应仔细分辨甲状旁腺腺瘤的包膜与甲状腺被膜之间的角度，以此与甲状腺结节鉴别，其中甲状腺结节边缘与被膜之间的夹角一般为钝角（图 12-17）。

继发性甲旁（sHPT）患者的甲状旁腺超声表现可能与甲状腺结节相似，可出现钙化灶、囊性变（图 12-18），也可表现为等回声（图 12-19）或等回声内伴有钙化。但 sHPT 患者往往有相关临床病史，若不能排除患者合并甲状腺结节的可能，同样应进行仔细鉴别。当单纯灰阶超声难以鉴别时，可结合彩色多普勒超声观察病灶的血流模式。一般而言，彩色多普勒超声显示甲状旁腺腺瘤的血供相对甲状腺结节更为丰富，还可见其滋养动脉从甲状腺下动脉或上动脉发出，具有典型的极性血供及"边缘型"血供模式的特点。尽管甲状腺结节也可出现"病灶周边血流"的模式，但若不能扫查出滋养动脉，应结合多种超声特点全面评估（如回声、位置及血流模式等）进行综合判断，必要时可在超声引导下行穿刺活检。

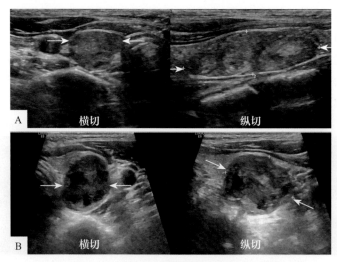

图 12-17　甲状腺结节和甲状旁腺结节声像图

A. 甲状腺结节（箭头）；B. 甲状旁腺结节（箭头）。

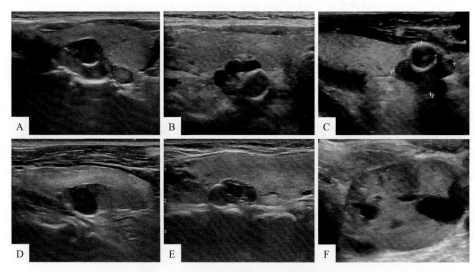

图 12-18　甲旁亢结节内钙化及囊性变

A～C. 甲旁亢结节内钙化；D～F. 甲旁亢结节内囊性变。

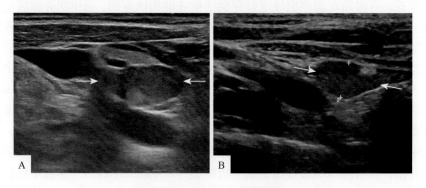

图 12-19　甲旁亢结节（箭头）呈等回声（A、B）

（四）甲状旁腺与淋巴结

正常成人颈部可有约 300 枚淋巴结，最大径 3mm～3cm，一般可根据其位置与甲状旁腺鉴别。但当患者合并淋巴细胞性甲状腺炎、亚急性甲状腺炎或其他甲状腺疾病时，甲状腺周围的淋巴结可肿大，其位置、形态表现及回声与甲状旁腺病变均相似，因此常被误诊为甲状旁腺（图12-20）。颈部正常淋巴结及非特异性炎症引起的反应性淋巴结，其典型的形态学结构均类似肾脏，呈"靶样"结构，灰阶声像图表现为长条状或卵圆形低回声，类似甲状旁腺腺瘤。淋巴结外周包膜呈中高回声，淋巴结门的一侧凹陷，对侧膨出，而甲状旁腺有时虽可见包膜，但无此典型表现。对于包膜结构不典型的淋巴结，可仔细观察内部结构。与甲状旁腺较均匀的内部回声不同，淋巴结中央常可见一条索状高回声与周围软组织相连续，即所谓的淋巴结门（图 12-21）。

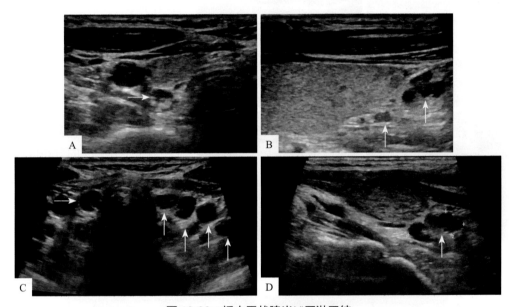

图 12-20 桥本甲状腺炎Ⅵ区淋巴结

桥本甲状腺炎Ⅵ区淋巴结（箭头）类似甲旁亢结节，但常为多发，部分有淋巴结门结构（A～D）。

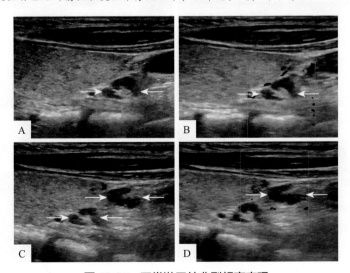

图 12-21 正常淋巴结典型超声表现

正常淋巴结（箭头）皮髓质结构清晰（A～D），可见淋巴结门结构。

在最大径 > 5mm 的淋巴结中，90% 可出现此特征性的回声结构，可与甲状旁腺鉴别。同时，可嘱患者做吞咽动作，甲状旁腺病变一般可随着吞咽移动，而淋巴结位置则相对固定。彩色多普勒超声提示两者具有不同的血流模式，正常淋巴结血供显示为门部纵行的、对称放射状分布的结构，而不是边缘血供。当淋巴结出现病变时，血供可增加，通常呈淋巴结门型血供。而甲状旁腺腺瘤则可见从甲状腺下动脉或上动脉发出的扩张的滋养动脉，腺体内部血流较丰富，具有典型的极性血供及"边缘型血供"等特点。

对于恶性淋巴结（包括原发性和转移性），除了甲状腺乳头状癌的转移性淋巴结趋向于呈高回声（图 12-22），其余常呈低回声（图 12-23）。由于恶性淋巴结晚期淋巴结门的缺失而呈较为均匀的回声，因此更易被误诊为甲状旁腺腺瘤。但与甲状旁腺腺瘤不同的是，原发性恶性淋巴结如非霍奇金淋巴瘤（图 12-24），其肿大淋巴结常多发，可累及整个解剖区域及相邻解剖区域。转移性淋巴结（包括来源于甲状旁腺腺癌）的分布区域与原发肿瘤的引流区域有关，且内部回声往往不均匀，外形更趋向于圆形或不规则形，体积增大，长径常达 10mm 或以上，原发性恶性淋巴结平均可达 3cm，其中转移性淋巴结更易发生坏死和钙化（图 12-25）。

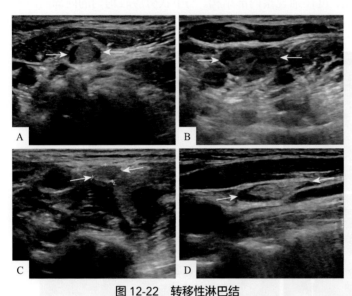

图 12-22　转移性淋巴结

甲状腺乳头状癌转移性淋巴结（箭头）呈高回声（A～D）。

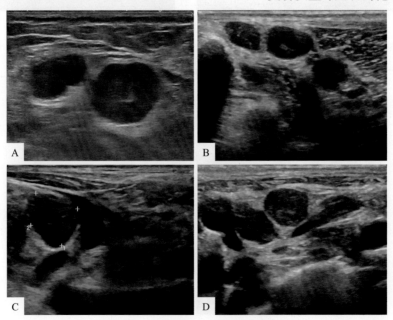

图 12-23　转移性淋巴结呈低回声

A. 神经内分泌癌；B. 鼻咽癌；C. 乳腺癌；D. 肺鳞状细胞癌。

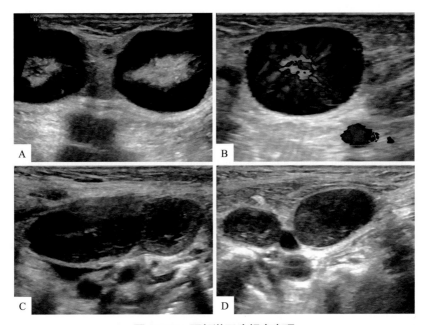

图 12-24　颈部淋巴瘤超声表现

病变多发，呈低回声、淋巴结门样血流，部分相互融合（A～D）。

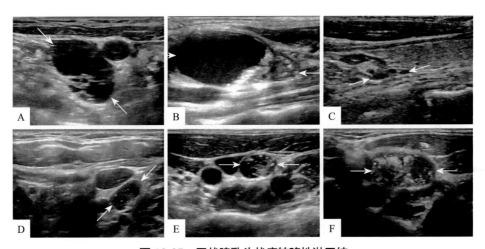

图 12-25　甲状腺乳头状癌转移性淋巴结

A～C. 甲状腺乳头状癌转移性淋巴结（箭头）合并囊性变；D～F. 甲状腺乳头状癌转移性淋巴结（箭头）合并钙化。

（伍　洁　赵朕龙　魏　莹）

参考文献

[1]　REEDER S B, DESSER T S, WEIGEL R J, et al. Sonography in primary hyperparathyroidism: review with emphasis on scanning technique. J Ultrasound Med, 2002, 21(5): 539-552, 553-554.

[2]　李秀梅，李军，王宏桥，等 . 高频超声、超声造影与 ^{99m}Tc-MIBI SPECT/CT 在难治性甲状旁腺功能亢进术前定位中的比较 . 中华医学超声杂志 (电子版), 2018, 15(7): 522-529.

[3] PARRA RAMÍREZ P, SANTIAGO HERNANDO A, BARQUIEL ALCALÁ B, et al. Potential utility of contrast-enhanced ultrasound in the preoperative evaluation of primary hyperparathyroidism. J Ultrasound Med, 2019, 38(10): 2565-2571.

[4] CAKIR B, AYDIN C, KORUKLUOGLU B, et al. Diagnostic value of elastosonographically determined strain index in the differential diagnosis of benign and malignant thyroid nodules. Endocrine, 2011, 39(1): 89-98.

[5] UNLUTURK U, ERDOGAN M F, DEMIR O, et al. The role of ultrasound elastography in preoperative localization of parathyroid lesions: a new assisting method to preoperative parathyroid ultrasonography. Clin Endocrinol (Oxf), 2012, 76(4): 492-498.

[6] S HATTAPOGLU, GOYA C, HAMIDI C, et al. Evaluation of parathyroid lesions with point shear wave elastography. J Ultrasound Med, 2016, 35(10): 2179-2182.

[7] BATUR A, ATMACA M, YAVUZ A, et al. Ultrasound elastography for distinction between parathyroid adenomas and thyroid nodules. J Ultrasound Med, 2016, 35(6): 1277-1282.

第二节　其他影像学检查

一、核素显像

甲氧异腈闪烁成像：锝 -99m- 甲氧异腈（technetium-99m-methoxyisobutylisonitrile，$^{99}Tc^m$-sestamibi 或 $^{99}Tc^m$-MIBI）最初被用于心肌闪烁成像，后发现甲状旁腺腺瘤同样可出现核素浓聚。$^{99}Tc^m$-MIBI 可被甲状腺和甲状旁腺组织中的线粒体摄取；但该放射示踪剂在甲状旁腺中富含线粒体的嗜酸细胞中停留时间比在甲状腺组织中停留时间更长[1]。通常在注射 $^{99}Tc^m$-MIBI 后约 2 小时可获取平面图像，活性病灶有放射性示踪剂滞留，与功能亢进的甲状旁腺组织相一致。但是 MIBI 闪烁成像单独应用时提供的解剖学细节有限。

MIBI 显像：$^{99}Tc^m$-MIBI 双时相显像不仅可提供甲状旁腺病变的位置信息，还可以了解其功能状态，是目前甲状旁腺腺瘤最有效的检查方法。

（一）显像剂及显像原理

常用的显像剂包括 $^{99}Tc^m$-MIBI、^{201}TI。^{201}TI 是非特异肿瘤显像剂，可在功能亢进或增生的甲状旁腺组织中浓聚，这与甲状旁腺组织血流丰富、Na^+-K^+-ATP 酶活性增高有关。$^{99}Tc^m$-MIBI 可在病变组织中浓聚，其机制与病变组织细胞内含有丰富的线粒体有关。相关研究也表明，功能亢进或增生的甲状旁腺组织细胞内线粒体非常丰富，而且多数情况下其在甲状腺正常组织中清除较快，而在功能亢进的组织中清除较慢。相对于 ^{201}TI，$^{99}Tc^m$-MIBI 更容易制备，且 $^{99}Tc^m$ 具有相对良好的物理属性（纯 γ 射线，能量低，半衰期短），因此更适用于临床。

（二）显像方法

显像方法包括双时相法及减影法（机制为甲状腺可摄取 $^{99}Tc^mO_4^-$，而甲状旁腺不摄取），主要包括 ^{201}TI/$^{99}Tc^mO_4^-$ 双核素减影法、$^{99}Tc^m$-MIBI/$^{99}Tc^mO_4^-$ 双核素减影法、$^{99}Tc^m$-MIBI/^{123}I 双核素减影法、$^{99}Tc^m$-MIBI 双时相法。目前应用较多的是 $^{99}Tc^m$-MIBI 双时相法。

（三）显像条件

常规甲状旁腺显像采用高分辨准直器，矩阵 128×128，患者取仰卧位，于前位采集。将甲状腺置于探头视野中心，由于异位甲状旁腺常位于颈部及纵隔，因此也应常规对颈部及纵隔进行大视野采集。对于可疑病灶，应进一步加做局部断层显像，若条件不允许，应结合其他影像学如超声、CT、MRI 等综合诊断。

MIBI 显像缺点：12%～25% 的甲旁亢患者扫描为阴性，因此 $^{99}Tc^{m}$-MIBI 扫描结果阴性并不能除外原发性甲旁亢（pPTH）的诊断[1]。对于甲状旁腺增生、多发性甲状旁腺腺瘤及同时有甲状腺疾病的患者，MIBI 扫描通常不具诊断意义。当合并需手术治疗的甲状腺疾病时，MIBI 扫描的假阳性率和假阴性率均显著增加。钙通道阻滞剂也可导致扫描结果呈假阴性，由于其干扰甲状旁腺细胞摄取同位素。研究提示，其他可能增加扫描阴性结果的腺体特征包括腺体体积小、位置靠上及嗜酸细胞缺乏。此时可结合三维成像 SPECT（一种甲状腺减影扫描）或融合 CT 图像（MIBI SPECT/CT）来进一步诊断[2]。

MIBI 闪烁成像（锝-99-MIBI 扫描）结合 MIBI SPECT 是现有阳性预测值最高的一种成像技术，因此一些医生在术前首选该检查进行甲状旁腺定位。然而，并不是所有医疗机构都可进行 SPECT 检查，因此部分医院采用平面 MIBI 作为术前定位检查。对于持续性/复发性甲旁亢患者，以及 MIBI 或 SPECT 检查结果不明确者，还需应用其他补充性检查。目前可与 MIBI 或 SPECT 相补充的影像学技术包括超声、SPECT 联合 CT（MIBI SPECT/CT 同机融合）、4D-CT 及 ^{11}C-蛋氨酸（methionine，MET）PET 联合 CT。

SPECT 的优点：SPECT 或 MIBI SPECT 是三维 MIBI 扫描，成像分辨率较高，还可改善 MIBI 扫描性能。三维成像可显示甲状旁腺的深度及甲状旁腺与甲状腺的位置关系，并提高检测异位腺体的能力，因此有利于术前辅助微创甲状旁腺切除术（图 12-26）。

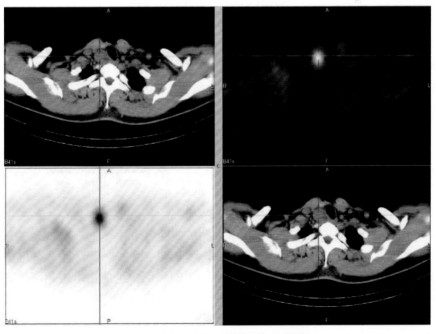

图 12-26　甲旁亢结节的 MIBI 显像

一项单中心研究应用多种成像方案的结果提示，加用 SPECT 可将识别异常甲状旁腺的敏感性提高至 92%~98%，而与此相比，平面 MIBI 闪烁成像的敏感性为 71%~79%[3]。另一项纳入 338 例 pHPT 的前瞻性研究显示，SPECT 可成功检测 96% 的单发性腺瘤和 83% 的双腺瘤，但仅能检测出 45% 的多腺体增生[4]。

SPECT 的缺点：与平面成像技术相比，SPECT 可显著降低多腺体病变漏诊的可能性。然而，即使成像结果为清晰、明亮的摄取浓聚灶，患者仍可能合并多腺体病变。由于 SPECT 对多腺体病变的漏诊率较高（7%~16%）[5]，应常规采用经验证的辅助手段（如术中 PTH 监测或对 4 枚甲状旁腺腺体的探查术）来除外多腺体病变的可能。

当 SPECT 与 CT 相结合时，SPECT/CT 可增加区分甲状旁腺腺瘤和其他解剖标志的能力，可辅助外科手术进行。单纯 CT 检查定位甲状旁腺腺瘤的敏感性较低。一项纳入 30 例多腺体病变的研究显示，SPECT/CT 可定位 46% 患者的所有病变腺体，而与此相比，单用 CT 和单用 SPECT 定位的准确率分别为 37% 和 13%[2]。

正电子发射体层成像（PET）：三种不同的放射性药物被证明可被甲状旁腺腺瘤摄取，即 FDG、胆碱和蛋氨酸。一般来说，PET 不广泛应用于 PHPT 的首次检查，但由于 ^{11}C- 蛋氨酸和 ^{18}F- 氟胆碱的高敏感性，该检查在诊断持续性和 / 或复发性甲状旁腺疾病中有不可替代的作用，尤其在常规超声和 ^{99}Tc^{m}-MIBI SPECT 均呈阴性或不能明确诊断的情况下。

二、CT/MRI

1. CT　4D-CT 可对甲状旁腺进行精确的解剖学定位，其机制为对比剂可在甲状旁腺腺瘤内快速进入和快速退出。4D-CT 尤其适用于需再次行手术治疗但 MIBI 初始影像学检查为阴性的患者。一项纳入了 45 例颈部探查术后患者的研究显示，4D-CT 诊断病变甲状旁腺腺体的敏感性为 88%，而与此相比，MIBI SPECT 敏感性为 54%[6]。

4D-CT 的主要缺点为辐射暴露，与 MIBI 相比，甲状腺吸收的辐射剂量可增加至普通 CT 平扫的 50 倍以上。辐射剂量增加会导致甲状腺癌的风险随着年龄增长显著提高，因此对较年轻患者应谨慎应用 4D-CT。

2. MRI　甲状旁腺腺瘤在 MRI 中的特征包括：T_1WI 呈中至低信号；T_2WI 呈高信号。但是颈部淋巴结也呈现相似的影像特点，降低了 MRI 的准确性。

对于再次手术治疗的患者，MRI 为定位异常甲状旁腺组织提供了一种有效的无创成像方式，且不需要碘对比剂和无辐射暴露。据报道，MRI 诊断异常甲状旁腺组织的敏感性为 40%~85%[7]。

三、小结

术前准确定位甲状旁腺病变，对于手术入路的安全性和手术的有效性至关重要，尤其对于微创手术。超声诊断在由经验丰富的操作者实施时敏感性高，且具有价格低廉、无创、在手术室内可重复操作的优点。对于再次手术的病例，也应用术中超声检查来定位腺瘤，便于在有瘢痕区域检查。因此，超声是目前应用最广泛的甲状旁腺病变定位手段。研究表明，超声对增生甲状旁腺定位的敏感性和特异性分别为 69%~90% 和 90%~98%[8]。然而，超声检查的准确性多取决于操作者，多项研究提示超声检查甲状旁腺增生的敏感性为 72%~89%[9-10]。高分辨率的灰阶图像、彩色多普勒超声和检查者经验丰富均可提高检出率。

超声对甲状旁腺定位的准确性与 MIBI 闪烁成像术相当。根据最近的荟萃分析，两者联合应用对甲状旁腺定位的敏感性为 76.1%，阳性预测值为 93.2%[11]。此外联合应用超声和 MIBI 定位甲状旁腺可将敏感性提高至 95%[12]。

Agha 等 [13] 应用高分辨率探头行 CEUS 术前定位 pHPT，结果提示 31 个甲状旁腺病变均被成功检出。该研究认为传统的成像技术，如常规超声、MIBI 及 MRI 的敏感性均较 CEUS 低。另外相比 MIBI 和 MRI，CEUS 的诊断方法更简便，所需要的分析时间也短。

增强 CT 和 MRI 也可有效定位甲状旁腺腺瘤，但是较少被应用于术前定位，更常应用于甲状旁腺病变手术失败后。

（伍　洁　魏　莹）

参考文献

[1] LAL A, CHEN H. The negative sestamibi scan: is a minimally invasive parathyroidectomy still possible? Ann Surg Oncol, 2007, 14(8): 2363-2366.

[2] WIMMER G, PROFANTER C, KOVACS P, et al. CT-MIBI-SPECT image fusion predicts multiglandular disease in hyperparathyroidism. Langenbecks Arch Surg, 2010, 395(1): 73-80.

[3] NICHOLS K J, TOMAS M B, TRONCO G G, et al. Preoperative parathyroid scintigraphic lesion localization: accuracy of various types of readings. Radiology, 2008, 248(1): 221-232.

[4] CIVELEK A C, OZALP E, DONOVAN P, et al. Prospective evaluation of delayed technetium-99m sestamibi SPECT scintigraphy for preoperative localization of primary hyperparathyroidism. Surgery, 2002, 131(2): 149-157.

[5] YIP L, PRYMA D A, YIM J H, et al. Can a lightbulb sestamibi SPECT accurately predict single-gland disease in sporadic primary hyperparathyroidism? World J Surg, 2008, 32(5): 784-794.

[6] MORTENSON M M, EVANS D B, LEE J E, et al. Parathyroid exploration in the reoperative neck: improved preoperative localization with 4D-computed tomography. J Am Coll Surg, 2008, 206(5): 888-896.

[7] WAKAMATSU H, NOGUCHI S, YAMASHITA H, et al. Parathyroid scintigraphy with ^{99m}Tc-MIBI and ^{123}I subtraction: a comparison with magnetic resonance imaging and ultrasonography. Nucl Med Commun, 2003, 24(7): 755-762.

[8] SIPERSTEIN A, BERBER E, BARBOSA G F, et al. Predicting the success of limited exploration for primary hyperparathyroidism using ultrasound, sestamibi, and intraoperative parathyroid hormone: analysis of 1158 cases. Ann Surg, 2008, 248(3): 420-428.

[9] ERBIL Y, BARBAROS U, TUKENMEZ M, et al. Impact of adenoma weight and ectopic location of parathyroid adenoma on localization study results. World J Surg, 2008, 32(4): 566-571.

[10] POWELL A C, ALEXANDER H R, CHANG R, et al. Reoperation for parathyroid adenoma: a contemporary experience. Surgery, 2009, 146(6): 1144-1155.

[11] CHEUNG K, WANG T S, FARROKHYAR F, et al. A meta-analysis of preoperative localization techniques for patients with primary hyperparathyroidism. Ann Surg Oncol, 2012, 19(2): 577-583.

[12] ISIDORI A M, CANTISANI V, GIANNETTA E, et al. Multiparametric ultrasonography and ultrasound elastography in the differentiation of parathyroid lesions from ectopic thyroid lesions or lymphadenopathies.

Endocrine, 2017, 57(2): 335-343.

[13]　AGHA A, HORNUNG M, RENNERT J, et al. Contrast-enhanced ultrasonography for localization of pathologic glands in patients with primary hyperparathyroidism. Surgery, 2012, 151(4): 580-586.

甲状旁腺功能亢进症的病因、病理生理学及临床特点

第一节 概述

甲状旁腺功能亢进症（HPT），简称"甲旁亢"，是指甲状旁腺主动或代偿性分泌甲状旁腺激素（PTH）增多，导致钙、磷代谢异常，进而引起骨骼肌肉系统、心血管系统、神经系统、消化系统等全身多系统病变的临床综合征。根据病因及病变特点可以分为原发性甲旁亢（pHPT）、继发性甲旁亢（sHPT）、三发性甲旁亢（tHPT）和假性甲旁亢。

pHPT 是由甲状旁腺本身疾病，如增生、腺瘤、腺癌、囊肿等，引起甲状旁腺分泌 PTH 增多而导致钙、磷和骨代谢紊乱，常以高钙血症、低磷血症、肾结石、骨质疏松等为主要临床表现。

sHPT 是由各种原因所致的低钙血症或高磷血症刺激甲状旁腺代偿性分泌 PTH 增多，进而进一步加重钙、磷代谢紊乱，并出现全身骨骼系统、心血管系统、皮肤软组织等多系统病变。常见的原始诱发因素有肾功能不全、维生素 D 缺乏、胃肠道吸收不良等疾病。

tHPT 是指在 sHPT 基础上，由于甲状旁腺组织持续受到刺激，部分甲状旁腺组织由原来的被动分泌 PTH 转化为自主分泌 PTH 的腺瘤或腺瘤样增生，此时即使原始的肾功能不全等因素消除，甲状旁腺仍会持续分泌 PTH，表现为甲旁亢。肾移植术后持续存在的甲旁亢是 tHPT 的典型例子。

假性甲旁亢是指非甲状旁腺分泌 PTH 增多，而是由肺、肝、肾、胰腺和卵巢等部位的恶性肿瘤分泌类 PTH 物质，产生 pHPT 的高钙血症、低磷血症等改变，而患者的 PTH 可正常或偏低，也被称为伴瘤高钙血症，为异位内分泌综合征的一种。

（彭成忠）

第二节 病因及分类特点

一、原发性甲状旁腺功能亢进症

原发性甲旁亢（pHPT）是由于甲状旁腺本身病变引起 PTH 过度分泌所致，该病大多数为散发性，少数为遗传性，表现为有家族史或作为某种综合征的一部分，约占 10%。这些家族性综合征表现为孟德尔遗传模式，大多数家系的主要致病基因已被确定。

（一）家族性 / 综合征性原发性甲状旁腺功能亢进症

1. 多发性内分泌腺瘤 I 型（MEN- I ） 是一种罕见的常染色体显性遗传病。pHPT 患者中有 2%～4% 由 MEN- I 引起。该型中可能累及的组织来源多达 20 余种，主要涉及甲状旁腺、垂体和胰十二指肠内分泌肿瘤，其他的内分泌组织肿瘤有肾上腺、胸腺、胃及非内分

泌组织肿瘤，包括皮肤、中枢神经系统等，MEN-Ⅰ 最常见的内分泌表现是 pHPT，发病年龄通常在 2～40 岁，男女发病率无明显差异。

2. 多发性内分泌腺瘤Ⅱ型（MEN-Ⅱ） 是一种罕见的家族性疾病。MEN-Ⅱ可分为两种独立的综合征：MEN-Ⅱa（又称 Sipple 综合征）和 MEN-Ⅱb。MEN-Ⅱa 的临床表现包括甲状腺髓样癌、嗜铬细胞瘤及甲旁亢；MEN-Ⅱb 包括甲状腺髓样癌、嗜铬细胞瘤，神经鞘瘤和胃肠道肿瘤也会发生，但甲旁亢少见。MEN-Ⅱa 约占所有 MEN-Ⅱ 患者的 91%，是最常见的变异。该型甲旁亢患者发病年龄要比 MEN-Ⅰ 晚，前期症状不明显，可能在甲状腺手术中偶然发现甲状腺肿大。

3. 多发性内分泌腺瘤Ⅳ型（MEN-Ⅳ） 是最新发现的影响人类健康的 MEN 变种类型，它的临床症状与 MEN-Ⅰ 有较大的重叠，同时也有少部分患者存在性腺、肾上腺、肾脏和甲状腺肿瘤。pHPT 是最常见的 MEN-Ⅳ 相关疾病，有报道称 15 岁即可发病，但一般在 40 岁以上被确诊。

4. 遗传性 HPT- 颌骨肿瘤综合征（HPT-JT） 是一种常染色体显性遗传病，致病基因为 *CDC73*（既往称为 *HRPTR2* 基因）。在 HPT-JT 中，pHPT 中位首发年龄为 30～40 岁。其病理类型多为腺瘤且部分伴有囊性变，值得注意的是，HPT-JT 与甲状旁腺癌有很高的相关性。研究显示，在 HPT-JT 患者的 HPT 中，甲状旁腺癌占 15%～37.5%。

5. 家族性低尿钙高钙血症（FHH） 是一种常染色体显性遗传综合征，约占 pHPT 的 2%。目前已知有三个分类，分别为 FHH1、FHH2、FHH3。FHH1 是最常见的 FHH 变异型，由 *CaSR* 基因突变引起；FHH2 由 *GNA* 基因突变引起；FHH3 由 *AP2S1* 基因突变引起。FHH 患者中，约 65% 为 FHH1，20% 以上为 FHH2，约 10% 为 FHH3。

6. 家族性孤立性 pHPT（FIPH） 罕见，是一种常染色体显性遗传病，具有遗传异质性。目前认为可由 MEN1（高达 25%）、CDC73（高达 7%）和 CASR（高达 18%）胚系突变的不完全表达引起，然而大多数缺乏已知基因的突变，所以不能排除其他家族形式的 pHPT 的突变。

（二）散发性原发性甲状旁腺功能亢进症

绝大多数 pHPT 病例可归因于散发性的单腺体甲状旁腺腺瘤。散发性甲状旁腺癌是一种罕见的肿瘤，主要由 *CDC73* 抑癌基因突变失活引起，其发生的分子途径与良性甲状旁腺肿瘤不同。大多数散发性孤立性甲状旁腺腺瘤和癌已经被确定为单克隆。然而多腺性甲状旁腺疾病的克隆性起源可能与典型的散发性腺瘤不同。研究显示，散发性多腺体原发性增生患者的甲状旁腺组织检测表现出很高比例的非克隆性模式。

（刘方义）

二、继发性甲状旁腺功能亢进症

任何原因引起的低钙血症、高磷血症均可刺激甲状旁腺分泌 PTH 增多，从而导致继发性甲旁亢（sHPT）。常见引起低钙血症和 / 或高磷血症的原因有慢性肾功能不全、肾小管酸中毒、维生素 D 缺乏或抵抗、胃肠道钙吸收不良及妊娠、哺乳等。

（一）慢性肾脏疾病

1. 慢性肾功能不全 胃肠道中吸收的磷 90% 经过肾脏排泄，当肾小球滤过下降时，肾脏排磷减少，导致磷酸盐在体内积聚引起高磷血症；同时肾 1,25- 二羟维生素 D_3 合成减少，由此导致低钙血症，上述两个因素刺激甲状旁腺分泌 PTH 增多，为 sHPT 最常见的原因。

肾功能损伤早期，肾小球滤过率低于 60ml/min 时，血 PTH 就可能已经升高；随着肾功能的进行性下降，PTH 水平会持续升高。

2. 肾小管性酸中毒　如范科尼综合征（Fanconi syndrome），为肾重吸收磷障碍而引起的软骨病，从而诱发 sHPT。儿童期发病与遗传有关；成人期发病与免疫系统疾病、金属中毒等有关。

3. 自身免疫性肾小管受损　许多自身免疫性疾病均可导致肾小管受损，活性维生素 D 缺乏、肠钙吸收障碍和骨矿化不良，诱发 sHPT。

（二）全身其他钙吸收减少导致的低钙血症

1. 慢性疾病　胃切除术后，脂肪泻，肠吸收不良综合征及影响消化液分泌的肝、胆、胰慢性疾病，可引起钙吸收不良。

2. 慢性肝病或长期服用抗癫痫药物　可造成肝内 25- 羟化酶活性不足，导致体内维生素 D 活化障碍，肠钙吸收减少。

3. 药物因素　长期服用缓泻药或考来烯胺造成肠钙丢失，苯巴比妥可以阻碍维生素 D 的活化，均能诱发低血钙。

4. 环境因素　雾霾、尘埃等大气污染物阻挡紫外线、冬季紫外线弱且日照时间短等环境问题引起人体内源性维生素 D 不足。

5. 内分泌系统疾病　各种原因所致的皮质醇增多症和降钙素分泌过多，均能引起 sHPT；绝经后骨质疏松症妇女机体内维生素 D 活化及肠钙吸收能力减弱，或由于肾脏清除 PTH 的速度减慢，也易导致血 PTH 升高。

（三）钙摄入不足或需求增大

钙摄入不足或妊娠、哺乳等生理状况下钙需求量增加等情况导致的低钙，机体为适应低钙状态而增加 PTH 的合成与分泌。

（彭成忠）

第三节　病理生理特点

一、原发性甲状旁腺功能亢进症

原发性甲旁亢（pHPT）的主要病理生理改变是甲状旁腺病变分泌过多 PTH，PTH 作用于 PTH Ⅰ型受体（PPR）。PPR 是一种在肾脏和骨组织中广泛分布的经典的Ⅱ型 G 蛋白偶联受体。甲状旁腺主细胞通过 G 蛋白偶联的钙敏感受体（CaSR）感知血钙浓度的变化。血钙的主要调节因子是 PTH，生理情况下细胞外钙水平的降低刺激 PTH 的合成和分泌。PTH 通过与 PPR 结合促进肾脏钙的重吸收、骨吸收和肾脏中 25- 羟维生素 D_3 的羟基化，导致血钙水平升高至正常参考范围。血钙增高时细胞外钙与甲状旁腺主细胞上的 CaSR 结合，抑制 PTH 的合成和分泌。在 pHPT 中，血钙被重新设定在更高的水平，这归因于病理性甲状旁腺组织重量的增加和 CaSR 的设定点改变，即钙调节抑制 PTH 释放的阈值改变。

PTH 引起的骨质变化是一个复杂的过程，它既能刺激成骨细胞调节的骨形成，亦可以刺激破骨细胞调节的骨吸收。在 pHPT 患者，PTH 过多加速骨的吸收和破坏，可形成骨质疏松，长期进展可发生纤维性囊性骨炎，PTH 可以通过作用于破骨细胞 17，使骨钙溶解释放入血增加血钙。PTH 激活了 1α- 羟化酶，增加了活化的维生素 D_3（1,25- 二羟维生素 D_3）的水平，增加肠道的钙吸收使血钙增高。在肾脏中，甲状旁腺素可以增加钙的再吸收使血钙增高。由于 PTH 只在部分肾小管起作用，肾小球中钙的过滤增加可能超过肾小管下游钙的吸收能力，导致净排泄增加，出现高尿钙。

另一方面，PTH 抑制了肠道及肾小管对磷的吸收，导致尿磷排出增多，血磷降低。尿钙和尿磷的不断增加，使磷酸盐负荷增加可能会打破结晶平衡，导致尿液中结晶物的形成，易形成肾结石和肾钙化，进一步出现尿路感染和肾功能损伤，晚期可发展为尿毒症。血钙过高可导致迁移性钙化，引起关节疼痛等症状。高浓度钙离子刺激胃泌素分泌，形成高胃酸性多发性十二指肠溃疡。

二、继发性甲状旁腺功能亢进症

继发性甲旁亢（sHPT）的发病机制目前尚不完全明确，被认为是多种机制共同作用的结果，其驱动因素常与低血钙、CaRS 减少、钙调定点异常、磷潴留、活性维生素 D 缺乏或抵抗、骨代谢紊乱、酸中毒、PTH 降解减少、基因多态性、骨对 PTH 的抵抗、成纤维细胞生长因子 23（FGF-23）增加等有相关性。

（一）高磷血症

高磷血症是 sHPT 重要始动因素之一。血磷升高和血中钙结合并沉积于骨和软组织，降低血钙水平；同时，高血磷直接抑制或降低 1α- 羟化酶的活性，进而抑制 1,25- 二羟维生素 D_3 的合成，加重钙的缺乏；而 1,25- 二羟维生素 D_3 的减少又进一步减少肠道钙的吸收和骨钙转运，降低血中的游离钙。高磷血症通过多种途径间接导致的低钙血症刺激甲状旁腺分泌 PTH 增多及甲状旁腺腺体增生。同时，高磷血症还直接刺激甲状旁腺分泌 PTH 增多及甲状旁腺腺体的增生。

（二）低钙血症

低钙血症也是 sHPT 重要始动因素之一。低钙血症的发生有 3 种相互关联的机制，分别是高磷血症、骨骼对 PTH 脱钙作用的抵抗、维生素 D 的代谢异常。低血钙诱导甲状旁腺 PTH mRNA 转录增加，使 PTH 升高，数周或数月后低钙血症刺激甲状旁腺细胞的 DNA 复制、细胞分裂及组织增生，进一步促使 PTH 合成分泌增多。

（三）钙敏感受体减少

CaSR 位于甲状旁腺细胞膜上，为一种受体蛋白，在甲状旁腺辨别血液中钙浓度变化的能力中起重要作用，为甲状旁腺依据血钙水平调节 PTH 分泌的重要介质。PTH 合成后储存在细胞的分泌颗粒中，当细胞外钙浓度升高时，CaSR 被激活，促进细胞内钙动员和细胞外钙内流，从而使细胞内钙浓度迅速升高，抑制细胞分泌 PTH，同时促进 PTH 在细胞内降解，所以在 CaSR 激活后，血 PTH 水平迅速下降。反之，当细胞外钙浓度降低时，细胞内钙水平也下降，刺激 PTH 分泌增多。CaSR 通过上述调节，使血钙水平能快速影响 PTH 的分泌，维持机体钙的平衡。随着甲状旁腺组织的增生加重，CaSR 数量减少，导致细胞外钙难以进入细胞内，细胞内的低钙状态刺激 PTH 分泌增加。同时，由于 CaSR 的减少，PTH 受细胞外钙水平的调节能力下降，此时即使给予活性维生素 D 类药物治疗提升血钙水平，仍达不到控制 PTH 水平的效果，在临床上即属于难治性 sHPT 阶段。

（四）1,25- 二羟维生素 D_3 缺乏

维生素 D 与 PTH 协同作用在维持血钙稳定中发挥重要作用，来自食物（外源性）的维生素 D 需经过肝、肾羟化，皮肤合成（内源性）的维生素 D 需经过紫外线照射转换后才具

有生物学活性。1,25- 二羟维生素 D_3 和 PTH 之间有相互调节作用。PTH 可以促进肾脏合成 1,25- 二羟维生素 D_3，而后者又可以通过结合甲状旁腺细胞膜上特异性 1,25- 二羟维生素 D_3 受体（VDR），直接负反馈抑制 PTH 的合成分泌，或通过促进肠道对钙的吸收，间接抑制 PTH 合成分泌。

当 1,25- 二羟维生素 D_3 缺乏时，一方面直接抑制 PTH 的分泌能力下降，另一方面由于钙的吸收减少，进一步刺激 PTH 分泌增多。需要注意的是，当甲状旁腺增生到一定程度，甲状旁腺组织中 VDR 减少时，即使补充 1,25- 二羟维生素 D_3 使其血中的水平升高，由于对甲状旁腺的直接作用减弱，仍起不到控制 PTH 水平的效果，临床上也将进入难治性 sHPT 阶段。

（五）成纤维细胞生长因子 -23 增加

FGF-23 是调节磷平衡和维生素 D 代谢的一个重要生理性因子。FGF-23 的量随肾功能减低呈指数级增长，它一方面通过抑制近端肾小管的 IIa 型磷酸钠协同转运体（NaPi- IIa）等的表达，减少肾小管对磷的重吸收，导致高尿磷症；另一方面通过抑制近端小管上皮细胞中 1α- 羟化酶的表达，减少活性维生素 D 的合成；增加 24- 羟化酶的表达，将 1,25- 二羟维生素 D_3 转化为生物活性较低的亲水代谢产物，从而影响血钙水平和刺激 PTH 分泌增加。

（彭成忠）

第四节　临床表现

一、症状型原发性甲状旁腺功能亢进症

症状型原发性甲旁亢（pHPT）的特点是明显的高钙血症及累及多系统包括骨骼、肾脏、胃肠、神经和心血管等出现的不同临床症状。

骨质疏松是主要并发症之一，是由于 PTH 水平增高，导致骨转化增加，皮质骨吸收，而骨小梁结构和完整性一般保持不变，易形成骨质疏松，进而增加了病理性和创伤性骨折的风险，其中脊椎、前臂远端和骨盆骨折的风险增加 2～3 倍。

肾结石是 pHPT 的另一主要并发症，大多为草酸钙结石，尿液偏碱性患者可能磷酸钙结石含量增多。重度 pHPT 患者心血管死亡风险明显增加，可能与心肌钙化、舒张充盈受损和左心室肥厚的风险显著增加有关。pHPT高血钙症可致血清胃泌素水平增高及胃酸分泌增加而引起消化性溃疡。

此外，佐林格 - 埃利森综合征（Zollinger-Ellison 综合征）也是并发症之一，是一种甲状旁腺腺瘤合并胃泌素瘤的疾病，除表现为一般 pHPT 体征外，尚有高胃酸分泌、顽固性消化性溃疡。部分 pHPT 患者可出现纳差、恶心、呕吐、消化不良及便秘等症状。患者也可以出现嗜睡、抑郁情绪、精神病、社交减少及认知功能障碍等症状，具体机制尚不明确。

二、无症状原发性甲状旁腺功能亢进症

无症状 pHPT 是指经实验室检查明确的 pHPT 患者，除高钙血症外，没有明显的疾病体征或靶器官表现。20 世纪 70 年代，美国开展了广泛的筛查，pHPT 的检出率明显升高，其中主要是无症状 pHPT。在大多数无症状患者中，血清和尿液生化特征多年来保持稳定。一项对 49 例不符合手术指征的无症状患者的长期随访发现，大部分患者血清、尿钙和 PTH 水

平只发生了轻微变化，这些患者不符合手术治疗标准。无症状患者大多缺乏典型的骨骼相关病症，包括骨质疏松和囊性纤维性骨炎。但在被认为无症状 pHPT 患者中，多数有非特异性的症状，如疲倦、虚弱、食欲下降、轻度抑郁和认知减慢。这些患者是否会出现 pHPT 的典型症状，包括消化性溃疡、肾钙质沉着、病理性骨折和临床抑郁，尚不可知。

三、血钙水平正常的原发性甲状旁腺功能亢进症

血钙水平正常的 pHPT 是指在排除维生素 D 缺乏、肾损害、原发性高尿钙、钙吸收不良和使用可能提高 PTH 水平的药物后，在血清总钙和离子钙水平持续正常的情况下 PTH 浓度升高。被诊断为血钙水平正常的 pHPT 的患者可能会继续发展为高钙血症，这可能作为他们病程的一部分。血钙水平正常的 pHPT 可能会带来严重的终末器官受累。例如：有研究对血钙水平正常的 pHPT 患者进行的随访结果显示，40% 的患者在 1～8 年期间发展为进行性甲旁亢。这些患者中 19% 出现高钙血症；大部分患者虽然血钙仍保持在正常水平，但是也出现了骨质疏松、肾结石、骨折等严重症状。多项研究表明，肾和骨骼受累患病率高于或类似于高钙血症患者。目前对正常钙 pHPT 患者不仅有 pHPT 的早期表现，而且有独特的疾病表型，但对于血钙水平正常的 pHPT 的研究尚需进一步深入。

钙、磷代谢紊乱带来的影响是全身性的，人体几乎所有器官和组织都可能会受到钙、磷代谢失调的影响。pHPT 早期患者可无任何表现，随着病情的进展，全身各系统都可以出现不同程度的损害表现。

四、继发性甲状旁腺功能亢进症

（一）皮肤病变

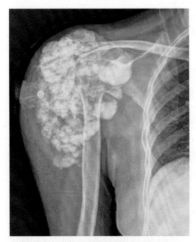

图 13-1　X线示软组织内转移性瘤样钙化

皮肤瘙痒是继发性甲旁亢（sHPT）最常出现的症状之一。患者常有不同程度的瘙痒，严重者全身皮肤抓痕明显，甚至影响患者睡眠。皮肤瘙痒可能与高磷血症及皮肤钙盐沉积等有关。同时，由于钙盐的沉积，可在前臂、下肢或背部等区域皮肤出现局部色素沉着、角化性丘疹、结节性痒疹等表现。病情严重者可在大腿、小腿、手指、足趾等区域出现软组织包块，本质上为软组织内的转移性瘤样钙化（图 13-1）。钙化防御患者躯体和皮肤剧烈疼痛甚至皮肤缺血性坏死，导致皮肤痛性结节、溃疡、硬化、网状青斑或紫癜。

（二）骨骼系统

骨痛是中晚期 sHPT 患者常见的症状。患者可以表现为轻度而广泛的关节痛，也可以是深部不固定的疼痛，受压、承重或转动体位可使疼痛加重，局部加压可有明显的触痛，常以承重骨或关节最明显，如足跟、髋骨或脊柱、髋关节、膝关节等负重关节。严重者影响患者行走等活动。

骨折也是晚期 sHPT 患者的症状之一。由于骨骼长期脱钙导致骨质疏松，较容易出现自发性骨折，常见于肋骨或脊柱骨折，也可发生于骨盆、四肢骨的骨折。

少数患者晚期还可以出现不同程度的骨骼变形（图 13-2），如胸廓畸形、脊柱侧凸、四肢长骨变形等。其中最为典型的是退缩人综合征和狮面人畸形。退缩人综合征是指由于骨质

疏松、骨骼变形等原因出现患者身高进行性变矮的一种综合征。狮面人畸形又称 Sagliker 综合征，以上颌骨、下颌骨显著增大、牙槽床前突为主的颜面部特殊形态改变为特征。

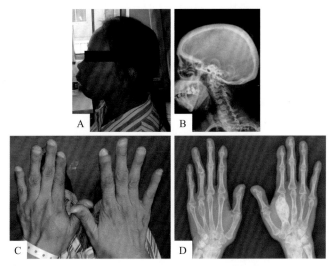

图 13-2 继发性甲旁亢导致骨骼畸形

A. 狮面人大体表现；B. 狮面人 X 线表现；C. 指骨变形、掌骨棕色瘤大体表现；D. 指骨变形、掌骨棕色瘤 X 线表现。

（三）心血管系统

心血管系统钙化是 sHPT 患者的重要表现之一。患者可出现心脏瓣膜钙化、心肌钙化及冠状动脉、主动脉、颈动脉、四肢中小动脉等全身动脉系统的钙化，其中又以血管中层的钙化为主要特征。血管钙化已被证实是 sHPT 患者发生心血管事件和死亡的关键预测因子。

（四）神经系统

周围神经和中枢神经系统均可出现病变。周围神经系统病变常表现为不安腿综合征、肢端感觉异常、肢端麻木等。中枢神经系统病变则可表现为失眠、嗜睡、性格改变、脑电活动异常等。

（五）其他

肺部钙化常发生于肺间质，可致肺间质病、肺部易发生感染、肺功能减退等。胃钙化患者常出现顽固性食欲减退，甚至胃出血。骨髓钙化可出现顽固性贫血等。

（彭成忠）

第五节　辅助检查

一、原发性甲状旁腺功能亢进症

（一）甲状旁腺激素

甲状旁腺激素（PTH）持续升高是诊断原发性甲旁亢（pHPT）的重要条件。PTH 是一个含 84 个氨基酸的多肽激素，在体内以四种形式存在，包括全段 PTH（PTH1-84）、氨基端片段 PTH、羧基端片段 PTH 及中间段 PTH。为了减少与 PTH 片段的交叉反应，第一代采用单一抗体的放射免疫技术已经分别被测量"完整"PTH 和特异性检测 PTH1-84 的第二代和第三代检测技术取代。目前常用的几种 PTH 检测方法正常参考范围见表 13-1。当出现高血钙并且 PTH 升高时要高度怀疑 pHPT。此外，PTH 也可能受到种族和年龄的影响，检测正常值会有波动。

表 13-1　常用的几种甲状旁腺激素（PTH）检测方法的参考范围

方法	参考范围
罗氏 Elecsys PTH intact 或 Elecsys PTH intact stat	1.6 ~ 6.9pmol/L（15 ~ 65pg/ml）
罗氏 Elecsys PTH（1-84）biointact（第三代）	1.58 ~ 6.03pmol/L（14.9 ~ 56.9pg/ml）
DPC2000 intact PTH	1.3 ~ 6.8pmol/L（12 ~ 65pg/ml）
Centaur intact PTH（第三代）	1.48 ~ 7.63pmol/L（14 ~ 72pg/ml）

（二）血维生素 D

在 pHPT 患者中，PTH 增加导致更多的 25- 羟维生素 D 转化为 1,25- 二羟维生素 D_3。pHPT 患者易出现维生素 D 缺乏，此类患者可能比维生素 D 正常的患者有更严重的疾病表现。

（三）血钙和血游离钙

1. **血钙**　血钙升高是诊断 pHPT 的最重要指标之一。正常参考值为 2.2 ~ 2.7mmol/L（8.8 ~ 10.9mg/dl）。通常 pHPT 患者伴有高钙血症但偶尔会出现血钙 / 游离钙水平正常，因此往往需要多次测量。血钙包括游离钙和结合钙。结合钙是指与血浆白蛋白结合的钙，它随血浆白蛋白的升降而改变，人血白蛋白浓度低于 40g/L（4g/dl）时，每降低 10g/L（1.0g/dl）会引起血钙水平降低 0.20mmol/L（0.8mg/dl）。

2. **游离钙**　血游离钙正常参考值为（1.18±0.05）mmol/L。多项研究显示，对 pHPT 的诊断游离钙和总钙之间显著不一致，建议使用前者，也证明了游离钙检测结果对诊断高钙血症更敏感，然而目前该检查方法在门诊受到如精确度、标准化和高成本等问题的影响，并未被广泛使用。但在白蛋白低的患者中，如果经调整的血钙保持在接近参考范围上限的水平，建议使用游离钙诊断高钙血症。

（四）血磷

正常参考值为 0.97 ~ 1.45mmol/L，持续下降低于 0.8mmol/L 时，有重要诊断意义。在大多数轻度疾病患者中，磷酸盐水平可能在正常范围下限附近；然而，在重度 pHPT 患者中，由于 PTH 大量增加，显著抑制近端肾小管对磷的重吸收导致排泄增加，血磷水平明显降低。

（五）血清碱性磷酸酶

血清碱性磷酸酶（ALP）正常参考值成人为 32 ~ 120U/L，儿童较成人高 2 ~ 3 倍。PTH 增多导致破骨细胞和成骨细胞的活性均增加，成骨不全会释放更多的 ALP。骨特异性 ALP 水平能更特异性地代表骨代谢水平。

（六）尿钙

多数患者存在尿钙增加现象，24 小时尿钙女性 > 250mg，男性 > 300mg，或 24 小时尿钙排出 > 4mg/kg。

上述指标的正常参考范围因实验室及检测方法的不同可能存在差异。

（刘方义　刘　洋）

二、继发性甲状旁腺功能亢进症

（一）全段甲状旁腺激素

全段甲状旁腺激素（intact parathyroid hormone，iPTH）是诊断继发性甲旁亢（sHPT）的最主要指标，也是评估患者治疗效果的核心指标。一般在尿毒症早期，肾小球滤过率 < 60ml/min 时，即可出现 iPTH 升高，随着病程的进展，则会进一步增高[1-3]。

（二）血钙

sHPT 的血钙变化较为复杂，早期阶段由于肾脏病的因素常导致血钙减低；随着病情的进展，PTH 水平增高，血钙可在正常范围；到了 tHPT 阶段，则可出现高钙血症。血钙可分为离子钙和结合钙。离子钙的测定是评价血钙的首选方法，但临床常见的是测量血清总钙水平。由于大部分结合钙以血清白蛋白为载体，故总钙受白蛋白的影响较大。若血清白蛋白明显降低，结合钙相对减少，常导致血清总钙降低，此时因发挥生理作用的离子钙并不减少，故临床并不出现低血钙症状。所以对于低蛋白血症患者的总钙水平需要用校正公式进行校正。常见的校正公式有：①校正血钙（mmol/L）= 血清总钙（mmol/L）− 0.025×血清白蛋白浓度（g/L）+1.0；②校正血钙（mg/dl）= 血清总钙（mg/dl）+0.8×[4.0 − 血清白蛋白浓度（g/dl）]。

（三）血磷

sHPT 患者血磷常高于正常范围。血磷升高也是慢性肾脏病导致 sHPT 的起始因素之一。

（四）血清碱性磷酸酶

ALP 是一种由肝脏、骨骼、肾脏、肠道等器官合成的糖基化蛋白质同工酶，其中骨型 ALP 占 50%，其余的主要来自肝脏。当 sHPT 处于高转运性骨病时，常导致 ALP 升高。动态观察 ALP 变化可间接评估 sHPT 患者骨病的发展进程。

（五）1,25- 二羟维生素 D_3

肾脏是合成 1,25- 二羟维生素 D_3 的主要器官，慢性肾脏病时常导致 1,25- 二羟维生素 D_3 合成减少，从而成为诱发 sHPT 的一个重要因素。

（六）血清骨代谢指标

骨代谢可分为成骨过程和破骨过程。sHPT 病情进展过程中常导致骨骼的代谢变化，早期成骨过程和破骨过程同时活跃，后期常以破骨过程的活跃更加明显。反映成骨过程的常见检验指标有血清骨钙素（s-OC）、血清骨碱性磷酸酶（s-BALP）、血清 I 型原胶原 N- 端前肽（s-PINP）、血清 I 型原胶原 C- 端前肽（s-PICP）等；反映破骨过程的常见指标有血清 I 型胶原交联 C- 末端肽（s-CTX）、血清 I 型胶原交联 N- 末端肽（s-NTX）。

（七）血清成纤维细胞生长因子 23（FGF-23）

血清 FGF-23 由骨组织产生，主要靶器官是肾和甲状旁腺。慢性肾脏病血清 FGF-23 升高常早于钙、磷代谢紊乱之前，可作为早期评估 sHPT 的重要指标之一[4-5]。

（八）影像学检查

甲状旁腺影像学检查是评估 sHPT 病情进展和选择治疗方案的重要依据，可以分为结构成像和功能成像两大类。结构成像影像学方法包括超声、CT、MRI 等；功能成像影像学方法主要是甲状旁腺核素显像。各种技术手段各有优势和不足，综合应用可全面评估病变甲状旁腺的位置、大小、数目、内部结构和功能等情况[6]。

（彭成忠　柴慧慧）

参考文献

[1]　贺青卿, 田文. 慢性肾脏病继发甲状旁腺功能亢进外科临床实践中国专家共识（2021 版）. 中国实用外科杂志, 2021, 41(8): 841-848.

[2]　ISAKOVA T, NICKOLAS T L, DENBURG M, et al. KDOQI US Commentary on the 2017 KDIGO clinical practice guideline update for the diagnosis, evaluation, prevention, and treatment of chronic kidney disease-mineral and bone disorder (CKD-MBD). Am J Kidney Dis, 2017, 70(6): 737-751.

[3]　KETTELER M, BLOCK GA, EVENEPOEL P, et al. Executive summary of the 2017 KDIGO chronic kidney disease-mineral and bone disorder (CKD-MBD) guideline update: what's changed and why it matters. Kidney Int, 2017, 92(1): 26-36.

[4]　CUNNINGHAM J, LOCATELLI F, RODRIGUEZ M. Secondary hyperparathyroidism: pathogenesis, disease progression, and therapeutic options. Clin J Am Soc Nephrol, 2011, 6(4): 913-21.

[5]　PASNICU C, RADU P A, GAROFIL D, et al. Clinical aspects of parathyroid hyperplasia in secondary renal hyperparathyroidism. Chirurgia (Bucur), 2019, 114(5): 594-601.

[6]　STRAMBU V, BRATUCU M, GAROFIL D, et al. The value of imaging of the parathyroid glands in secondary hyperparathyroidism. Chirurgia (Bucur), 2019, 114(5): 541-549.

第十四章

甲状旁腺功能亢进症热消融治疗

第一节 适应证及禁忌证

　　甲旁亢消融治疗近年来在临床有较快速的发展，由于其具有微创、安全、有效等优势，在临床应用越来越多。就其消融适应证和禁忌证而言，目前尚处于临床探索阶段，缺乏高级别循证医学证据的支持。本着既要保证医疗安全，又要推动技术发展造福患者的理念，根据现有临床研究结果，参考甲旁亢手术切除相关适应证和禁忌证，结合微创治疗的临床经验，提出甲旁亢消融治疗的适应证和禁忌证。

一、适应证

　　1. **原发性甲旁亢（pHPT）** 临床症状[1]包括：①烦渴和多尿；②肾结石或肾钙沉着症；③高钙尿症（24 小时尿钙水平 > 400mg/dl）；④肾功能损伤（肾小球滤过率 < 60ml/min）；⑤骨质疏松（骨密度评分 < −2.5）、脆性骨折或椎体压缩骨折；⑥PTH 增高引起的胰腺炎、消化性溃疡病或胃食管反流；⑦pHPT 引发的神经认知功能障碍或神经精神症状。

　　2. **无症状 pHPT[2-3]** 合并以下因素之一：①年龄 < 50 岁；②血钙水平比正常范围高 1mg/dl以上；③无症状性肾结石或肾钙质沉着症；④患者不能或不愿遵照监测方案；⑤心血管疾病风险较高，并且可能会获益于减少除高血压之外的潜在心血管后遗症；⑥有下列临床特征的患者要考虑行甲状旁腺切除术，包括肌无力、功能能力下降、睡眠模式异常及纤维肌痛。

　　3. **继发性甲旁亢（sHPT）** 药物抵抗，全段甲状旁腺激素（iPTH） > 800pg/L，或iPTH < 800pg/L，但伴有高钙或高磷血症。

　　4. **甲旁亢结节** 超声发现至少 1 枚甲旁亢结节，MIBI 扫描早期相和延迟相有浓聚，并有进针入路。

二、禁忌证

　　禁忌证包括：①增生的甲状旁腺与气管、食管、大血管、喉返神经走行区域之间严重粘连而无法有效分离，不能防止上述结构热损伤；②已知对侧喉返神经损伤或声带功能障碍；③凝血功能下降，且无法纠正；④使用抗凝药没有足够停药时间；⑤伴有严重心肺功能不全。

（赵军凤　钱林学）

参考文献

[1]　WILHELM S M, WANG T S, RUAN D T, et al. The American Association of Endocrine Surgeons guidelines for definitive management of primary hyperparathyroidism. JAMA Surg, 2016, 151(1):959-968.

[2]　UDELSMAN R, PASIEKA J L, STURGEON C, et al. Surgery for asymptomatic primary hyperparathyroidism:

proceedings of the third international workshop. J Clin Endocrinol Metab, 2009, 94(2):366-372.

[3]　YU N, LEESE G P, DONNAN P T. What predicts adverse outcomes in untreated primary hyperparathyroidism? The parathyroid epidemiology and audit research study (PEARS). Clin Endocrinol (Oxf), 2013, 79(1):27-34.

第二节　术前管理

一、术前评估

术前评估患者病情，包括采集病史、评估术前用药情况、系统回顾、体格检查和生化诊断评估，最好开展多学科综合治疗协作组常规会诊。

（一）实验室评估

除了凝血、血常规和血清四项等常规术前检查项目外，还应包括 pHPT 的相关检查，如 iPTH、血钙、血磷、1,25- 二羟维生素 D_3、肌酐水平，以及 24 小时尿钙和尿肌酐水平[1]。

（二）影像学检查

主要包括颈部超声和核素扫描。还应评估由疾病引起或加重的潜在终末器官损伤等相关检查。对于不典型的甲状旁腺结节或具有恶性征象的甲状旁腺结节，应穿刺取细胞学或活检组织学进行术前明确诊断。

（三）其他术前准备

心肺功能检查，同时根据麻醉及手术要求停用相关药物；对有颈部手术史或发音异常的患者还应行术前电子喉镜检查，明确喉返神经是否损伤；sHPT 患者术前 24 小时内无肝素透析 1 次（或腹膜透析）。缺乏维生素 D 的 pHPT 患者术前开始补充维生素 D。

（四）知情同意书

应该阐明发生下列情况的可能性，包括手术失败、术后低钙血症、一过性 / 永久性单侧 / 双侧声带麻痹造成失声或发音异常、一过性 / 永久性甲状旁腺功能减退、伤口感染及术中 / 术后出血等。

（五）高钙危象

高钙危象的 pHPT 患者，应尽可能通过内科治疗纠正高钙血症后再行消融术[1]，在内科治疗无效的情况下消融治疗可能是有效方式，充分告知术中可能存在的高风险，并在医患共同决策的情况下进行。

二、治疗方法选择

甲旁亢热消融设备包括了微波、射频、激光、高强度聚焦超声（HIFU）等，各种方法及适应范围都有报道[2-4]。目前，微波消融（MWA）和射频消融（RFA）是主要方式。

三、超声及相关设备准备

甲旁亢热消融治疗一般用高频线阵探头引导，如果病灶位于胸骨上窝等较深的特殊部位时可用低频凸阵探头，应调整探头频率获得最好的图像质量和穿透力。设备最好配备 CEUS 功能。

生命检测和急救设备，包括心电监护仪、除颤仪、抢救车和相应急救药品（常用止血药物、降压药物和抗过敏药物）、氧气和负压设备、气管插管器具。

消融医生资质：甲旁亢病灶位置特殊，紧邻重要结构，根据《医疗机构手术分级管理办法》，甲旁亢热消融属于Ⅳ级手术，应由副主任医师以上的医生进行。另外，为了保证手术安全，建议术者进行甲旁亢热消融前能够熟练完成 50 例以上的甲状腺结节消融手术，并进行过甲旁亢消融的技术培训。

（赵军凤　钱林学）

参考文献

[1] WILHELM S M, WANG T S, RUAN D T, et al. The American Association of Endocrine Surgeons guidelines for definitive management of primary hyperparathyroidism. JAMA Surg, 2016, 151(1): 959-968.

[2] 章建全, 仇明, 盛建国, 等. 超声引导下经皮穿刺热消融治疗甲状旁腺结节. 第二军医大学学报, 2013, 34(4): 362-370.

[3] 余力, 勾常龙, 李芳, 等. 甲状旁腺全消融与部分消融对继发性甲状旁腺功能亢进疗效的观察. 介入放射学杂志, 2015, 24(6): 498-501.

[4] KOVATCHEVA R D, VLAHOV J D, STOINOV J I, et al. Highintensity focussed ultrasound (HIFU) treatment inuraemic secondary hyperparathwoidism. Nephrol Dial Transplant, 2012, 27(1): 76-80.

第三节　操作方法及技术要点

一、操作流程

1. 体位　患者仰卧，可肩背部垫高，充分暴露颈部。

2. 建立隔离带　常规消毒铺巾，在超声引导下选择安全穿刺路线，将 2% 利多卡因稀释至 0.5% 进行局部皮肤麻醉，以液体隔离带法分离甲状旁腺，即在甲状旁腺结节包膜周围注射生理盐水，形成宽度 5～8mm 的液体隔离带（图 14-1）。消融前可采用热阻断血流法阻断甲状旁腺结节的滋养动脉。

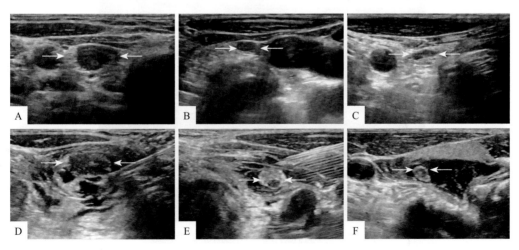

图 14-1　超声显示注射隔离液前后对比

A～C. 注射隔离液前甲旁亢结节（箭头）邻近气管、食管、甲状腺；D～F. 注射隔离液后甲旁亢结节（箭头）呈"孤岛样"，边界更加清晰。

3. 消融 取甲状旁腺横断面，将消融针穿刺至甲状旁腺内部至后缘，启动消融，一般遵循先深部后浅部，先远端后近端的顺序进行消融，消融范围需完全覆盖甲状旁腺结节（图14-2）。

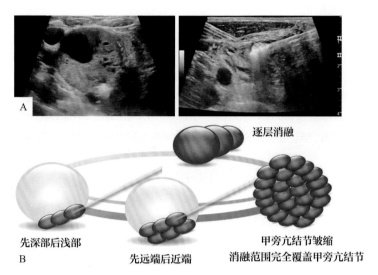

图 14-2 甲旁亢结节消融热场及示意图

A. 甲旁亢结节消融针周边高回声热场；B. 甲旁亢结节消融示意图：先深部后浅部，先远端后近端，逐层消融，消融范围完全覆盖甲旁亢结节。

4. 术后观察 术后通过 CEUS 观察消融范围，目标区域无增强后结束手术，否则应予以补充消融（图 14-3）。手术期间应注意观察患者发音情况，如出现声音变化应考虑喉返神经受损可能，可应用超声观察假声带运动情况加以鉴别。消融后局部按压 30 分钟。

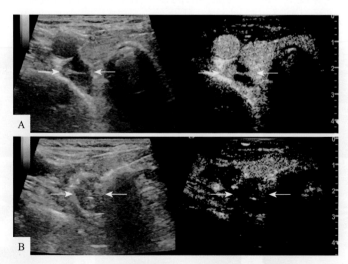

图 14-3 甲旁亢结节消融术前术后超声造影

A. 术前造影结节高增强；B. 术后造影结节无增强。

二、技术要点

1. 喉返神经及周围组织保护 术前在喉返神经周围注入生理盐水，隔离保护。

2. 喉返神经功能评估 可根据患者发音是否存在异常或超声下观察假声带运动是否异常来判断（图 14-4）。

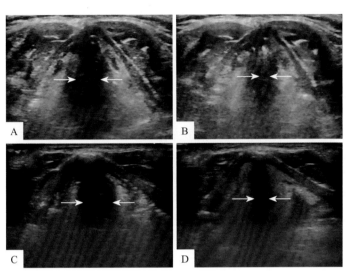

图 14-4 超声显示声带运动

A. 声带运动正常时声门开启；B. 声带运动正常时声门闭合；C. 左侧声带运动减弱声门开启；D. 左侧声带运动减弱声门闭合。箭头示声带。

3. 消融效果判断 观察消融高回声团覆盖整个甲状旁腺，术后即刻采用 CEUS，瘤体造影剂完全无充填，可判断消融完全。

4. 出血处理 术中出血可根据出血速度和出血量采用注射止血药、局部压迫或消融止血等方式处理。

（赵军凤 钱林学）

第四节 术后管理及疗效评价

一、术后管理

术后短时间内应密切观察是否出现血肿，一旦发现术后出血应紧急采用相应方式有效止血。

术后应实施动态生化评估，尤其 iPTH 和血钙、血磷。

患者应在术后规律复诊，包括超声和血生化评估。治疗效果判断可参考手术切除后的评价标准。甲状旁腺切除术后治愈的定义是：恢复正常钙稳态并持续至少 6 个月。对于血钙正常型 pHPT 患者，术后 6 个月内的 PTH 水平正常即为治愈[1-2]。

随访过程中如发现复发可进行二次消融[2-3]。

与 pHPT 患者相比，sHPT 患者更可能会因为骨饥饿综合征而发生不同程度的低钙血症，应及时发现并有效处理低钙血症以防严重并发症发生。

术后低钙血症建议由经验更为丰富的内科医生管理处置。

二、疗效评价

目前为止，国内多个团队已掌握甲旁亢热消融技术，并在临床广泛应用。随着该技术不断走向成熟，研究成果不断涌现，甲旁亢热消融技术将惠及越来越多的患者。

RFA：目前临床应用的报道较少。曾福强等[4]的研究结果提示，对 sHPT 进行 RFA，术后 1 日、1 周、1 个月、3 个月、6 个月及 1 年时，患者血 iPTH 浓度均低于术前（$P < 0.05$），且术后 1 年 iPTH 总体呈下降趋势。严凯等[5]报道，术后患者血 PTH（iPTH）有不同程度下降，与消融术前比较差异有统计学意义（$P < 0.05$），且部分患者降至正常水平。但此报道样本量较少，且为单中心，参考价值有限。

MWA：目前临床上应用比较广泛，报道亦比较多。

钱林学团队前期工作曾对热消融 sHPT 进行研究并证实其疗效[6]。Li 等[7] 和于明安等[8] 亦给予报道并对疗效肯定。Gong 等[9] 总结分析热消融治疗结果提示，热消融对 sHPT 治疗有效，且可降低术后低血钙的风险，但是未消融结节仍有再次增生的风险。

参考《慢性肾功能衰竭继发甲状旁腺功能亢进外科临床实践专家共识》，热消融疗效可根据术后 20 分钟 iPTH 较术前的下降率来评估。

（1）临床治愈：术后 iPTH 下降率≥80%，CEUS 瘤体完全无增强，治疗后生活质量评分增加。

（2）临床缓解：术后 iPTH 下降率＜80%，CEUS 瘤体增强面积≤50%，治疗后生活质量评分变化较小。

（3）无效：术后 iPTH 不降或升高，CEUS 瘤体增强面积≥50%，治疗后生活质量评分无变化或降低。

迄今为止，热消融与手术疗效对比报道较少。Liu 等[10]报道了 MWA 及手术切除治疗 pHPT 的对比研究，结果表明两种手术方式短期疗效相当（随访时间为 6 个月），治愈率均在 80% 左右，术后并发症及不良反应发生率类似。戎吉龙等[11]报道介入治疗和与手术治疗 sHPT 疗效：两组患者术后 1 日、1 周和 1 个月血 iPTH 水平均较术前明显降低，且介入治疗组下降显著（$P < 0.05$）。上述研究均存在纳入样本量较少、随访时间较短等问题。纳入更多病例和更长随访时间的研究报道将有利于得出更加客观的结论。

（赵军凤　钱林学）

参考文献

[1] WILHELM S M, WANG T S, RUAN D T, et al. The American Association of Endocrine Surgeons guidelines for definitive management of primary hyperparathyroidism. JAMA Surg, 2016, 151(1): 959-968.

[2] UDELSMAN R, PASIEKA J L, STURGEON C, et al. Surgery for asymptomatic primary hyperparathyroidism: proceedings of the third international workshop. J Clin Endocrinol Metab, 2009, 94(2): 366-372.

[3] SILVA A M, VODOPIVEC D, CHRISTAKIS I, et al. Operative intervention for primary hyperparathyroidism offers greater bone recovery in patients with sporadic disease than in those with multiple endocrine neoplasia type 1-related hyperparathyroidism. Surgery, 2017, 161(1):107-115.

[4] 曾福强，瞿国萍，邹斌，等 . 超声引导下射频消融治疗难治性继发性甲旁亢的临床研究 . 现代医用影

像学 , 2020,29(2):206-209.

[5]　严凯，彭成忠，姜远才 . SPECT/CT 显像对肾衰继发甲旁亢患者射频消融的研究 . 中国现代医生 , 2019,57(20):126-129.

[6]　ZHAO J F, QIAN L X, YUAN Z, et al. Efficacy of ablation therapy for secondary hyperparathyroidism by ultrasound guided percutaneous thermoablation. Ultrasound Med Biol, 2015,42(5):1058-1065.

[7]　LI X, AN C, YU M A, et al. US-guided microwave ablation for secondary hyperparathyroidism in patients after renal. Int J Hyperthermia, 2019,36(1): 322-327.

[8]　于明安，张凌，彭丽丽，等 . 超声引导微波消融术治疗继发性甲旁亢短期疗效分析 . 中华肾脏病杂志 , 2015,31(4): 303-304.

[9]　GONG L F, TANG W G, LU J K, et al. Thermal ablation versus parathyroidectomy for secondary hyperparathyroidism: a meta-analysis. Int J Surg, 2019,70(1): 13-18.

[10]　LIU F, YU X, LIU Z, et al. Comparison of ultrasound-guided percutaneous microwave ablation and parathyroidectomy for primary hyperparathyroidism. Int J Hyperthermia, 2019,36(1): 835-840.

[11]　戎吉龙，陈建生 . 介入与手术治疗继发性甲状旁腺功能亢进的疗效分析 . 现代实用医学 , 2019,29(3): 338-340.

第五节　常见并发症的处理与防范

一、出血与血肿

（一）发生原因

甲旁亢消融过程中常见出血或血肿，多由穿刺损伤血管所致（图 14-5）。

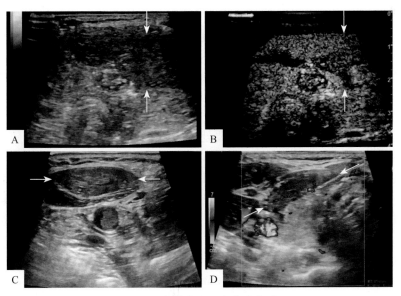

图 14-5　超声显示出血及血肿

A. 穿刺出血在甲状腺前被膜前方形成血凝块（箭头）；B. 造影显示造影剂外溢呈高增强（箭头），提示活动性出血；C. 胸锁乳突肌血肿（箭头）；D. 注射隔离液时刺破甲状腺前被膜血管出血（箭头）。

凝血功能正常、仅损伤毛细血管、损伤较轻时可以自行止血，术中难以发现。当出血速度快，出血量较大时，可能引起血肿。巨大血肿可压迫周围结构影响消融进程和生命体征，极少数情况下可能造成严重并发症。出血和血肿发生的原因可以归纳为以下几点。

1. 患者原因

（1）服用抗凝药没有足够的停药时间。抗凝药严重影响凝血功能的发挥，大量出血可造成严重并发症，因此服用抗凝药必须要有足够的停药时间。阿司匹林、氢氯吡格雷等抗血小板聚集药物至少需要停 5 日，待身体产生足够的新的血小板才能进行相应的手术；而华法林等抗凝血因子生成的药物至少需要停 7 日；使用双抗药物时，应停够每种药所需的停药时间。对不能停药的患者，可以用肝素替代，术前 24 小时停药即可。

（2）规律透析患者术前 24 小时内没有进行透析或透析质量差，体内过多的液体增加心肺负担，容易导致高血压，增加了术中出血及其他并发症的可能。

（3）甲旁亢患者常伴有高血压，尤其是 sHPT 患者，如术中血压过高，容易导致血肿形成。

（4）心力衰竭是 sHPT 患者常见并发症，常因透析不规律，饮食不注意所致。心力衰竭患者在没有充分透析，循环血量较多的情况下很容易在术中出现高血压，增加出血的可能。

（5）术后短时间内肝素透析，可能诱发术后出血。

2. 手术时技术细节操作不当

（1）术前未客观全面地评价进针入路，未评估进针入路中血管分布，穿刺时未刻意避开血管分布丰富的区域，导致进针时直接刺伤血管，包括穿刺路径中的血管及靶目标周围的血管。

（2）对同一目标进行不必要的多次进针，特别是在穿刺技术不熟练或穿刺目标小且硬、穿刺难度大的情况下。

（3）靶目标周围血管丰富且没有进行预防性消融阻断血流也是容易出血的原因。

（4）特殊部位病变进针角度过于垂直，如胸骨上窝内的甲旁亢结节消融治疗，超声往往难以清晰显示针尖的位置，术者经验不足时容易刺穿结节深部的动脉管壁，导致严重并发症。此时必须引起特别注意，因为消融导致大动脉管壁的损伤可能是致命的。

（5）通过超声影像识别出血没有经验，对已经发生的出血或血肿不能及时觉察并给予及时有效处理，导致严重血肿的形成。

（二）危险性

消融过程中少量出血不必担心也不需要处理，如果出血量增大则危险性随之增加，出血带来的危险性与出血速度和出血量相关。

少量出血一般发生在毛细血管或微小静脉损伤时，血液弥散至周围组织，表现为等回声或偏高回声，多数情况下可以自行凝血或在药物作用下凝血，对手术进程没有影响。损伤动脉血管会有快速出血，可形成比较大的血肿，使局部压力增高，推移周围的组织结构，当然增加的压力也有利于止血。

当血肿快速增大时，会压迫周围的组织快速移位，如颈前肌层内的出血会导致肌层快速肿胀形成较大血肿，压迫甲状腺和甲状旁腺使两者向后移位，气管向侧方移位。当出血发生在甲旁亢结节周围时，一般在甲状腺侧叶后方快速形成血肿，将甲状旁腺和甲状腺侧叶压向前方，此时反而有利于甲旁亢结节的显示和消融。

巨大血肿会压迫气管和颈动脉鞘，影响患者生命体征，必须尽快有效处理。当血肿刚形成时，周围组织快速受压移位；当血肿很大时，除局部组织受压移位外，局部张力会增加，患者会感觉局部憋胀感明显加重，此时必须紧急处理，否则容易导致气道受压受阻，甚至出现窒息。

应该明确的是，颈部以软组织为主，各结构或器官在血肿压迫下首先是受压移位，所以只要不是持续大量出血一般不会导致窒息等严重并发症，术者应及时发现并沉着冷静地有效处理出血。

血肿得到有效控制后，一般在术后 24 小时内压迫就会缓解。浅表部位的血肿可以在颈部甚至胸前出现大片青紫瘀斑，应告知患者不必担心，1 ~ 2 周就会自行吸收，这是由于颈部存在丰富的淋巴结构，有利于淤血快速吸收，而且不会导致术后粘连等情况。

（三）防范措施

对血肿的预判与预防、及时发现及有效处理是保证手术成功的关键技术之一。术前和术后采用必要的预防措施有利于降低出血的概率。

1. **继发性甲旁亢（sHPT）** 术前 1 日进行透析，减少干体重，透析后尽量少饮水，包括静脉补液量。因为体内过多的液体量容易导致血压增高，增加出血和其他并发症的发生率。

2. **术前心理护理** 消除患者紧张情绪，有利于保证其睡眠质量和充分的休息。临床实践表明，高度紧张或睡眠不足的患者经常在术前和术中出现血压明显增高。对于上述患者在术前要备有降压药，必要时药物降压。

3. **心功能不全或心力衰竭** ①术前询问患者睡眠时能否平卧，是否有呼吸不畅无法入睡或入睡后因呼吸不畅转醒。如果患者无以上病史一般可以耐受消融手术；②术前于患者平卧状态下采用超声评估颈静脉张力。在心功能正常、体内液体量适当的情况下颈静脉管腔张力低，如果张力高一般意味着体内液体量增多或心功能不全，要特别注意控制血压，避免出血。必要时可酌情加做一次透析。

4. **透析** 一般而言，术后可在第 2 日或第 3 日透析。第 1 次最好是无肝素透析，避免术后在肝素作用下再次出血；第 2 次可以半量肝素透析；第 3 次可以恢复肝素透析。

（四）处理措施

针对甲旁亢热消融过程中的出血，应采取一定的预防措施，包括给予密切观察、及时发现出血、使用止血药、热凝和局部加压等。

1. **预防性使用止血药** 临床经验表明，甲旁亢结节一般血供比较丰富，术前预防性给予止血药有利于血管破裂后快速凝血。

2. **避开大血管穿刺** 穿刺前应通过 CDFI 观察穿刺路径上有无粗大血管，如有则应尽量避免穿刺，可通过改变进针入路或边进针边注射隔离液的方法避开或推开针尖前方的血管。

3. **热凝滋养动脉** 一般而言，由于甲旁亢代谢旺盛，周围多存在比较丰富的滋养动脉。在消融结节前可以先行对上述血管进行热凝，以阻断血流，避免术中出血和减少热沉降。

4. **术中及时发现出血** 一般而言，细小血管穿刺损伤后出血一般缓慢，比较大的动脉损伤会快速出血。出血时一般会发现针道周围等回声或偏高回声涌入隔离液的液性暗区，根据高回声涌入的速度和范围可以判断出血的速度。如果出血来自甲状腺被膜或颈前肌层内，可以在消融过程中发现局部软组织肿胀，而且有血液沿消融针快速流出到术区，拔针后沿针道有动脉性搏动性出血，进出消融针时还会有针杆阻力增加。CDFI 容易显示出血点。

可根据出血速度和出血量应对出血。如果只是缓慢出血可以追加止血药，不需要特殊处理，继续消融，多数情况下可自行凝血；如果出血速度较快，热凝是有效方式：可以在 CDFI 显示出血点后，将消融针精准穿刺到出血部位，进行消融，功率一般 30W。因为 CDFI 显示的出血点不一定就是真的血管破损处（图 14-6），所以应对出血点及周围区域多点消融。

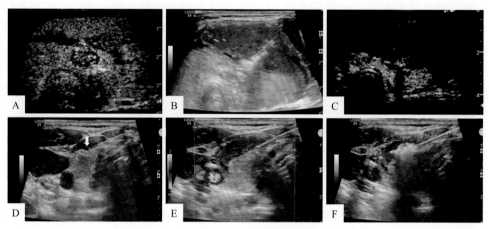

图 14-6　消融止血

A. 超声造影提示甲状腺被膜活动性出血；B. 消融针在出血点消融止血；C. 超声造影提示出血停止；D. 注射隔离液刺破前被膜小动脉（箭头）出血；E.CDFI 显示活动性出血；F. 消融针在出血点消融止血。

一般而言，出血会在局部形成血肿并将周围的重要结构推开，所以在出血点周围多点消融一般不必担心损伤重要结构，除非出血点在气管食管沟附近。

5. 局部压迫　也是一种很好的止血方式。消融术后一般预防性压迫 30 分钟，嘱患者或家属的手掌用"掐脖子"的方式压迫是简单有效的方式，将手掌适形覆盖术区均匀用力可以增加术区内的压力，预防或阻止出血的发生。

6. 改变体位　如果遇到大量出血形成较大血肿并形成压迫症状导致患者憋喘和紧张时，可以在止血后嘱患者端坐，双腿下垂至床下，有利于减少颈部血管张力并减轻临床症状。

综上所述，术中出血不可避免，应避免损伤动脉导致快速大量出血。及时发现并合理应对有利于处理好术中出血，避免并发症的发生。

二、假性动脉瘤

（一）发生原因

甲旁亢消融过程中在极少数情况下可能会发生假性动脉瘤。血肿和假性动脉瘤形成的机制有所不同。血肿的形成主要是血管破裂后血液渗到周围软组织间隙，导致组织肿胀，或出血在某一间隙聚集形成血肿，出血不再保持液体状态，而是形成凝血块，在超声上表现为等回声或偏高回声。损伤的动脉一般在止血药、血肿压力或热凝等作用下止血。假性动脉瘤则是血液从血管壁损伤破口流出后在血管周围被纤维组织或其他结构包裹，形成囊袋状结构；其内血液通过血管壁破口与动脉内血液保持对流状态。

（二）危险性

一般情况下，假性动脉瘤有三个转归：①瘤内逐渐形成血栓，填满瘤体，动脉管壁破口慢慢闭合，病变自愈；②瘤内的血液与动脉内血液持续保持对流状态，病变没有进展也没有愈合的趋势；③在动脉压力作用下瘤体逐渐增大，最后囊壁结构难以承受动脉压力导致破裂，引起大出血，甚至威胁生命。所以假性动脉瘤一旦形成，一定要认真评估和密切随访，根据其动态变化采取适当对策，避免发生严重并发症。要注意的是，针刺导致的假性动脉瘤尚有自行愈合的可能，如果是活检切割伤或消融导致的局部血管壁坏死，自行愈合的可能性就很小，病变进展迅速，应该尽早采用手术治疗。

假性动脉瘤如果能自行愈合就没有危险性，因为血管壁为肌性结构，在愈合后局部破口会在肌层收缩和纤维组织增生的情况下完全闭合，不再出现迟发性出血等情况。如果动脉瘤长期保持不变，即使没有出血，也会在对应的动脉管腔内形成涡流，长此以往有增加血管内膜损伤和粥样硬化的风险。如果周围囊壁难以承受动脉内的压力，有可能逐渐增大以致破裂。由于动脉内压力较高，假性动脉瘤出血可形成巨大血肿，对周围结构形成压迫。如果持续出血，无论是对周围结构的压迫加重还是大量快速出血后有效循环血容量降低都可能是致命的。因此，假性动脉瘤具有一定的危险性，应该密切观察或及时处理。

（三）防范与处理措施

假性动脉瘤的诊断不难，通常在消融术后短时间内复查就可以明确诊断，表现为消融区囊状无回声区，有清晰光滑的囊壁结构，其一侧与动脉相连，CDFI可发现囊内五彩血流信号，且有高速连续搏动性血流信号通过动脉管壁破口进出囊内（图14-7）。

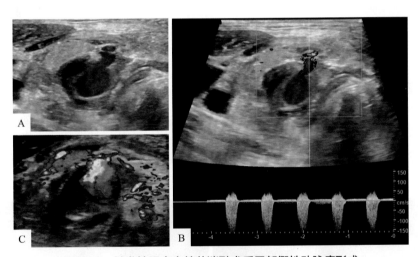

图14-7 继发性甲旁亢结节消融术后局部假性动脉瘤形成

A.常规超声显示治疗区囊状无回声区，有清晰光滑的囊壁结构，囊内可见云雾样回声，有搏动感；B.彩色多普勒血流成像可见囊内红蓝镶嵌血流及破口处五彩血流信号；C.脉冲多普勒可见高速连续搏动性血流信号通过动脉管壁破口进出囊内。

假性动脉瘤一旦形成，局部加压可能是比较简单有效的方法，其目的是降低局部动脉内压力或增加假性动脉瘤内压力，使瘤内外压力平衡以减慢或避免血液在瘤内外对流，促使瘤内血栓形成，使瘤体尽快闭合。当然，如果能够精准压住动脉壁破口可能效果更好。如果通过密切随访发现瘤内无血栓形成，而且瘤体有逐渐增大的趋势，就应该尽早进行其他治疗，包括超声引导下向瘤腔内注射巴曲酶，快速形成血栓，当血栓充满整个囊腔时破口会自行闭合。注射巴曲酶时可采用 18G 或 21G 的经皮穿刺针，在针尖贴于囊内、CDFI 显示蓝色血流一侧的囊壁，超声监视下缓慢注射，直至囊内充满等回声血栓，CDFI 显示囊内和管壁破口无彩色血流信号即可（图 14-8）。当然，在动脉壁为切割伤或消融导致坏死时，如果注药治疗风险太大或无效，应果断采用血管内介入治疗或外科干预。

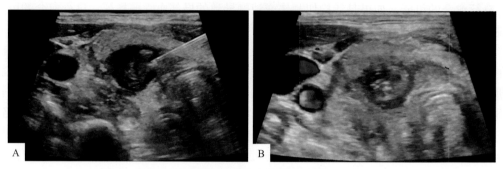

图 14-8　超声引导下假性动脉瘤巴曲酶注射

A. 注射后囊内充满等回声血栓；B. 彩色多普勒血流成像示囊内和管壁破口无彩色血流信号。

三、喉返神经损伤

（一）发生原因

喉返神经通常位于气管食管沟内，紧邻甲状腺与甲状旁腺，在甲旁亢消融过程中容易受到热刺激导致不同程度的损伤。导致喉返神经损伤有不同的原因，也会产生不同的结果，明确损伤原因有利于寻找对策。常见的原因包括以下几个方面。

1. 局麻药作用导致一过性神经功能丧失　在消融过程中为了减少热量对神经的刺激，通常会在消融前向甲状旁腺与气管食管沟之间注射生理盐水作为隔离液。为了减少术中疼痛，会在生理盐水中加入少量局麻药[1]，喉返神经麻醉导致其一过性功能丧失，患者表现为失声或声音嘶哑。超声表现为同侧假声带运动减弱或消失（图 14-9）。

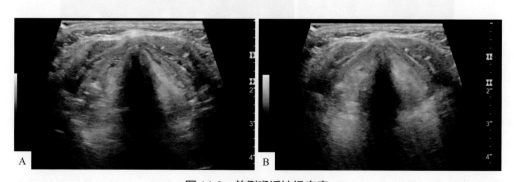

图 14-9　单侧喉返神经麻痹

A. 平静状态下，右侧声带（箭头）固定；B. 患者发 "i" 音时，右侧声带运动消失。

局麻药导致的失声通常在药物失去作用时恢复，一般为注射局麻药后 40 分钟左右，其特点不是逐渐恢复，而是从失声直接进入正常发音状态。

2. 隔离液、血肿或术后肿胀压迫 引起水肿压迫喉返神经导致其功能受损的情况有：在注射隔离液时如果注入太多或压力太大；消融过程中损伤动脉在局部形成明显血肿；结节大，消融后短时间内水肿；术后透析不充分；患者表现为发音困难或声音嘶哑。超声表现为同侧声带运动幅度减低。一般情况下当隔离液或血肿吸收后，或消融区水肿减轻后患者发音很快恢复正常。上述情况比较少见，因为喉返神经有一定的活动范围，受压后会发生移位。

3. 消融过程中热刺激损伤喉返神经 是程度最重的一种损伤。根据临床经验和分析，神经损伤的程度可以分为以下几种情况。

（1）喉返神经受到轻度热刺激，表现为一过性功能丧失。此种刺激很轻，类似于手术过程中对喉返神经的牵拉。患者表现为失声或声音嘶哑。超声表现为假声带运动幅度减低。由于刺激很轻，一般1周左右可以恢复。

（2）消融过程中热刺激较重，伴有部分神经纤维的变性坏死。损伤后喉返神经功能丧失，患者失声或声音嘶哑。超声表现为一侧假声带无运动或运动减弱。上述情况神经功能恢复较慢，主要取决于神经纤维坏死的比例，以及患者自身修复能力等，表现为发音缓慢恢复。最终发音恢复情况一方面取决于神经功能恢复情况，也取决于对侧声带运动代偿情况。一般大部分患者可以恢复正常发音。

（3）热损伤过重，导致相应的一段喉返神经完全坏死。患者表现为失声，超声表现为同侧假声带完全没有运动。由于同侧声带完全失去神经的调节和营养作用，超声表现为假声带肌层变薄，张力减低，在发音时甚至出现反向运动，对侧声带的代偿性运动幅度增加也不能缩小声门裂，所以患者始终无法发音（图14-10）。此种情况比较少见，但如果发生则可能导致终身失声。

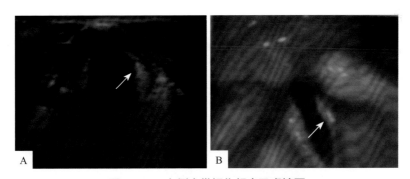

图14-10 左侧声带损伤超声及喉镜图

A. 平静呼吸时假声带（箭头）萎缩变薄，呈弓形，张力减低，位于侧方，不能关闭声门；B. 喉镜显示左侧真声带萎缩（箭头）。

上述情况是热消融过程中喉返神经不同程度热损伤出现的机制、症状、超声表现和预后。对于其他形式的消融，如酒精等化学消融有时也能导致神经损伤，常见于甲旁亢注射酒精时有明显的外渗[2]。外渗酒精对神经产生化学消融作用，但由于神经有髓鞘和纤维包裹，所以一般为酒精作用下的局部水肿，为缓慢进展和缓慢恢复，可表现为发音低沉和声音嘶哑。超声表现为同侧假声带运动幅度减低。

除喉返神经外，喉上神经也可能在消融过程中受损，表现为饮水呛咳。损伤程度同喉返神经。一般情况下由于神经功能的恢复或对侧肌肉收缩代偿，饮水呛咳症状多在术后几日内恢复。

双侧喉返神经损伤的情况非常严重，如果伴有术后低钙血症可能会导致患者呼吸困难，是必须要加以重视和避免的一种并发症。该情况通常是在一侧病变消融时喉返神经受损，因对侧声带代偿，患者发音几乎正常，此时术者没有通过超声观察假声带的运动异常就消融对侧病变，最终导致双侧喉返神经的受损。患者可以表现为术后的失声。超声和喉镜表现为双侧假声带及声带固定（图 14-11）。

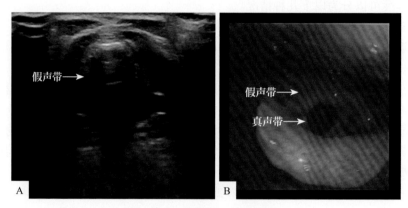

图 14-11　双侧喉返神经受损

A.超声检查；B.喉镜检查。双侧假声带及声带固定。

（二）危险性

喉返神经或喉上神经受损有一定的危险性，也会给患者生活带来不便。

喉返神经受损如果导致患者失声，会严重影响其交流，如住院期间与医护人员的交流、紧急情况下无法通过发声呼唤以表达自己的不适或诉求。出院后无法通过发声告知家属自己的不适或诉求。上述情况下应给患者配一个铃铛类的物品，如有需要马上通过铃铛提醒周围的人。

喉上神经受损后会伴有饮水呛咳，严重者可能会发生吸入性肺炎。临床经验表明，饮水呛咳通常不会同时伴有饮食呛咳，所以一般不会影响饮食。为了避免上述情况，需要告知患者术后第一次饮水时一定小心，从微量开始，如果没有呛咳就才可以正常饮水。

（三）喉返神经功能评估

喉返神经损伤的及时发现非常重要。术中一旦发生热损伤，应采取暂停消融或增加隔离间隙等方法，避免进一步损伤。在一侧神经损伤情况下，应停止对侧病变的消融，避免双侧神经同时损伤。消融术中喉返神经损伤患者会有反复吞咽或咳嗽动作，这是由于神经损伤后咽部肌肉失去神经有效支配，表现为不同程度的松弛，患者咽喉部有异物感，试图通过吞咽或咳嗽加以去除。此时术者应明确喉返神经功能状况，并提醒患者不必担心。

喉返神经功能诊断一般有两个简单方法，一是嘱患者发音，辨别是否有发音异常，如音调异常和低沉、声音嘶哑或失声，一般提示有喉返神经损伤；二是术中用超声观察假声带，观察其肌张力、形态和回声改变，运动幅度是否异常等，可以作出较准确的判断。前期研究表明，超声观察假声带运动判断喉返神经受损的结果与喉镜检查结果有高度一致性[3]。超声检查可以及时检出有轻度神经受损但发音正常的患者。

（四）预防与处理措施

甲旁亢消融过程中保护喉返神经是涉及手术是否成功的关键技术之一。一方面喉返神经是对热最敏感的组织之一，且喉返神经通常紧邻甲状旁腺，更容易受到热损伤，对喉返神经的有效保护措施是成功消融的关键，且此保护措施亦可以应用于对其他结构的保护；另一方面是对喉返神经的成功保护可以减少术中由于发音异常对术者和患者心理状态的影响，对保证手术顺利进行和成功也有重要意义。

对喉返神经保护的最关键技术为注射隔离液，具体方法是在术前采用经皮穿刺针等针具穿刺进入甲状旁腺与气管食管沟之间，通过注射生理盐水达到以下目的：①增加甲状旁腺与神经和气管之间的距离，最好超过 1cm；②通过液体的压力，推动甲状旁腺向前外侧移位，使之更加远离神经和其他重要结构；③注射的生理盐水比热高，可以最大限度稳定消融区周围的温度[4]，且不会因理化性质不同诱发局部免疫反应及术后粘连。

此外，在消融前可以在拟消融的甲状旁腺周围注射少量局麻药，以减少术中疼痛。另外还可以通过控制消融功率和作用时间来达到保护神经的目的。MWA 功率可采用 30W，每次作用时间小于 15 秒，可以采用多点消融的方法；RFA 功率可采用 30~40W，由于射频的输出功率受到周围组织炭化后阻抗改变的影响，所以作用时间不必局限。

对于化学消融而言，应注意以下几点：①保证穿刺的精准性，避免不必要的多余穿刺，因为酒精的弥散类似于热量，容易沿着间隙扩散，无谓的穿刺会增加酒精沿穿刺针道溢出到甲状旁腺结节周围的可能；②缓慢推注，观察高回声在结节内的弥散，如果有外溢的征象应及时停止，变换穿刺点继续注射。研究发现，多次注射可能获得满意的疗效[5]。通过上述措施，可以最大限度地保护喉返神经，达到安全有效治疗的目的。

喉返神经一旦损伤可暂停消融以避免进一步损伤，可采用有效隔离后继续消融。部分学者的临床经验表明，在神经周围注射少许地塞米松可能有利于减轻损伤的程度并加速神经功能恢复，但尚无临床研究数据证实。另外，术后给予神经营养药物可能有利于功能恢复。部分学者认为，神经损伤后药物治疗没有确定的疗效，给予密切观察即可，多数情况下神经功能可自行恢复。临床经验表明，对观察 1 个月发音尚无明显恢复的患者可以尝试中药治疗，如局部 + 全身药物调理。局部治疗：舌下静脉刺血泻火热祛痰瘀，清咽利喉；全身治疗：当归六黄汤、镇肝熄风汤祛风散热、利咽开音；生活调理：忌辣、少肉与海鲜、避风寒、少言语、不生气。

四、交感神经损伤

交感神经走行于颈前肌浅筋膜下，一般不会受到损伤。如果在注射隔离液时针尖误入颈前肌筋膜后方，可能麻醉交感神经或交感神经节。此外，消融过程中若将交感神经节作为异常淋巴结消融或消融区太靠近神经或神经节，也可能造成损伤。交感神经损伤造成霍纳综合征，症状严重程度根据神经损伤程度不同而不同：如果仅为轻度损伤，术后症状较轻，如仅有傍晚出现眼睑抬起困难，晨起或大部分时间没有明显症状，此时症状会很快恢复（图 14-12）；如果是明显损伤，可能出现一系列相关症状，如眼睑下垂、瞳孔缩小、眼球内陷、额部无汗等，症状恢复时间延长，甚至不恢复。麻醉导致的神经功能丧失通常很快就能恢复，热消融导致的神经受损则依据受损程度有不同的恢复时间。

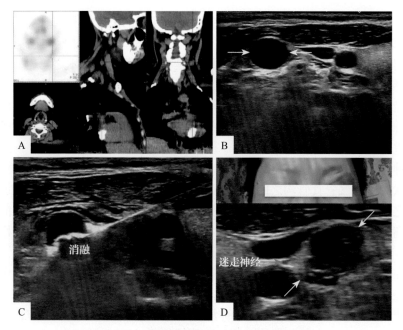

图 14-12　副交感神经节受损后霍纳综合征

A、B.异位甲旁亢结节（箭头）位于颈动脉鞘内；C.消融；D.术后 3 日患者左眼睑无力下垂，消融灶（黄色箭头）与迷走神经（蓝色箭头）紧贴。

热消融过程中应注意避免交感神经损伤，具体措施有：①在注射隔离液时避免将针尖穿刺进入颈前肌层内，否则很容易因隔离液将交感神经向前推移；②消融时应观察颈前肌层是否太过于靠近消融区，必要时可以在两者间注射隔离液，加大两者间的距离；③术前注意鉴别诊断，避免将交感神经节作为异常淋巴结消融。

五、迷走神经损伤

迷走神经走行于颈动脉鞘内，一般位于颈动脉与颈静脉之间，在消融过程中有时可能受到损伤。损伤途径主要有两方面：①消融针经侧颈部进针，消融过程中后向热量可能对迷走神经造成刺激损伤；②极少数情况下如果有异位甲旁亢结节位于颈动脉鞘内，在没有充分隔离情况下可能在消融过程中造成神经损伤。迷走神经麻醉或热损伤后出现神经功能下降，表现为呼吸迟缓、声带麻痹、吞咽困难等呼吸、循环系统功能障碍。

甲旁亢消融过程中对迷走神经的保护十分重要。若甲状旁腺结节紧邻颈动脉鞘，可以在术前通过注射隔离液尽量将两者分离开，必要时可在消融时持续注入隔离液。当然，进针时避免穿刺颈动脉鞘结构也有利于预防热量后向传导对神经的损伤。若甲状旁腺结节异位到颈动脉鞘内，消融时需特别小心。术前尽可能注入隔离液，将甲状旁腺结节与周围结构充分分离，最好是消融过程中持续注射隔离液进行分离。进针时应选择远离神经的进针入路，避免后向导热对神经的刺激。消融过程中采用低功率、短时间、多点消融也有利于充分消融甲旁亢结节，同时保护好迷走神经。

六、补钙导致皮肤坏死

甲旁亢尤其是 sHPT 消融治疗后容易发生低钙血症。轻度低钙血症可以通过口服钙剂和应用高钙透析液纠正，严重低钙需要进行静脉补钙治疗。由于钙剂具有皮肤毒性，钙剂的渗漏可能导致皮肤病变甚至坏死（图 14-13）。该现象在临床少见，极少数患者皮肤坏死范围逐渐增大，造成严重并发症。所以静脉补钙要特别注意防范皮肤坏死的发生。

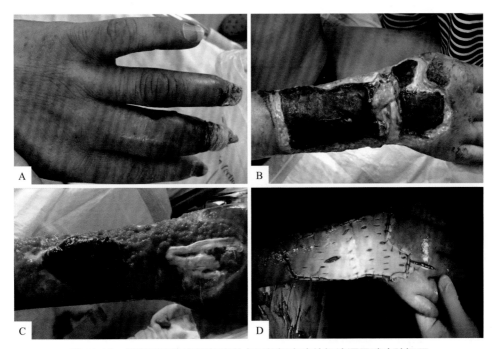

图 14-13　继发性甲旁亢结节消融术后低钙血症补钙渗漏导致皮肤坏死

A. 术前患者指尖干性坏疽；B. 浅静脉补钙渗漏，导致皮肤坏死由点逐渐增大到整个前臂；C. 切除皮肤坏死区域；D. 植皮后好转。

皮肤坏死发生的直接原因是钙剂对皮肤的毒性作用。主要影响因素有：①输液前未充分稀释。一般情况下葡萄糖酸钙在静脉输注前稀释 10 倍以上，降低浓度，减少渗漏情况下对皮肤的毒性。②浅静脉补钙。由于浅静脉管腔较窄，血流速度较慢，钙剂进入血液后不容易快速弥散稀释，且浅静脉内血液流速和压力方向受肌层和软组织活动影响较大。在静脉内液体流速低，有时反流或管腔内压力较大时可能发生微小渗漏。③患者细小动脉有多发闭塞，动脉血供差，皮肤微循环和微环境差，在微小渗漏情况下不能保证局部皮肤微小坏死灶的及时修复和愈合，甚至导致级联反应，皮肤坏死范围越来越大。

针对上述原因，应从以下几方面防止皮肤坏死的发生：①静脉输注前一定要将葡萄糖酸钙稀释 10 倍以上；②通过深静脉补钙；③在肢体远端动脉血液循环差的情况下（严重者可表现为肢端干性坏疽），可采用分次消融的策略，避免严重低钙的发生。

根据临床研究结果，sHPT 术后严重低钙发生与以下因素有关：①术前 iPTH 测值过高 / 术后 iPTH 下降幅度过大；②术前低血钙；③术前不伴皮肤瘙痒症状、消融结节数目多（图 14-14）。上述因素中 PTH 下降幅度是可以控制的。例如：若术后有严重低钙发生的可能，可对多个甲状旁腺结节分次消融，避免术后 PTH 下降幅度太大而发生严重低钙。特别是对于少数动脉闭塞明显的患者，如肢端干性坏疽、动脉管壁钙化明显或严重冠心病。

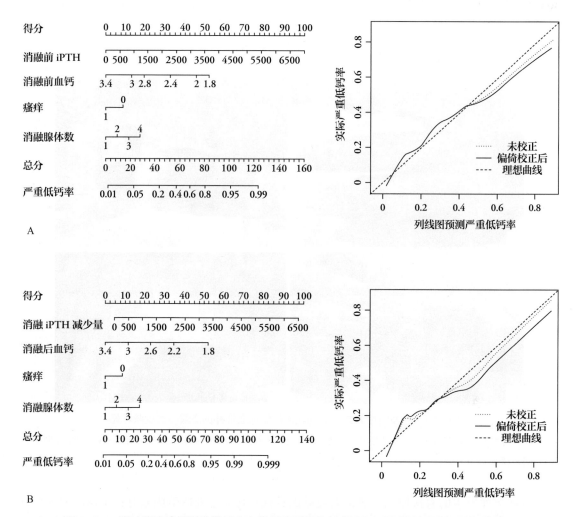

图 14-14　微波消融治疗继发性甲旁亢结节后重度低钙血症预测模型列线图及其校正曲线

A. 术前预测模型；B. 术后预测模型。

七、热消融治疗与手术并发症发生率对比

甲旁亢消融治疗后的常见并发症包括低钙血症、声音嘶哑、呛咳、血肿形成等，一些少见并发症如霍纳综合征、假性动脉瘤也有报道[5-6]。部分研究显示，热消融及手术切除治疗甲旁亢的并发症发生率，无论是 pHPT（21.4% *vs.* 25%，*P*=0.752）还是 sHPT（45.5% *vs.* 60.4%，*P*=0.184），差异均无统计学意义[7-9]。就单个并发症而言，声音嘶哑（热消融 7.0% *vs.* 手术 11.8%，*P*=0.11）在两种术式中的发生率也无统计学意义[5]。但一项荟萃分析表明，与手术切除相比，热消融低钙血症发生率低（热消融 10.2% *vs.* 手术 24.3%，*P* < 0.01），可能是由于热消融主要消融超声能够显示的病灶，保留超声难以显示的增生程度较轻的病灶，术后 PTH 相对较高[9]。

有研究回顾性分析了 2018 年 3 月～2019 年 5 月 184 例 sHPT 患者（MWA 组和手术切除组各 92 例）的资料。结果表明，两种方法治疗甲旁亢术后并发症发生率无差别（MWA 17.4% *vs.* 手术 15.2%，*P*=0.842）；两组术后低钙血症的发生率分别为 53.3% 及

50.0%，差异亦无统计学意义。但就低钙血症恢复时间而言，手术切除组较 MWA 组长，与既往研究结果一致 [7,10]。主要原因还是在于手术方式的不同：MWA 可完全灭活在超声上显示的增生腺体，有时需要多次治疗才能达到全部根除病灶的目的。在有腺体残留的情况下，随访期间 PTH 水平可能先下降后上升，减少骨饥饿的程度使血钙快速恢复。相对而言，外科手术尽可能一次切除所有甲状旁腺腺体，术后 iPTH 处于很低的水平，由于骨饥饿的存在，术后低钙血症的恢复时间较长。

八、甲旁亢消融术后内科并发症

甲旁亢术后内科并发症包括长期顽固的低钙血症、持续性 sHPT 及 sHPT 复发和低转运性骨病等。

（一）顽固的低钙血症

甲旁亢术后低钙血症是常见并发症，通常是短暂的，但当术后 PTH 长期过低，钙剂和活性维生素 D 补充不充分时，部分患者会表现为长期顽固的低钙血症，表现为感觉异常、抽搐、腹泻、低血压等，时间可达 1 年以上，此类患者需要长期口服大剂量的碳酸钙和活性维生素 D 使血清总钙达标。

目前，对甲旁亢术后顽固的低钙血症患者仍建议高钙饮食，口服钙剂和活性维生素 D 补钙，使用高钙透析液（1.75mmol/L 或 2.25mmol/L）进行血液透析。对联合以上治疗仍不能使血钙达标的患者，部分学者认为可以考虑补充外源性 PTH（特立帕肽）或移植甲状旁腺组织，但是特立帕肽主要用于骨质疏松和原发性甲状旁腺功能减退患者的治疗，仅少数个案报道认为其对此类患者有效；对术后常规进行甲状旁腺组织冷藏再移植的做法也存在争议。

（二）持续性及复发性继发性甲状旁腺功能亢进症

持续性 sHPT 是指术后血清 PTH > 150pg/ml；复发性 sHPT 指术后 1 周内血清 PTH < 100pg/ml，并在随访中逐渐上升，血清 PTH > 150pg/ml。持续性 sHPT 需要再次手术的患者比例为 17%；复发性 sHPT 需要再次手术的患者比例为 83%[10]。持续性 sHPT 的主要原因为术中难以分辨小的或肉眼观察下类似脂肪组织的甲状旁腺腺体；甲状旁腺的数目（13% 存在超过 4 枚甲状旁腺，有的患者有 6 枚腺体或更多）及位置（上纵隔、甲状腺、胸腺、颈动脉鞘和食管后的区域）具有很大的可变性。复发性 sHPT 的主要原因为尿毒症等特殊环境的持续刺激，使患者潜在的甲状旁腺干细胞类组织或手术未处理彻底的极少数甲状旁腺细胞组织逐渐增生再次分泌 PTH。

基于上述原因，建议：①术前联合双相双核素扫描（单用检测率为 75%）和由有经验的医生应用高分辨率超声（单用检测率为 66%）探查增生的甲状旁腺，其定位准确率达 88%，手术成功率达 99%；②手术由经验丰富的专业医生操作，能避免遗漏增生的甲状旁腺，必要时术中进行快速血清 PTH 检测，指导术中甲状旁腺的切除范围；③术后长期随访，根据血钙、血磷、PTH 调整钙剂和活性维生素 D 的剂量，避免长期血钙 < 2.1mmol/L、血磷 > 1.78mmol/L，以免刺激残余甲状旁腺组织增生；当连续两次检测血清 iPTH > 300pg/ml 时，应及时应用活性维生素 D 进行小剂量冲击治疗，或联合西那卡塞治疗。

（三）无动力骨病

无动力骨病多见于老年、糖尿病、营养不良、过度使用维生素 D 和钙剂治疗及甲旁亢术后相关的甲状旁腺功能低下。由于甲旁亢术后患者的血清 PTH 长期偏低，骨矿化和骨形成率降低，不能很好地调节钙、磷水平，轻微的钙负荷也会造成高钙血症，导致异位钙化的发生。

对于甲旁亢患者术后的低血清PTH，较多文献提示不一定会发生无动力骨病。骨活检是诊断无动力骨病的金标准，但因为有创、难度大、费用高等原因，仅对有明显骨病症状难以缓解、临床评价困难及难以治疗的患者考虑采用。多数医院未在临床普遍开展骨活检项目，临床上仍以患者的症状（难以缓解的不明原因骨痛、低磷血症、转移性钙化等）和骨代谢的生化指标（血清PTH < 100pg/ml，骨源性ALP < 12.9ng/ml等）考虑是否出现无动力骨病，用于指导临床用药。

对怀疑已发生无动力骨病的患者，有如下建议。①降低钙负荷，避免PTH过度抑制：减少或停用所有含钙药物（含钙的磷结合剂、活性维生素D等）；使用低钙（1.25mmol/L）透析液；对血磷偏高的患者使用不含钙、不含铝的磷结合剂（司维拉姆、碳酸镧等）；②补充PTH：对术后甲状旁腺组织冷藏的患者可进行甲状旁腺再移植术；外源性补充人工1-34 PTH（特立帕肽，此药新近上市），主要用于骨质疏松的治疗，对于手术所致的甲状旁腺功能低下还缺乏大样本病例研究，但有部分小样本研究认为有效。

需要强调的是，所有甲旁亢手术都是具有风险的操作，需要先向患者充分交代并发症发生的风险，获得知情同意。对于术后的围手术期并发症，应早发现，早治疗，降低患者围手术期风险；针对甲旁亢术后的远期并发症，应教育患者定期检查，加强随访，早诊断，早调整，将会提高患者远期生活质量。

（魏　莹　于明安　黄金昶　张　凌）

参考文献
---

[1] ZHUO L, PENG L L, ZHANG Y M, et al. US-guided microwave ablation of hyperplastic parathyroid glands: safety and efficacy in patients with end-stage renal disease—a pilot study. Radiology, 2017, 282(2): 576-584.

[2] STRATIGIS S, STYLIANOU K, MAMALAKI E, et al. Percutaneous ethanol injection therapy: a surgery—sparing treatment for primary hyperparathyroidism. Clin Endocrinol (Oxf), 2008, 69(4): 542-548.

[3] 霍胜男, 彭丽丽, 魏莹, 等. 声带运动异常的超声诊断. 中国超声医学杂志, 2018, 34(10):877-880.

[4] 肖蕊, 赵朕龙, 魏莹, 等. 改良液体隔离法微波消融治疗继发性甲状旁腺功能亢进. 中国介入影像与治疗学, 2020, 17(3): 137-140.

[5] GONG L, TANG W, LU J, et al. Thermal ablation versus parathyroidectomy for secondary hyperparathyroidism: a meta-analysis. Int J Surg, 2019, 70(1): 13-18.

[6] WEI Y, PENG L L, ZHAO Z L, et al. Complications encountered in the treatment of primary and secondary hyperparathyroidism with microwave ablation—a retrospective study. Int J Hyperthermia, 2019, 36(1): 1264-1271.

[7] JIANG B, WANG X, YAO Z, et al. Microwave ablation *vs.* parathyroidectomy for secondary hyperparathyroidism in maintenance hemodialysis patients. Hemodial Int, 2019, 23(2): 247-253.

[8] LIU F, YU X, LIU Z, et al. Comparison of ultrasound-guided percutaneous microwave ablation and parathyroidectomy for primary hyperparathyroidism. Int J Hyperthermia, 2019, 36(1): 835-840.

[9] CAO X J, ZHAO Z L, WEI Y, et al. Efficacy and safety of microwave ablation treatment for secondary hyperparathyroidism: systematic review and meta-analysis. Int J Hyperthermia, 2020, 37(1): 316-323.

[10] ZENG Z, PENG C Z, LIU J B, et al. Efficacy of ultrasound-guided radiofrequency ablation of parathyroid hyperplasia: single session *vs.* two-session for effect on hypocalcemia. Sci Rep, 2020, 10(1): 6206.

第六节 综合治疗方案

一、原发性甲状旁腺功能亢进症

（一）饮食控制

目前无症状甲旁亢患者占有较大比例，对于这部分患者主要采取保守治疗。饮食调控对于所有患者都很重要。

1. 适当饮水，避免脱水 高钙血症患者容易出现多尿、呕吐引起的脱水，患者要注意适当饮水，避免脱水，同时可以增加肾小球滤过率，促进尿钙排泄。

2. 避免高钙饮食 调整日常钙的摄入，但是并不代表要限制钙的摄入，限制钙的摄入可能进一步刺激异常的甲状旁腺组织分泌 PTH。要减少摄入过量的钙离子，一些富含钙的食物，如牛奶、鸡蛋，要注意每日摄入量，但是一些术后患者容易出现低钙血症，可以适当补充含钙食物。

3. 维生素 D 要保证维生素 D 的摄入量，缺乏维生素 D 可能会使疾病进入活动期，低维生素 D 浓度可能直接导致异常甲状旁腺组织进一步分泌 PTH，或通过减少饮食中钙的吸收而间接导致 PTH 的升高。

（二）药物治疗

药物治疗主要是通过不同途径降低 PTH 的分泌，降低血钙，以及对症处理。未接受手术的患者应保持摄入充足的水分，并保持体力活动。应避免使用噻嗪类利尿剂和锂剂。

1. 二膦酸盐 抑制破骨细胞活性及对骨质的吸收，降低骨转换。抑制骨吸收的常见代表药物有阿仑膦酸钠、利塞膦酸钠、唑来膦酸钠。尽管绝大多数研究显示二膦酸盐总体上是安全的，但也有少量报道出现偶发低血钙及呕吐等不良反应。

2. 雌激素 骨组织是雌激素的重要靶点，雌激素与雌激素受体结合后，通过多种途径调节成骨细胞与破骨细胞功能，促进成骨细胞增殖分化，抑制成骨细胞凋亡，促进胶原合成，提高骨矿化，抑制破骨细胞活性，通过 Fas/FasL 等通路诱导破骨细胞凋亡，并且通过诱导降钙素分泌，抑制破骨细胞功能。主要适用于绝经后的 pHPT 患者。

3. 选择性雌激素受体调节剂 此类药物与骨组织内的雌激素受体结合，导致雌激素受体空间结构改变，发挥类似于雌激素的作用，抑制破骨细胞活性。常用药物为雷洛昔芬。

4. CaSR 激动剂 CaSR 是甲状旁腺细胞表面调控 PTH 分泌的受体之一。它可以调节 PTH 分泌，同时也调节 PTH 的基因转录和甲状旁腺细胞增殖。西那卡塞是第二代 CaSR 受体激动剂，可以直接激活甲状旁腺细胞的 CaSR，抑制 PTH 分泌，也可以增加 CaSR 对钙离子的敏感性，调节钙调定点，减少 PTH 分泌。西那卡塞的不良反应包括恶心、呕吐、腹泻和头痛。

5. 高钙危象处理 当甲旁亢患者血钙 > 3.75mmol/L 时，可严重威及生命，需要紧急处理。①扩容、促尿钙排泄：使用生理盐水进行充分补液；大量生理盐水一方面可以纠正缺水，另一方也促进了钙的排出；②呋塞米：可作用于肾小管髓袢升支粗段，抑制钠和钙的重吸收，促进尿钙排泄；③二膦酸盐：抑制骨吸收，减少骨丢失；④降钙素；⑤血液透析或腹膜透析降低血钙。⑥糖皮质激素。

（三）手术治疗

手术为 pHPT 传统首选的治疗方法。外科医生根据患者的病史、临床症状和术前检查结果来决定手术的类型，主要包括腔镜辅助微创甲状旁腺腺瘤切除术、单侧颈部探查术、放射导向甲状旁腺切除术、机器人辅助甲状旁腺切除术、内镜甲状旁腺手术。

（刘方义　刘　洋）

二、继发性甲状旁腺功能亢进症

继发性甲旁亢（sHPT）主要由慢性肾脏病（CKD）导致的钙、磷代谢紊乱所引起。治疗原则包括积极治疗肾脏原发性疾病、维持钙和磷的平衡、维持 PTH 在合理水平、阻断甲状旁腺增生、预防和治疗血管钙化等环节。常见治疗方式包括饮食控制、药物治疗、外科手术治疗和甲状旁腺局部介入微创治疗。

由于 CKD 患者的高磷血症和/或低钙血症等因素刺激甲状旁腺分泌 PTH 增多，而增多的 PTH 又进一步加重钙、磷紊乱，导致高转运性骨病、血管及软组织等全身多系统转移性钙化等危害。但对于 CKD 患者来说，PTH 水平也并不是越低越好。PTH 是 CKD 患者对机体的适应性反应，如果 PTH 过低则会导致骨转运功能下降形成低转运性骨病或无动力骨病。因此，对于 sHPT 患者，PTH 对人体的影响呈 "U" 形曲线，过高、过低的 PTH 水平均对人体有害，需要维持 PTH 在一个合理的区间，这也是临床治疗的目标值。美国肾脏病基金会制定的肾脏疾病患者生存指南（KDOQI）及改善全球肾脏病预后组织（KDIGO）、日本透析治疗学会（JSDT）等组织发布的慢性肾脏病-矿物质和骨异常（CKD-MBD）的临床实践指南分别制定了 CKD 透析患者的血 iPTH、血钙和血磷的治疗目标值（表 14-1）。

表 14-1　慢性肾脏病透析患者血全段甲状旁腺激素（iPTH）、血钙、血磷的治疗目标值

学术机构	iPTH	钙（校正钙）	磷
美国肾脏病基金会	150～300pg/ml	8.4～9.5mg/dl	3.5～5.5mg/dl
改善全球肾脏病预后组织（KDIGO）	正常值上限的 2～9 倍	正常范围	正常范围
日本透析治疗学会（JSDT）	60～240pg/ml	8.4～10.0mg/dl	3.5～6.0mg/dl

（一）饮食控制

饮食控制对于 sHPT 患者的预防和治疗至关重要。CKD 患者为了预防 sHPT 的发生，需要注意低磷饮食，避免摄入过多的磷从而加重高磷血症，并在 sHPT 发生后的后续治疗中贯穿全程，即使在药物或甲状旁腺外科手术或介入治疗后使病情得以有效控制，仍需在饮食上加以控制，以巩固治疗效果。

正常水平的磷对维持人体生理功能有重要作用，如构成骨骼和牙齿、参与能量代谢、参与酸碱平衡的调节等。但在 CKD 患者，由于肾小球滤过率下降，磷容易积聚于体内导致高磷血症，从而诱发 sHPT。食物中吸收摄入是体内磷的一个重要来源，其中动物性食物来源的磷吸收率 40%～60%、植物磷吸收率 20%～50%，因此，对于高磷患者，应该限制磷的摄入，减少磷的来源，一般需控制饮食磷摄入量在 800～1 000mg/d。

磷广泛存在于各种食物，蛋白质含磷高，如肉类、奶制品、家禽、鱼等，对 CKD 患者来说，为了保证基本的营养需要，每日摄入适量的蛋白质是必须的，一般要求每千克体重1.0～1.2g 蛋白质。一般情况每克蛋白质含磷 15mg 左右，如果患者体重为 70kg，按照每千克体重 1.0g 蛋白质，则每日饮食中摄入磷的量为 1 050mg（15×70×1.0），基本已经达到上

限。因此，尽可能要选择含磷较低的食物，并且每日注意摄入的食物量，在保障人体营养的前提下，尽可能减少含磷高的食物的摄入。如果摄入了含磷高的食物而出现高磷血症，此时需要磷结合剂等药物来辅助治疗。

1. 常见含磷较高的食物

（1）全谷类：荞麦、麦片、小米、大麦、黑米等。

（2）豆类：黄豆、青豆、绿豆、豆腐干、蚕豆等。

（3）肉蛋及海产类：猪肝、松花蛋、虾米、鳕鱼、河蟹、牛肉干等。

（4）奶类：酸奶、全脂奶粉、奶酪等。

（5）坚果及果脯类：西瓜子、南瓜子仁、芝麻籽、葵花籽仁、杏干、杏脯等。

（6）蔬菜、水果类：花椰菜、豇豆、豆角、菠菜、香菇、口蘑、豌豆苗、银耳、石榴、红果等。

（7）高磷调料：辣椒粉、咖喱粉、芝麻酱等。

（8）高磷添加剂加工食品：包括香肠、火腿、汉堡等快餐食物。

（9）高磷饮料：包括咖啡、奶茶、碳酸饮料、啤酒等。

2. 常见含磷较低的食物

（1）油脂类：色拉油等。

（2）肉蛋及海产类：猪肉、蛋白、乌贼等。

（3）水果类及果汁：苹果、雪花梨、杜果、葡萄酒等。

（4）淀粉类：凉粉、甘薯粉、桂花藕粉、精米粥、粉丝等。

（5）蔬菜类：冬瓜、西葫芦、山药、长茄子、西红柿、胡萝卜、柿子椒等。

（二）药物治疗

根据病情严重程度，sHPT 的药物治疗主要包括钙磷调节（控制高磷血症、维持血钙水平）、活性维生素 D 及其类似物、CaSR 激动剂（拟钙剂）三类药物。

1. 控制高磷血症 是治疗 sHPT 的重要环节。一般情况下，3 ~ 5 期 CKD 的患者，血磷维持在 0.87 ~ 1.45mmol/L，透析患者维持在 1.13 ~ 1.78mmol/L 较为合理。

磷的主要来源是饮食，因此，限制饮食中磷的摄入，包括限制摄入蛋白质总量、选择适当的蛋白质种类、限制含磷高的食物添加剂等，是治疗高磷血症首先要采用的基础方案。

如果饮食控制无法达到理想的血磷水平，则需要结合降磷药物。临床使用的降磷药物主要是磷结合剂，常见的有含钙磷结合剂、非含钙磷结合剂及含铝磷结合剂三种类型。含钙磷结合剂的常见药物有碳酸钙等，其一方面能起到降磷的作用，同时又能起到补钙的作用，因此比较适合于血磷升高患者。但血钙正常或降低的患者，持续低 PTH 或低转运性骨病的患者，需要慎用含钙磷结合剂的药物。非含钙磷结合剂的代表药物有司维拉姆、碳酸镧等。这类药物降磷效果较好，能有效降低血磷水平，但费用较为昂贵。对于透析患者，但合并高磷血症，血清校正钙 > 2.5mmol/L 时；或血清校正钙 < 2.5mmol/L，但给予足量含钙磷结合剂仍不能达到降磷效果；或合并有血管钙化、PTH 持续降低或低转运性骨病时，可以考虑选用司维拉姆、碳酸镧等非含钙磷结合剂的药物治疗。含铝磷结合剂同样是高效的磷结合剂，但长期服用有诱发骨病、神经毒性等潜在铝中毒的危险，一般仅推荐 2 ~ 4 周的短期疗程使用。

2. 维持血钙在合理水平 血钙异常是 sHPT 常见的临床表现。早期患者由于活性维生素 D 缺乏、肠道吸收钙减少等原因，常表现为低钙血症。此时，可以通过使用小剂量的钙制剂，如碳酸钙等，保持透析液中适当的钙浓度，以达到补充钙的目的。后期患者由于 PTH 的作用及 tHPT 阶段，血钙水平多正常，甚至偏高，此时不宜继续补充钙制剂，以防止出现转移性钙化，导致新的并发症。sHPT 透析患者理想的血钙水平是 2.1 ~ 2.5mmol/L。对于 sHPT 外科手术或消融术后短期内，由于骨饥饿等影响，血钙水平常会有较为明显的下降，此时，需要密切观察血钙变化，并及时做好口服或静脉补钙的准备。

3. 活性维生素 D 及其类似物 是目前治疗 sHPT 最常用的药物，以骨化三醇、帕立骨化醇、阿法骨化醇等为代表。其主要作用机制是一方面可以直接作用于甲状旁腺，减低 PTH 的基因转录，减少甲状旁腺细胞的增殖，抑制 PTH 的分泌；另一方面是通过促进小肠对钙的吸收，从而提高血钙水平，抑制 PTH 的分泌。骨化三醇的治疗可以贯穿于 sHPT 治疗的全过程，根据不同病情，可以有两种治疗方案。

（1）小剂量持续疗法：对于轻度 sHPT 患者或中重度 sHPT 的维持治疗阶段，可以通过小剂量的骨化三醇进行持续治疗。常用剂量是 0.25μg，每日 1 次，口服。治疗 4 ~ 8 周效果仍不佳者，可以考虑行大剂量冲击疗法。

（2）大剂量冲击疗法：对于中重度 sHPT 患者或小剂量持续疗法无效的患者，可以考虑行大剂量冲击疗法。iPTH 300 ~ 500pg/ml 时，每次 1 ~ 2μg，每周 2 次，口服；iPTH 500 ~ 1 000pg/ml 时，每次 2 ~ 4μg，每周 2 次，口服；iPTH > 1 000pg/ml 时，每次 4 ~ 6μg，每周 2 次，口服。一般连续治疗 4 ~ 8 周。

需要注意的是，在应用活性维生素 D 类药物治疗时，需要严密观察血钙的情况，如果血钙过高或钙磷乘积过高，持续应用活性维生素 D 类药物易导致难以逆转的转移性钙化，此时，常需改为 CaSR 激动剂等药物或通过甲状旁腺外科手术或消融手术等方式进行治疗。

4. 钙敏感受体（CaSR）激动剂 CaSR 激动剂又称拟钙剂，属苯烷基胺类化合物，通过变构激活组织器官的 CaSR，增强细胞外钙离子对甲状旁腺细胞的作用，从而抑制 PTH 的分泌，以西那卡塞为其代表性药物。西那卡塞不仅可以有效降低 PTH，同时也可以减小增生的甲状旁腺的体积，因此也被称为"可逆性化学性切除甲状旁腺"。由于此药的临床应用，减缓了 sHPT 的进程，降低了难治性 sHPT 的比例。

Fukagawa 等报道，血 PTH 为 500 ~ 800pg/ml 的患者和 > 800pg/ml 的患者应用西那卡塞后，分别有 48% 和 20% 的病例 PTH 降到了 250pg/ml 以下，可以替代部分难治性 sHPT 的外科手术治疗。但西那卡塞有导致低钙血症的可能。因此，对于 CKD 透析患者，在传统治疗方法，包括纠正低血钙、控制高血磷、使用活性维生素 D 类药物等，仍无法控制 PTH 于合理范围，且无低钙血症时，可以考虑使用拟钙剂。一般情况下，当血清 PTH 高于目标值，血钙 > 2.5mmol/L 时，建议单用拟钙剂；当血清 PTH 高于目标值，血钙正常，可以考虑使用拟钙剂，或联合应用活性维生素 D 类药物。

（三）手术治疗

尽管有包括饮食控制、磷结合剂、钙剂、维生素 D 类药物、拟钙剂等药物的综合应用，仍有部分 sHPT 进入了难治性阶段，即常规药物治疗无效、持续高磷和 / 或高钙血症、持续的高 PTH 血症，此时，通常需要行甲状旁腺切除术（parathyroidectomy，PTX）。常见的甲状旁腺切除手术方式有甲状旁腺全切除 + 自体移植术（tPTX+AT）、甲状旁腺次全切除术（sPTX）、甲状旁腺全切除术（tPTX）三种。由于 PTH 水平过高或过低都不利于患者，KDOQI 指南将 CKD 透析患者的 iPTH 治疗目标值确定为 150 ~ 300pg/ml，而 KDIGO 指南则根据 iPTH 水平与患者临床终点事件（死亡率、心血管原因死亡和骨折）的关系，确定

CKD 透析患者的 iPTH 治疗目标值为参考值上限的 2～9 倍。因此，目前 tPTX 已经很少采用，最主要的手术方式为 tPTX+AT 和 sPTX 两种。

1. PTX 适应证（前 4 项为必要条件）

（1）iPTH 持续大于 800pg/ml。

（2）药物治疗无效的持续性高磷血症和 / 或高钙血症。

（3）超声或 CT 或发射计算机断层显像（ECT）等影像学检查发现至少 1 枚甲状旁腺增生，直径 > 1cm。

（4）放射学检查发现纤维性骨炎或异常骨代谢指标提示高转运性骨代谢。

（5）严重骨痛、皮肤瘙痒，药物和透析治疗无效。

（6）进展性骨外钙化或钙化防御；

（7）自发性肌腱断裂或失用性关节炎、关节周围炎。

2. 手术方式 目前常用的手术方式是 tPTX+AT 和 sPTX。tPTX+AT 是指切除所有的甲状旁腺腺体，通常在 4 枚或 4 枚以上，同时进行自体移植部分甲状旁腺组织。一般是选择已切除的甲状旁腺中最小的腺体或其他腺体内质地柔软的弥漫性增生部分，种植于前臂皮下或肌层内。术后通过同时测量双臂的 iPTH 水平可评估移植甲状旁腺的存活情况。如果后期移植甲状旁腺增生复发，则可以采取前臂移植处腺体局部切除的方式进行处理。sPTX 是指术中探查并发现全部甲状旁腺腺体，切除其中 3 枚半腺体，仅在原位保留相对增生程度较轻、最小腺体的 1/2 或 1/3。该手术方式的优点是手术时间短、术后低钙容易纠正等；缺点是保留多少甲状旁腺很难精确界定，术后复发再次手术的难度较大。

3. 术后并发症及处理

（1）低钙血症：PTX 后数小时至数日内，由于体内 PTH 快速下降，骨骼破骨过程被明显抑制，而成骨过程仍在继续，需要吸收血钙、磷以合成骨矿物质成分，即处于骨饥饿状态，导致血钙明显下降出现低钙血症。临床表现为神经肌肉兴奋性增高，出现口唇、手足麻木、手足抽搐，重者可出现呼吸困难等。术后需要严密监测血钙情况，一般在术后 1 周内，每日监测血钙 1～4 次，如果血钙低于正常水平，但 > 1.8mmol/L 时，可口服补充钙片和维生素 D 类药物；如果血钙水平 ≤ 1.8mmol/L 或出现抽搐时，需静脉补钙，一般给予 10% 的葡萄糖酸钙以 20mg/h 的速度进行静脉滴注。

（2）喉返神经损伤：通常表现为声音嘶哑、饮水呛咳等，一般术后数月内能自行恢复，不需要特殊处理。

（3）持续性和复发性甲旁亢：持续性甲旁亢是指 PTX 后血清 iPTH 最低值 > 300pg/ml，一般是由于没有全部切除甲状旁腺或存在异位甲状旁腺所致。复发性甲旁亢是指 PTX 后 iPTH 恢复正常，但以后又逐渐上升，通常是由于残存的甲状旁腺或移植的甲状旁腺再次发生增生所致。对于持续性或复发性甲旁亢早期可以先通过常规药物治疗，当药物难以控制时，可以考虑再次外科手术或局部消融治疗。

（四）微创治疗

甲状旁腺微创治疗是指通过局部麻醉，超声引导下经皮将穿刺针或特制的消融电极穿刺到达甲状旁腺并进行局部注射或热消融处理，破坏目标组织，从而以微小的创伤达到局部治疗的目的。甲状旁腺微创治疗主要包括局部注射治疗和热消融治疗。前者主要有无水酒精注射和骨化三醇注射治疗两种方式；后者主要有 RFA、MWA、LA 等方式，为物理消融，是当前甲状旁腺微创治疗的主要方式。

甲状旁腺局部注射治疗是指在超声引导下向病变的甲状旁腺组织内注射无水酒精或骨化三醇类药物，前者利用其可导致组织脱水凝固和缺血坏死的化学作用，使腺体细胞脱水、缺血和坏死，从而丧失或减少分泌 PTH 的功能；后者是利用高浓度的骨化三醇直接与腺体内维生素 D 受体结合，从而抑制 PTH 的分泌，达到治疗的目的。由于效果不佳，复发率高，甲状旁腺局部注射治疗现已逐渐被淘汰，仅在外科手术或热消融治疗效果不佳，或由于甲状旁腺位置特殊无法完成手术或消融治疗时，作为一种补充的介入治疗手段。

近年来，超声引导下包括 RFA、MWA、LA 在内的热消融治疗以其安全、微创等优势，被认为是治疗 sHPT 的一个具有重要发展前景的手段。甲状旁腺热消融治疗是指在超声引导下，将消融电极穿刺到甲状旁腺，通过射频、微波或激光的原理使局部组织产热，当局部温度达到 60℃以上时，即可使组织产生不可逆的凝固性坏死，从而达到破坏腺体抑制其分泌 PTH 的目的。甲状旁腺热消融治疗是近几年新兴的治疗 sHPT 的重要手段，只要消融全部增生的腺体（一般需要消融 4 枚或 4 枚以上），就可以达到理想的治疗效果。将血清 iPTH 控制在合理范围之内，已经成为无法耐受外科手术或外科手术后复发的难治性 sHPT 的主要治疗方式。

随着技术的改进，治疗效果的稳定性和安全性的提升，热消融技术治疗 sHPT 将具有更加光明的应用前景，有望成为难治性 sHPT 的一个常规治疗手段。

三、热消融治疗后药物干预的必要性和临床意义

根据临床经验，部分患者消融后 PTH 可能高于推荐值，甚至术后下降后会有快速上升或反弹，可能是由于残留腺体功能增强所致。一般情况下患者如果存在残留的甲状旁腺结节或腺体，术后 PTH 可能会快速上升，又称为"报复性生长"，其发生机制尚不清楚，可能与 iPTH 下降后甲状旁腺细胞的某些细胞膜受体结合状态改变有关，激发细胞分泌更多的 PTH。

消融前患者长时间处于 PTH 高水平状态，多数患者伴有高钙血症，甲状旁腺细胞膜的维生素 D 和钙受体处于结合状态，细胞内外微环境已经适应了上述状态并达到平衡。消融后 PTH 下降会引起血钙、血磷的下降，甲状旁腺细胞膜受体结合状态被改变，细胞内外环境平衡被打破后亦可能通过"报复性生长"等机制尝试重新达到之前的平衡。

在 PTH 反弹后，术前药物抵抗的患者如果术后 PTH 高于推荐值，需进行针对性药物干预。临床经验表明，药物治疗的疗效通常好于术前，但其中机制尚不清楚，有待继续进一步研究。

（魏　莹　于明安　彭成忠　柴慧慧）

第十五章

甲状旁腺功能亢进症热消融治疗的技术细节与临床应用价值

第一节　常规热消融治疗技术细节

临床实践表明，全面掌握和灵活运用甲旁亢消融技术细节可以达到良好的手术效果。技术细节包括很多方面，本节对此内容进行相关介绍。

一、液体隔离技术

由于甲旁亢结节紧邻喉返神经、气管、食管、大血管等重要结构，消融过程中损伤到任何结构都可能导致严重并发症。防止消融过程中的热损伤是保证手术安全和成功的关键因素之一，其中液体隔离技术是重中之重。隔离液的注射可以遵循以下原则。

（1）隔离液可使用生理盐水，理化性质同人体内环境，不会激发机体免疫反应，也就不存在术后粘连的问题。当然，在注射隔离液后可以在甲状旁腺结节周围注射少量局麻药，以减轻消融过程中的疼痛。

（2）液体隔离技术可以采用一次性注射或消融过程中持续注射两种方式。如能通过一次性注射将甲状旁腺结节与周围重要结构充分隔离就不必采用持续注射；如果甲状旁腺结节紧邻重要结构，一次性注射可能导致在消融过程中因液体吸收或流失失去隔离作用，就可以采用持续注射的方法。推荐采用长度为10cm的18G经皮穿刺针注射，因该针的针杆长度适中，既有利于穿刺进入甲状旁腺所在的深部组织，也便于术中保持针杆稳定和持续推注。

（3）可以从气管与甲状腺侧叶之间的软组织间隙进针，进针过程中可以持续缓慢推注隔离液，一方面便于观察到针尖所到达的层面，另外可以推压针尖前方可能存在的血管，避免刺伤出血（图15-1）。

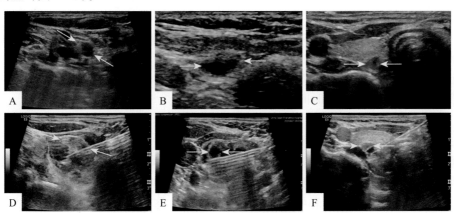

图 15-1　甲旁亢结节周边注射隔离液

A～C. 甲旁亢结节注射隔离液前；D～F. 甲旁亢结节注射隔离液后。箭头示甲旁亢结节。

（4）针尖可以留置在甲状旁腺结节与气管食管沟之间，尽量贴近甲状旁腺，有以下作用：一是保证注射隔离液的时候将甲状旁腺与气管食管沟分离，增加两者间距；二是将甲状旁腺推向前外侧，也就是颈动脉方向，可保证消融过程中热场远离喉返神经；三是针尖紧贴甲状旁腺包膜有利于保证难以显示的喉返神经远离甲状旁腺，而不是被推向甲状旁腺方向。

（5）在消融过程中可以持续缓慢推注，推注的速度可以根据分离间隔和患者反应灵活控制，原则上保证分离距离大于0.5cm以上即可。

（6）隔离液注射的部位可在甲状旁腺周围脂肪或筋膜组织，也可以持续注入被膜间隙。应注意间隙中的液体会快速流向下方低压区，脂肪或筋膜组织中的液体不会快速流失，而且肿胀的软组织更有利于推压甲状旁腺结节使其移位。

二、疗程设定

甲旁亢外科手术一般为一次性切除，任何有意或无意遗漏的甲状旁腺均可导致术后持续或复发性甲旁亢。由于术后粘连，二次手术会非常困难，而且术中可能找不到甲状旁腺结节而使手术失败，或增加出血及其他并发症的发生风险。热消融治疗不仅微创、安全、有效，而且术后不引起明显粘连，必要时完全可以进行再次手术。甲旁亢分次消融的必要性如下。

（1）部分患者就诊时已经是多个甲状旁腺结节不同程度增生，术前PTH多在1 000pg/ml以上，而且多有合并症，如心功能不全、胸廓畸形、体质虚弱等。一次性完全消融往往使PTH急剧下降，破骨细胞活性降低，成骨细胞代谢活跃，引起骨饥饿导致严重低钙。低钙，尤其是对于心肺功能不全或体质虚弱的患者，可能带来严重后果。对于上述情况可以采用分次消融的方法，如可以保留一个较小甲状旁腺结节，让术后PTH保持一定的水平，使患者PTH、血钙和相应的机体内环境不会出现剧烈变化，有利于患者平稳度过围手术期。在骨饥饿程度减轻后，如半年后再次将保留的一个结节消融，保证了患者不再受到甲旁亢的困扰。根据临床经验，由于消融治疗的微创性，两次手术并不会增加患者的危险性，反而增加了其安全性，所以对于部分患者可以采用上述方法。

（2）超声引导下甲旁亢消融的一个前提是超声能够清晰显示增生的甲状旁腺结节，因此可以先消融超声显示的增生结节，待剩余甲状旁腺结节增生增大，而且超声能清晰显示时再次消融。由于目前外科手术切除的适应证之一是PTH超过800pg/L。但多个指南推荐sHPT患者iPTH的理想区间是150~300pg/L[1-2]。PTH为300~800pg/L时对患者会产生很大的影响。此时可以发挥消融的优势，先消融超声清晰显示的较大增生结节，待其余结节增大时可再次消融。

上述策略可以保证患者的PTH始终保持在理想水平，避免过高的PTH对机体的毒性作用，避免或减轻并发症出现的时间和程度。

三、进针方向

甲状旁腺结节常位于甲状腺侧叶后方，紧邻气管食管沟。甲旁亢消融前一般需要注射隔离液将增生的甲状旁腺结节与重要结构分离，并将这些结构推向外上方。甲状旁腺结节消融时进针方向一般分为侧方进针和中间进针两种方式（图15-2），采用何种进针方式依据术者个人习惯和甲状旁腺结节具体位置而定，不宜固化进针方向。但无论采用何种进针方向，有一些细节应该注意。

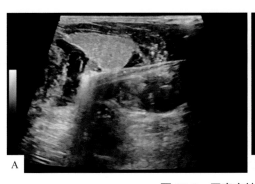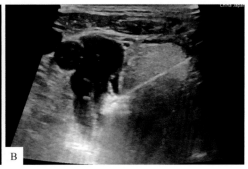

图 15-2 甲旁亢结节消融进针方式

A.侧方进针；B.中间进针。

（1）进针方向的选择应根据术者的习惯和甲状旁腺位置而定，以操作简便，进针入路不经过粗大血管或其他重要结构，保证手术安全有效为标准。

（2）一般而言，侧方进针时消融针杆走行较水平，与超声束呈近似的垂直方向，有利于针杆的显示和引导；从中间进针时针杆与超声束方向近似平行，不利于针杆和针尖的清晰显示，尤其是甲状旁腺结节紧贴气管食管沟时。

（3）在消融针进入甲状旁腺结节内、启动电源消融前，应保证甲状旁腺结节与气管食管沟有一定的距离，必要时可采用"撬动针杆"的方式使甲状旁腺结节远离气管食管沟。

（4）从侧方进针应注意避免损伤颈动静脉，超声引导时宜同时显示颈动静脉和针尖、针杆，有利于在清晰显示三者相对位置时精准引导进针和避免血管的损伤。

（5）从中间进针时应注意在针尖显示清楚后再进针，尽可能通过调节超声声束方向和针尖微动清晰显示针尖时再缓慢进针。

四、功率和作用时间

甲旁亢结节周围紧邻重要结构，消融过程中避免对周围结构热损伤是保证技术成功的关键因素。避免热损伤的方法包括消融前注射隔离液、多点消融和控制好每一点的功率和作用时间。一般情况下多点消融覆盖甲状旁腺结节，每一点可以采用低功率和短时间，既可以避免热量过多向结节外传导损伤周围重要结构，又可以保证甲状旁腺结节完全消融。

需要注意的是，MWA 和 RFA 的频率和技术原理不同，热效率、热场大小和最高温度、功率调节也有不同。MWA 频率高，热效率快，最高温度高，穿透距离短，功率不能自动调节，周围热场温度可以随时间而逐渐增高；RFA 频率低，热效率和最高温度均低于微波，功率随周围组织炭化和阻抗增加而降低。根据临床经验，甲旁亢结节 MWA 功率一般为 30W，每一点作用时间为 15～20 秒 [3-4]；RFA 功率一般为 30～40W，每一点作用时间可根据功率变化而定 [5-6]。但具体功率和作用时间应根据术者使用仪器的具体性能、甲状旁腺结节大小，结节距重要结构的距离等因素而灵活掌握。

五、消融范围

消融后甲状旁腺细胞如有残留，可能在多种因素刺激作用下再次增生，导致术后持续或复发性甲旁亢 [7]，表明手术失败或疗效不佳，而且在消融灶周围还有可能存在轻微的粘连。不可避免的再次手术不仅增加了患者的痛苦和经济负担，而且也会增加并发症的发生风险。

所以对甲旁亢消融时，应尽可能做到对拟定目标结节完全消融，避免局部残留。超声显示的甲旁亢结节多数情况下为低回声增生结节，大小、数量、形态、内部回声各有不同。甲旁亢热消融治疗范围应至少包括三部分：一是低回声结节，病理上为增生和功能亢进部分，是消融的主要目标。二是低回声周围被挤压变窄的正常甲状旁腺组织，超声一般表现为注射隔离液后在低回声周围环绕的宽窄不一高回声，其内主要以脂肪细胞为主，也有主细胞和嗜酸细胞[8]（图15-3）。周围正常甲状旁腺组织的残留可能造成消融后的局部复发，尤其是sHPT患者。三是甲状旁腺周围的血管。甲状旁腺血供多来自甲状旁腺与甲状腺交界面，对该部分血管的消融不仅有术中止血作用，也可以保证阻断甲状旁腺的血供，类似血管栓塞，即使残存微少量腺体细胞也会由于缺血而死亡。

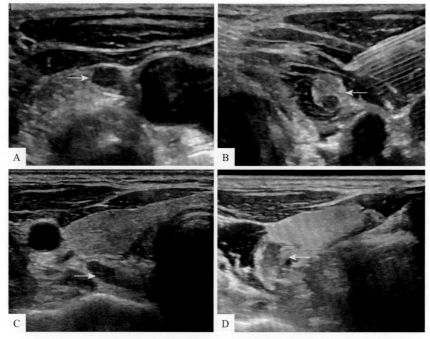

图 15-3　注射隔离液后的甲状旁腺组织

异常增生的甲状旁腺组织（低回声）和正常的甲状旁腺组织及被膜（高回声）（A～D）。箭头示甲旁亢结节。

（于明安）

参考文献

[1]　ISAKOVA T, NICKOLAS T L, DENBURG M, et al. KDOQI US commentary on the 2017 KDIGO clinical practice guideline update for the diagnosis, evaluation, prevention, and treatment of chronic kidney disease-mineral and bone disorder (CKD-MBD). Am J Kidney Dis, 2017, 70(6): 737-751.

[2]　Kidney Disease: Improving Global Outcomes (KDIGO) CKD-MBD Update Work Group. KDIGO 2017 clinical practice guideline update for the diagnosis, evaluation, prevention, and treatment of chronic kidney disease-mineral and bone disorder (CKD-MBD). Kidney Int Suppl (2011), 2017, 7(1): 1-59.

[3]　ZHUO L, PENG L L, ZHANG Y M, et al. US-guided microwave ablation of hyperplastic parathyroid glands: safety and efficacy in patients with end-stage renal disease—a pilot study. Radiology, 2017, 282(2): 576-584.

[4] YE J, HUANG W, HUANG G, et al. Efficacy and safety of US-guided thermal ablation for primary hyperparathyroidism: a systematic review and meta-analysis. Int J Hyperthermia, 2020, 37(1): 245-253.

[5] ZENG Z, PENG C Z, LIU J B, et al. Efficacy of ultrasound-guided radiofrequency ablation of parathyroid hyperplasia: single session *vs.* two-session for effect on hypocalcemia. Sci Rep, 2020, 10(1): 6206.

[6] PENG C, ZHANG Z, LIU J, et al. Efficacy and safety of ultrasound-guided radiofrequency ablation of hyperplastic parathyroid gland for secondary hyperparathyroidism associated with chronic kidney disease. Head Neck, 2017, 39(3): 564-571.

[7] WEI Y, PENG L, LI Y, et al. Clinical study on safety and efficacy of microwave ablation for primary hyperparathyroidism. Korean J Radiol, 2020, 21(5): 572-581.

[8] 章建全, 仇明. 正常人甲状旁腺超声影像特征的筛查及验证. 第二军医大学学报, 2013, 34(4): 349-356.

第二节 术中喉返神经功能的超声评估技术

在笔者采用消融进行治疗甲旁亢的初期, 曾有 2 例患者有双侧甲旁亢增生结节。在消融完一侧结节后根据患者发音判断喉返神经没有明显损伤后就直接消融对侧。术后发现患者失声, 喉镜提示均为双侧喉返神经损伤, 双侧声带固定。虽然 2 例患者的神经功能在 3 个月内均完全恢复, 但在术后短时间内生活质量明显下降, 尤其其中 1 例患者还伴有术后严重低钙血症, 由此导致呼吸困难, 需要卧床吸氧。上述病例提示, 在消融过程中不宜仅通过患者发音来判断喉返神经状态, 而应该寻找客观敏感指标进行评估。通过术中超声观察真假声带运动情况可以敏感评价喉返神经功能, 其结果与喉镜检查具有高度一致性[1]。

喉内肌受喉返神经支配, 协调环杓关节运动完成声带的开放和闭合, 调节声门大小和声带紧张度。喉返神经损伤会导致喉内肌瘫痪, 引起声带运动异常, 主要表现为声音嘶哑、发音无力, 严重影响患者生活质量。研究发现, 超声可以显示真假声带结构和运动, 具有实时、简便、无创、可重复的优点, 故运用其评价声带运动异常, 有较好的临床意义。

1. 超声检查声带方法　①行喉部超声检查时患者取平卧位, 颈部轻度过伸位。声带检查采用横切面, 建议探头频率 8 ~ 10MHz, 从舌骨水平扫查至环状软骨弓, 上下滑动调整探头, 在真假声带平面嘱患者做瓦尔萨尔瓦动作 (Valsalva 动作) 或发 "i" 音, 并记录静态和动态超声征象。②观察内容: 真假声带在喉返神经不同功能状态下的超声表现包括静态征象和动态征。静态征象显示真假声带外形、位置、回声、厚度; 动态征象显示声带运动协调度、幅度、速度、声门裂开闭等。

2. 正常声带超声表现[2-3]　①假声带位于声带区较高位置, 为前内向后外走行呈梭形稍高回声, 内回声均匀 (图 15-4)。②真声带与假声带下方紧邻, 部分可与假声带在同一切面显示, 由声韧带和声带肌构成, 前者为直线状高回声, 后者为片状低回声或近无回声 (图 15-5)。③声门裂由双侧高回声的声韧带构成, 两侧对称呈等腰三角形 (图 15-6)。④ Valsalva 动作 (深吸气后屏气, 再用力做呼气动作) 时, 两侧声带内收, 均匀向中线靠拢, 声门裂闭合 (图 15-7)。⑤发 "i" 音时, 双侧真声带振动幅度相同, 双侧假声带收缩增厚, 运动幅度相同, 呈梭形对称。多数情况下假声带较真声带更容易观察 (图 15-8)。

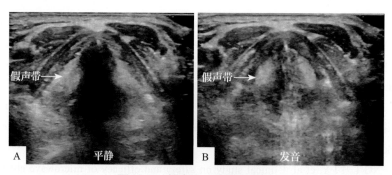

图 15-4　超声显示正常假声带

前内向后外走行的等腰三角形，呈均匀高回声（A、B）。

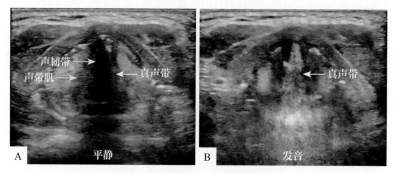

图 15-5　超声显示正常真声带

真声带与假声带内下方紧邻，由声韧带和声带肌构成，前者为直线状高回声，后者为片状低回声或近无回声（A、B）。

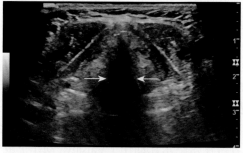

图 15-6　超声显示正常声门裂

两侧对称呈等腰三角形裂隙（箭头）。

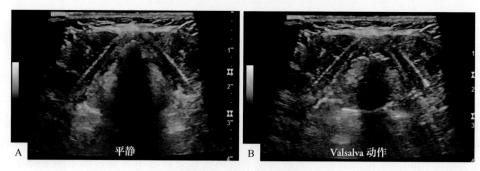

图 15-7　Valsalva 动作

两侧声带内收，均匀向中线靠拢，声门裂闭合（A、B）。

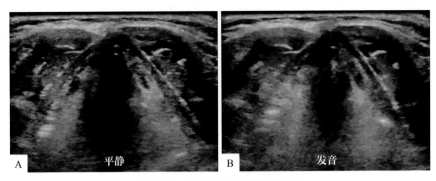

图 15-8　超声显示正常声带运动

发"i"音，双侧真声带振动幅度相同，双侧假声带收缩增厚，运动幅度相同，呈梭形对称（A、B）。

3. 声带运动异常判断标准　发音时患侧真声带振动减弱，假声带运动幅度减低，速度减慢，形态改变，声门裂扩大即可判定为声带运动异常（图 15-9）。

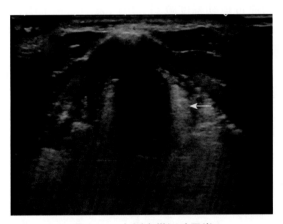

图 15-9　左侧声带运动异常

患侧声带固定，发音时假声带运动幅度减低，速度减慢，声门裂扩大。

以往研究通过测量声带长度或杓状软骨的位置评估声带功能，认为声带长度不等、杓状软骨不在同一水平线上，可作为声带麻痹的诊断依据。此外还有学者在患者发音时通过能量多普勒判断是否存在声带麻痹[4-5]。正常情况下，双侧声带的彩色信号是对称的。但出现声带麻痹的时候，麻痹一侧声带的彩色信号就会明显减弱。

霍胜男等[1]提出可以通过超声来评估声带运动异常的程度并提示预后。声带运动异常超声表现可分 3 类（表 15-1）。喉返神经损伤严重者声带可出现反向运动，提示声带萎缩和张力降低。

表 15-1　声带运动异常的表现

表现	运动不协调	运动幅度减低	声带固定
临床症状	发音减低	声音嘶哑	失声
患侧假声带			

表现	运动不协调	运动幅度减低	声带固定
运动	不协调	幅度减低	消失、固定
运动速度	减慢	延迟	无运动
与中线角度	轻度偏大	偏大	旁正中位
厚度	无变化	无变化	变薄
张力	无改变	减低	无张力
回声	稍高回声	稍高回声	低回声
声门裂改变	不能完全闭合	扩大	固定
真声带振动	减弱	减弱	无振动

（1）运动不协调：为声带运动幅度减弱、声门裂不能完全闭合。患者发"i"音时，两侧声带运动不同步，患侧假声带较健侧运动幅度减弱、速度滞后，声门裂失去等腰三角形形态；Valsalva动作时患侧假声带可内收，但幅度减弱。临床症状为发音减低或轻度声音嘶哑。运动不协调原因可能为：①麻醉药物阻滞喉返神经；②消融前注入较多隔离液形成张力、消融后局部组织肿胀、结节与气管之间出血等因素压迫喉返神经，导致神经传导功能暂时性下降。当影响因素去除后神经功能恢复。患者术后1周左右发音和声带的超声表现基本恢复正常（图15-10）。

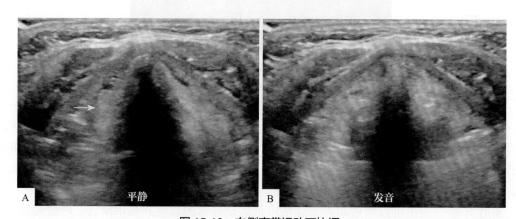

图15-10　右侧声带运动不协调

与平静时（A）相比，患侧发音时（B）右侧假声带（箭头）运动幅度减弱，速度减慢滞后，声门裂失去等腰三角形形态。

（2）运动幅度减弱：为声带运动幅度明显减弱、声门裂扩大。患者发"i"音时，患侧假声带较健侧运动幅度明显减弱，延迟，甚至消失；Valsalva动作患侧声带不能内收，声门裂增宽。临床症状为发音无力或声音嘶哑。患者一般术后3~6个月内发音基本恢复。超声表现为声带活动基本正常，但有部分患者患侧声带运动减弱并健侧代偿性增强，说明部分患者声音恢复的原因是声带运动正常，部分患者为对侧声带代偿（图15-11）。

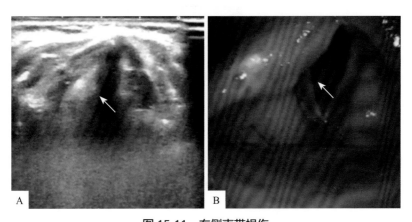

图 15-11　右侧声带损伤

超声（A）及喉镜（B）示患侧假声带（箭头）较健侧增厚固定。

（3）声带固定：为声带无运动、声门裂固定。Valsalva 动作声门不能闭合，声带固定。临床症状明显，表现为发音困难或失声，恢复时间长或不能恢复。随访期间患者虽恢复发音，但表现为双音或声音嘶哑，超声表现为声带运动不协调或运动减弱，健侧声带运动幅度增大，声门裂闭合不全。一组 264 例甲旁亢患者消融手术中，1 例患者持续失声，随访 3 年超声表现为平静呼吸时声带萎缩变薄，呈弓形，张力减低，不能关闭声门；Valsalva 动作时假声带呈反向运动，声门裂扩大不能闭合；发"i"音时，真声带内缘无振动；患侧声带张力减低并有反向运动，对侧声带代偿也不能缩窄声门裂（图 15-12）。

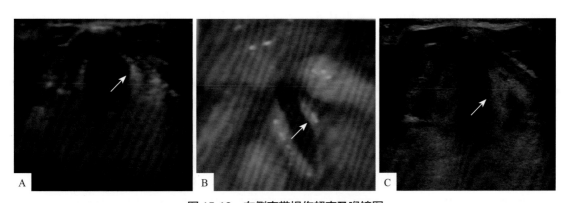

图 15-12　左侧声带损伤超声及喉镜图

A. 平静呼吸时假声带（箭头）萎缩变薄，呈弓形，张力减低，位于侧方，声带固定不能关闭声门；B. 喉镜显示左侧真声带萎缩（箭头）；C. 发"i"音时，真声带内缘无振动，假声带（箭头）僵硬，运动幅度低。

前期研究表明，超声显示声带运动情况与喉镜检查结果有高度一致性[1]。超声可以观察真假声带不同程度运动异常，从而反映喉返神经不同受损程度。超声评估声带运动异常弥补了纤维喉镜检查在临床应用中的不足。

（霍胜男　于明安）

参考文献

[1] 霍胜男，彭丽丽，魏莹，等．声带运动异常的超声诊断．中国超声医学杂志，2018，34（10）：877-880.

[2] 胡巧．声带和室带病变的超声诊断进展．中国临床医学影像杂志，2010，21（8）：566-568.

[3] 覃折波，何芸，冯玉洁，等．正常成人声带区解剖结构的超声成像．临床超声杂志，2017,19(1): 14-17.

[4] 苏艳军，张建明，刁畅，等．甲状腺手术与声带麻痹研究进展．中华内分泌外科杂志，2012，6（1）：62-64.

[5] TSUI P H, WAN Y L, CHEN C K. Ultrasound imaging of the larynx and vocal folds: recent applications and developments. Curr Opin Otolaryngol Head Neck Surg, 2012, 20(6): 437-442.

第三节　低钙血症的术前、术后预测技术

甲旁亢患者在热消融治疗后，增生的甲状旁腺被灭活，PTH 降低的同时，骨骼由原来成骨和破骨细胞活跃的高转运状态转变为以成骨细胞为主的骨重建、矿化，血液中大量钙、磷向骨组织中沉积。骨沉积加速导致血钙水平降低，进而发生低钙血症，也称骨饥饿现象。低钙会刺激残余甲状旁腺腺体的增生和功能亢进，增加甲旁亢的治疗难度，影响疾病转归；严重低钙血症也存在一定的风险，可导致低血压、心律失常、抽搐、窒息、惊厥、癫痫发作、心搏骤停危及生命；合并其他并发症时亦会引起一系列严重后果[1]。研究表明，在术后低钙严重程度及发生时间判定不准确，补充钙剂不足时，可引起低血压，导致透析患者内瘘堵塞，甚至发生低钙危象。CKD 患者因钙、磷代谢紊乱常合并心功能不全、末梢循环差，静脉补钙若有少量渗漏还可出现皮肤坏死等严重并发症。因此，如何预防及纠正严重低钙血症是术后临床关注的重要问题。

甲旁亢患者手术切除后低钙血症常发生于术后 1~2 周，发生率可达 70%~90%，严重低钙血症发生率为 37%~57%[2-3]。已有研究表明，术前预测甲状旁腺切除术（PTX）后早期发生重度低钙的独立危险因素有年龄、瘙痒、术前低血钙、高 ALP 及高 PTH 等[4-6]。

文献报道，甲旁亢患者热消融治疗后低钙血症发生率为 38.3%~45.5%[7-8]。于明安团队前期对 204 例 sHPT 患者共计 367 个结节进行消融后，对低钙血症发生率、严重程度及重度低钙危险因素进行了研究[9]。结果表明，热消融后低钙血症常发生于术后 1 周内，症状性低钙血症约占 17.6%，主要表现为不同程度的手足麻木，补充钙剂后中位恢复时间为术后 60日。以术后 7 日内 iPTH 测值低于 300pg/ml 为治疗成功的标准，146 例（146/204，71.6%）治疗成功的患者，低钙血症（血钙 < 2.0mmol/L）及严重低钙血症（血钙 < 1.875mmol/L）的发生率分别为 35.8%（73/204）及 22.1%（45/204）。通过纳入一般资料、实验室指标、影像学检查、临床表现、手术等相关数据综合分析，建立了重度低钙的术前及术后预测模型。模型显示术前高 iPTH/ 术后 iPTH 显著降低、术前低血钙、多个腺体消融及出现瘙痒症状是发生重度低钙的危险因素。上述两模型的准确率分别为 82.2% 和 83.3%，对术后重度低钙具有较好的预测效能（图 15-13）。通过列线图的形式将多因素分析结果进一步展现，对于热消融术后重度低钙的判定更为直观、简洁、准确，只需明确术前相关危险因素，就可以得出术后严重低钙血症的发生率。

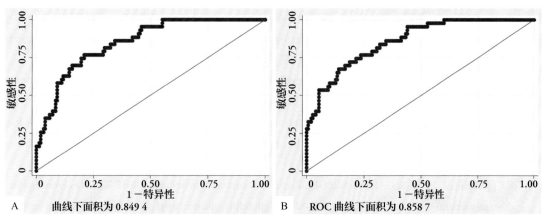

图 15-13　微波消融治疗继发性甲旁亢结节术后重度低钙预测模型 ROC 曲线

A. 术前预测；B. 术后预测。

　　术后低钙的预测对于术前手术方案的制定及术后补钙方式的选择具有重要意义。不同于手术切除，一次性尽量将四个增生腺体全部切除，热消融治疗不会引起广泛粘连，完全可以通过一次或多次消融去除所有甲状旁腺腺体。因此，对于可能发生术后严重低钙血症的患者手术方式选择更为灵活。例如：通过预测患者术后严重低钙血症发生可能性大，但患者高龄或体质虚弱或合并其他严重疾病，可以通过分次消融的方式避免严重低钙血症的发生。慢性肾病矿物质骨代谢异常的诊疗相关指南亦指出，在控制钙和磷的基础上，应维持适当 iPTH 水平而不是过度抑制 iPTH[10]。术后预测模型的建立有利于提醒医生对严重低钙血症发生可能性大的患者，应密切监测血钙水平，并选择有效的补钙方式（口服补钙、静脉补钙、高钙透析液）及合适的补钙剂量。

　　总之，热消融治疗甲旁亢在关注疗效的同时，对术后低钙血症的发生及转归亦应高度重视，因为低钙本身或与其他并发症同时发生时可能会引起严重后果（如合并喉返神经损伤可能引起呼吸困难），并影响甲旁亢治疗后的转归。应明确术后发生低钙血症的危险因素，及早确定高危人群，有针对性地选择治疗方案、积极防治低钙血症。

（魏　莹　于明安）

参考文献

[1]　FLOEGE J, TSIRTSONIS K, ILES J, et al. Incidence, predictors and therapeutic consequences of hypocalcemia in patients treated with cinacalcet in the EVOLVE trial. Kidney Int, 2018, 93(6):1475-1482.

[2]　TSA W C, PENG Y S, CHIU Y L, et al. Risk factors for severe hypocalcemia after parathyroidectomy in prevalent dialysis patients with secondary hyperparathyroidism. Int Urol Nephrol, 2015, 47(1):1203-1207.

[3]　SUN X, ZHANG X, LU Y, et al. Risk factors for severe hypocalcemia after parathyroidectomy in dialysis patients with secondary hyperparathyroidism. Sci Rep, 2018, 8(1): 7743.

[4]　HO L Y, WONG P N, SIN H K, et al. Risk factors and clinical course of hungry bone syndrome after total parathyroidectomy in dialysis patients with secondary hyperparathyroidism. BMC Nephrol, 2017, 8(1): 12.

[5]　姜超云，李洋，王素霞，等 . 尿毒症继发性甲旁亢患者甲状旁腺全切联合自体移植术后早期发生低钙血症的危险因素 . 第三军医大学学报 , 2017, 39(5): 472-476.

[6]　HO L Y, WONG P N, SIN H K, et al. Risk factors and clinical course of hungry bone syndrome after total

parathyroidectomy in dialysis patients with secondary hyperparathyroidism. BMC Nephrol, 2017, 18(1): 12.

[7] DIAO Z, WANG L, LI D, et al. Efficacy of microwave ablation for severe secondary hyperparathyroidism in subjects undergoing hemodialysis. Ren Fail, 2017, 39(1): 140-145.

[8] JIANG B, WANG X, YAO Z, et al. Microwave ablation *vs.* parathyroidectomy for secondary hyperparathyroidism in maintenance hemodialysis patients. Hemodial Int, 2019, 23(2): 247-253.

[9] WEI Y, PENG LL, ZHAO Z L, et al. Risk factors of severe hypocalcemia after US-guided percutaneous microwave ablation of the parathyroid gland in patients with secondary hyperparathyroidism. J Bone Miner Res, 2020, 35(4): 691-697.

[10] KETTELER M, BLOCK GA, EVENEPOEL P, et al. Executive summary of the 2017 KDIGO chronic kidney disease–mineral and bone disorder (CKD-MBD) guideline update: what's changed and why it matters. Kidney Int, 2017, 92(1): 26-36.

第四节　超声造影技术在甲状旁腺功能亢进症热消融中的作用

一、术前诊断和术后疗效评估

超声造影（CEUS）在甲旁亢热消融中具有重要作用，包括术前诊断和术后疗效评估。甲状旁腺通常位于甲状腺侧叶后方，紧邻气管食管沟，该区域也有很多淋巴结，桥本甲状腺炎或其他炎性病变可以引起气管旁淋巴结肿大。在怀疑患有甲旁亢时，有时需要利用 CEUS 区分是甲状旁腺结节还是肿大淋巴结。研究表明，增生的甲状旁腺结节一般代谢旺盛，造影表现为动脉期明显高增强（图 15-14A），而由慢性炎症导致的肿大淋巴结常为动脉期低增强（图 15-14B）。

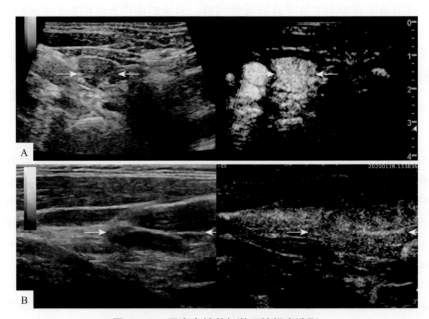

图 15-14　甲旁亢结节与淋巴结超声造影

A. 甲旁亢结节（箭头）代谢旺盛，造影表现为动脉期明显高增强；B. 慢性炎症导致的肿大淋巴结（箭头），造影表现为动脉期低增强。

术后 CEUS 主要用于评估疗效，消融灶表现为造影持续无增强，并且必须完全覆盖甲状旁腺（图 15-15）。值得注意的是，甲旁亢消融尽量采用扩大消融的方式。原因为：①甲旁亢增生结节在超声上表现为低回声，但是甲状旁腺不是均匀增生，在增生甲状旁腺结节周围通常还有一层受压的正常甲状旁腺组织，常规超声往往难以辨认，但在注射隔离液后可以看到在低回声结节周围有一层高回声，周围有完整包膜（图 15-16）。消融时要将增生甲状旁腺结节和周围正常甲状旁腺组织都消融，否则容易导致术后局部复发，尤其是 sHPT。②甲状旁腺的血供多来自甲状腺后被膜处，消融时应尽可能将甲状旁腺滋养动脉阻断，以防在局部甲状旁腺细胞残留时局部复发。要明确的是甲旁亢虽然属于良性病变，但术后复发类似于恶性病变，残存或播散的细胞很容易在低钙或高磷血症刺激下快速生长。

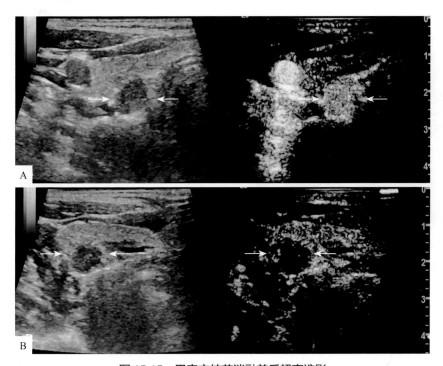

图 15-15 甲旁亢结节消融前后超声造影

A. 消融前造影表现为高增强（箭头）；B. 消融后造影呈无增强（箭头）。

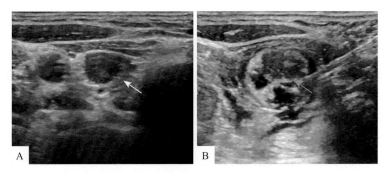

图 15-16 甲旁亢结节注射隔离液前后

与隔离前（A）比较，注射隔离液后（B）增生的甲旁亢低回声结节（白色箭头）周围有一层高回声（蓝色箭头）周围有完整包膜。

二、预测甲状旁腺功能

近年来，CEUS 已经广泛应用于临床，主要用于肿瘤性质的判断和血管病变的评估。对于大多数器官来说，血供越丰富，其功能也越高。目前许多研究表明，CEUS 可以用于器官功能的评估，如评估肝硬化患者的肝功能储备[1-2]、评估患者的肾功能[3-5] 等。甲旁亢的 CEUS 同样可能用于评估其功能。前期研究表明，甲旁亢结节的功能与 CEUS 增强模式、时间强度曲线参数、CEUS 显示的结节像素亮度累计值有一定的相关关系。

有研究在甲状旁腺消融的 CEUS 中，使用的造影剂为声诺维（SonoVue），最佳给药浓度为 0.02ml/kg，团注造影剂后显像。结果发现，功能不同的甲状旁腺结节在 CEUS 上表现出不同的强化模式。图 15-17 所示为 2 例 pHPT 患者的 CEUS、时间强度曲线及穿刺病理 CD34 染色图。

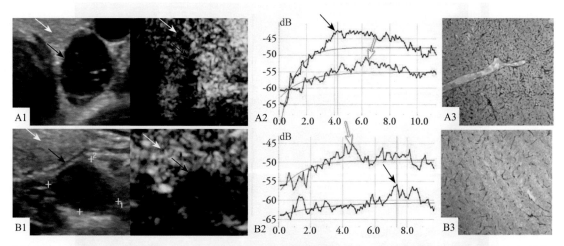

图 15-17　不同水平全段甲状旁腺激素（iPTH）甲旁亢结节的超声造影、时间强度曲线及穿刺病理 CD34 染色
A. 患者，女，36 岁，全段甲状旁腺激素（iPTH）为 624.1pg/ml，超声造影示甲旁亢结节（黑色箭头）动脉期高强化，强化程度高于邻近甲状腺组织（白色箭头），时间强度曲线显示甲旁亢结节曲线（黑色箭头）对比邻近甲状腺组织达峰时间短，峰值强度高，CD34 病理染色显示甲旁亢结节内部微血管密度大；B. 患者，男，46 岁，iPTH 为 135.6pg/ml，超声造影示甲旁亢结节（黑色箭头）动脉期低增强，强化程度低于邻近甲状腺组织（白色箭头），时间强度曲线显示甲旁亢结节曲线（黑色箭头）对比邻近甲状腺组织达峰时间长，峰值强度低，CD34 病理染色显示甲旁亢结节内部微血管分布稀疏。

在明确甲旁亢结节的 CEUS 表现与甲旁亢功能的关系之后，可以利用 CEUS 来辅助甲旁亢的消融手术。例如：如果患者 iPTH 水平很高，而 CEUS 发现甲旁亢结节为低增强，时间强度曲线显示达峰时间较长、峰值强度低于周围甲状腺组织，则有必要结合其他检查判断该结节是否为甲旁亢的 "罪犯结节"，以免漏诊异位甲旁亢结节造成无效消融。对于 sHPT 患者，如果能够通过 CEUS 评估超声可见的所有甲旁亢结节的功能，则可以通过部分消融的方法，保留功能较低的甲旁亢结节，避免术后发生甲状旁腺功能减低及严重低钙血症等并发症。

由于超声本身技术的限制，超声测得的声强度会受到患者体型、仪器调节参数、造影剂剂量等的影响，所以目前大部分 CEUS 的相关研究局限于定性研究和半定量研究，难以进行定量研究。但是随着超声检查设备的智能化程度不断提高、算法的不断改进，超声的各个参数逐渐向规范化、统一化发展，CEUS 对器官功能的评估将会发挥更大的作用。

（赵朕龙）

参考文献

[1] SHIN H J, CHANG E Y, LEE H S, et al. Contrast-enhanced ultrasonography for the evaluation of liver fibrosis after biliary obstruction. World J Gastroenterol, 2015, 21(9): 2614-2621.

[2] HAIMERL M, BRUNN K, POELSTERL S, et al. Quantitative evaluation of real-time maximum liver capacity (LiMAx) and time intensity curve (TIC) analysis in CEUS-based microperfusion. Clin Hemorheol Microcirc, 2017,67(3-4): 373-382.

[3] LI Y, YOU J. The research and application advances of medical imaging techniques in early renal function assessment of chronic kidney disease. Sheng Wu Yi Xue Gong Cheng Xue Za Zhi, 2019, 36(3): 511-514.

[4] WANG L, WU J, CHENG J F, et al. Diagnostic value of quantitative contrast-enhanced ultrasound (CEUS) for early detection of renal hyperperfusion in diabetic kidney disease. J Nephrol, 2015,28(6):669-678.

[5] STOCK E, PAEPE D, DAMINET S, et al. Contrast-enhanced ultrasound examination for the assessment of renal perfusion in cats with chronic kidney disease. J Vet Intern Med, 2018, 32(1): 260-266.

第五节　特殊患者或部位甲状旁腺功能亢进症热消融治疗技术

一、合并心肺功能不全患者继发性甲状旁腺功能亢进症

心肺功能不全往往是严重甲旁亢患者长期透析且没有有效治疗的结果。肺功能不全除了一些基础性疾病，常由于胸椎压缩、胸廓畸形后胸腔容积缩小所致。心功能不全的原因包括透析不规律、频次不够或透析质量差；患者生活中不注意控制饮水量，导致体内液体增多，血容量增多增加心脏负荷；异常增高的 PTH 导致内环境改变，尤其是钙和磷代谢紊乱、钙化防御导致冠状动脉血管中层钙化。与肺功能不全相比，心功能不全更常见。心肺功能不全时全身麻醉风险增大。根据临床实践，sHPT 伴有心肺功能不全患者绝大部分可以进行消融治疗，前提是充分的术前准备、熟练的手术技巧、对手术进程的灵活掌握及对各种异常情况的及时判断和处理[1]。具体而言，有以下细节应该注意。

1. 术前对患者状态的充分评估　术前要认真评估患者肺和心脏的功能。对于肺而言，观察患者胸部 CT 确定有无基础病，如间质性肺炎、肺纤维化或慢性阻塞性肺疾病、尘肺、慢性支气管炎肺部破坏程度、结核等，必要时评估肺通气和换气功能。临床经验表明，可以观察自然状态下血氧饱和度，如果能够达到 95% 以上一般可进行手术；如果达不到，观察低流量吸氧状态下是否能达到，如果仍然达不到，就应特别警惕术中的安全性或谨慎手术。

对于过敏性哮喘的患者术前应准备相应药品，必要时可预防性用药。心电图和超声心动图是评价心功能较好的方法，但是 sHPT 患者心室常增大，在此情况下射血分数低于正常值而搏出量不一定明显减少。评价心力衰竭还应根据患者临床症状，如活动能力等，若患者能够步行 200m 以上或连续爬两层楼梯就可以耐受热消融治疗。另外就是询问患者睡觉时能否被憋醒，如果有这种情况发生，尤其是经常出现，就要特别警惕术中心脏的功能状态。

总之，心肺功能不全的 sHPT 患者手术风险尤其大，在熟练掌握消融技术的情况下，热消融治疗可能是患者唯一的有效治疗手段。

2. 术前充分透析　术前 1 日应充分透析，合适的血容量意味着心脏可以在正常负荷状态下工作，对术中偶尔出现的紧张、疼痛刺激、血压增高有一定的代偿能力。过多的血容量会增加心脏负荷，合并术前和术中高血压亦会进一步加重其负担。在术中出现其他因素增加

心脏负荷时可能因代偿能力不够而导致急性心力衰竭。当然，在充分透析的情况下还要严格控制饮水量。

3. 术前心理疏导 术前1日心理疏导有利于解除或减轻患者紧张情绪，保证充足的睡眠。临床实践表明，术前一晚睡眠质量不好或失眠的患者往往术前、术中血压增高，增加了出血的可能性。所以应尽可能通过心理疏导避免患者紧张情绪。对于长期失眠的患者可以通过药物保证其睡眠质量。紧张情绪一般来自对未知的焦虑，告知患者手术的基本过程和每个阶段可能的不适有利于其在术中有一定的心理准备，不致由于胀痛等因素导致过度紧张。患者术中的紧张程度直接与其血压和心脏负担相关，所以放松的心态有利于保证患者平稳度过围手术期。

4. 术中技术细节的把握和实施 术前可以预防性给予止血药；对于血压过高的患者给予适当的处理，如心理疏导或降压；术中充分的隔离和局麻药的合理应用也很重要；根据患者增生甲状旁腺结节的数量决定消融顺序，要注意应先消融安全和比较大的结节，以防因心肺因素中断手术，也能保证一定的疗效；充分吸氧和心电监测；对各种异常状态给予及时评估和处理等。

5. 麻醉医生的协助 sHPT患者体质状态一般较差，心肺功能不全时进行手术危险性更大。麻醉医生可以对各种情况给予更专业的处置，建议尽可能请麻醉医生协助。

6. 其他 对手术进程不可强求，一旦出现术中心力衰竭等情况，要果断终止手术，进入抢救流程。要明确即使在部分结节消融的情况下，也可以极大地改善患者的钙、磷代谢状态，提高患者的生活质量，而且为再次手术提供更好的基础。

总之，临床实践表明，术前充分的准备，术中娴熟的技术把握和应变处置能力有利于保证消融的顺利进行和手术安全与疗效（图15-18）。

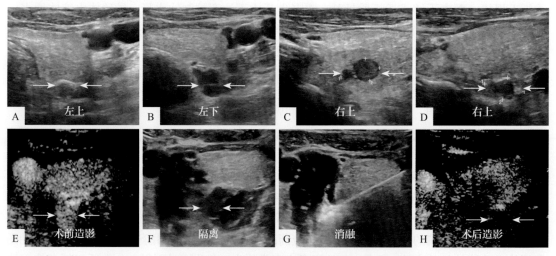

图15-18 合并心功能不全患者继发性甲旁亢结节热消融

患者，男，63岁。肾结核治疗后10年，肾功能不全尿毒症期；6年前因急性心肌梗死行冠状动脉支架植入；实验室检查发现血钙增高，全段甲状旁腺激素（iPTH）增高（最高3 000pg/ml），药物控制不佳，伴有指端疼痛、溃疡；X线示冠状动脉、腹主动脉及全身各动脉血管钙化；心电图示不稳定性心绞痛；超声心动示射血分数45%，临床诊断为不稳定性心绞痛、心力衰竭。对继发性甲旁亢结节（箭头）分次消融（A～H）：消融前iPTH 3 411pg/ml，血钙1.73mmol/L，血磷1.08mmol/L；消融后iPTH 366.8pg/ml，血钙2.19mmol/L，血磷1.13mmol/L。

二、成功肾移植术后继发性甲状旁腺功能亢进症

部分sHPT患者成功进行肾移植后甲旁亢并没有好转，PTH仍然增高，甚至伴有高钙血症。

主要是由于 sHPT 患者长期透析，在低钙高磷刺激下 sHPT 通常变为 tHPT，即变为自主功能性结节。在此情况下，患者即使成功肾移植后获得了健康的肾脏，但是还存在甲旁亢的问题。

成功肾移植术后伴有甲旁亢应积极治疗，否则可对移植肾及机体产生不利影响。常规手术治疗虽为经典方法，但是手术创伤可能会影响移植肾，所以由于消融治疗具有微创、安全、有效等优势，成为成功肾移植后甲旁亢的理想治疗方法[2]。

消融治疗的流程与治疗 sHPT 无太大区别。唯一需要考虑的是微创手术对患者机体微环境的影响要尽可能小，以减少对移植肾的影响。针对这一要求要注意：①保证患者术前没有感染性病变或其他活动期炎性病变，避免术后体内炎性因子的明显增多或感染加重，对移植肾产生不良影响。②如果患者有多个结节，可根据具体情况采用一次或分次消融的方法。如四个结节都增生，可以先消融 2 个结节，待 3 个月后再次消融剩余结节。该策略的目的是尽量缩短手术操作时间和减小创伤范围，以减少手术本身产生过多的炎性因子和对机体内环境产生的影响。③术后适当增加液体摄入量以增加尿量。

对甲状腺结节手术前后体温、白细胞计数和中性粒细胞百分比，以及部分炎性因子的检测发现，消融前后体温没有明显变化，大部分炎性因子只在很小范围内波动，表明消融手术不会触发机体整体炎症反应。临床经验表明，甲旁亢热消融术后患者没有出现发热等情况，可以确定消融没有引起机体明显的炎症反应，也就不会对移植肾产生影响（图 15-19）。研究表明，成功肾移植术后甲旁亢消融治疗没有对移植肾功能产生有统计学意义的影响[2]。

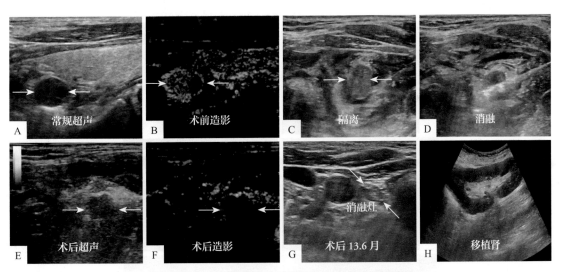

图 15-19 成功肾移植术后继发性甲旁亢结节热消融

患者，男，46 岁。肾移植术后 15 个月，实验室检查提示 iPTH 增高（最高 207pg/ml）；右下甲状旁腺（箭头）增生，大小约 1.3cm×0.9cm×0.6cm；行西那卡塞治疗半年余。对继发性甲旁亢结节（箭头）消融（A～H）：消融前 iPTH 135.6pg/ml，血钙 2.47mmol/L，血磷 0.51mmol/L；消融后 iPTH 20pg/ml，血钙 2.46mmol/L，血磷 0.35mmol/L；术后 1 年 iPTH 85.6pg/ml，血钙 2.51mmol/L，血磷 0.65mmol/L。

三、持续性、复发性继发性甲状旁腺功能亢进症

持续性或复发性 sHPT 是指术后患者 PTH 仍然保持在 300pg/ml 以上或先低于 300pg/ml，但 6 月后又再次高于 300pg/ml[3]。对持续、复发性 sHPT 消融的关键点就是在术中处理好前次手术后的粘连，避免对周围重要结构的热损伤，技术细节主要聚焦于液体隔离技术，

应注意以下几点。

1. 术前超声评估术区是否有粘连及粘连程度 由于前次手术时术者的手法差异，以及术中探查时间和范围的不同，再加上患者体质的差异，术后不同患者会有不同程度的粘连。消融前超声如果发现甲状旁腺结节周围或甲状腺被膜周围有线状低回声，提示可能存在较明显的粘连。此外，没有条带状低回声，也不能排除轻度粘连的可能。

2. 在存在粘连的情况下，隔离会变得困难 隔离液可能达不到有效的隔离距离，隔离液的注射最好采用术中持续注射，这样在没有充分隔离间距情况下，持续推注隔离液也会增加隔离效果。此外，穿刺针针尖一般置于甲状旁腺与重要结构间紧贴甲状旁腺被膜的位置，以保证将甲状旁腺周围的重要结构推向远处。

3. 控制好消融功率和时间 是避免周围结构热损伤的重要因素之一。一般MWA功率不超过30W，每次作用时间15秒以内，可以间隔5秒进行多次消融。RFA功率不超过40W，因功率随阻抗增加而下降，作用时间没有具体要求。

4. 消融过程中应时刻关注患者的反应 如果患者出现术中反复吞咽，或发音异常，或超声发现声带运动异常，提示喉返神经受影响，要加强隔离，或停止手术，改用其他治疗方式，如化学消融等。要注意不应以喉返神经受损为代价治疗甲旁亢。

5. 喉返神经损伤 一旦发现喉返神经损伤，可以通过隔离液注射针直接向该间隙注射地塞米松，降低神经受损程度。严重者可在术后采用神经营养或中医治疗，帮助神经功能的恢复（图15-20）。

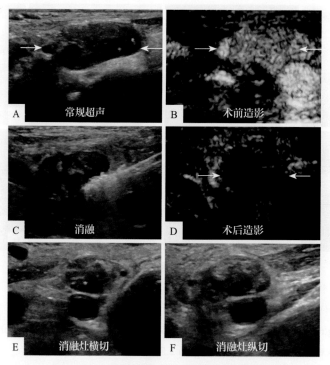

图15-20 复发性继发性甲旁亢结节热消融

患者，男，56岁。继发性甲旁亢全甲状旁腺切除术后18个月，实验室检查提示iPTH增高（最高207pg/ml）；右颌下异位甲状旁腺（箭头）增生，大小约2.7cm×1.8cm×1.1cm。对继发性甲旁亢结节（箭头）消融（A～F）：消融前iPTH 2 265.5pg/ml，血钙2.44mmol/L，血磷1.52mmol/L；消融后iPTH 24.1pg/ml，血钙1.78mmol/L，血磷0.91mmol/L。

四、异位甲状旁腺功能亢进症

异位甲旁亢可以来自胚胎发育过程中甲状旁腺迁移的异常（颌下区、胸骨上窝、纵隔内），或来自术中甲状旁腺细胞的种植（颈动脉鞘内），或移植的甲状旁腺组织（前臂等）。对异位甲旁亢的消融重点应关注不同部位的特殊性[4]。

1. 颌下区异位甲旁亢的消融相对危险性低 如果甲状旁腺结节靠近或紧贴颈动脉，应通过隔离液使两者充分隔离，以保证手术的安全性。实际上如果能通过注射隔离液将甲状旁腺结节周围始终用液体包围，使之形成孤岛结构，基本可以保证手术的安全性。

2. 胸骨上窝或前上纵隔 该区域甲状旁腺结节消融要注意以下事项。

（1）在甲状旁腺结节位置很深高频探头显示不清的情况下可采用低频探头，或在术中将两者配合使用，以达到最佳的显示和术中监测。

（2）由于两侧锁骨的限制，超声声束只能通过胸骨上窝显示其深部的甲状旁腺结节，进针也是如此，这就决定了进针方向与超声声束近于平行而不是垂直，不利于针尖的显示，要特别注意针尖所在的位置，避免损伤其深部的动脉。

（3）该区域动脉是最应该注意保护的结构，动脉通常位于甲状旁腺结节的深部或两侧，应警惕如果消融针或穿刺针单纯刺破动脉管壁，可能只是引起血肿，不至于导致严重后果。如果消融动脉管壁，会导致致命性出血。所以术中应通过不同方法反复确定消融针针尖的位置，一定防止消融动脉管壁。

（4）在注射隔离液时要注意如果将隔离液注射到甲状旁腺结节的浅部，会将结节压向更深的位置而不利于显示；如果注射到深部，有可能将甲状旁腺结节推向前方，有利于显示和穿刺。所以，应尽可能避免先在甲状旁腺浅部注射隔离液。

3. 异位甲旁亢位于颈动脉鞘内 颈动脉鞘内有神经和颈动静脉等重要结构，且在横断面上是狭小区域，所以消融过程中要特别注意避免损伤周围重要结构。临床经验表明，完善的隔离技术可以保证手术的安全有效（图 15-21）。可以在术前通过 1 个或 2 个经皮穿刺针在甲状旁腺结节周围注射隔离液，使甲状旁腺结节被一定宽度的液体完全隔离。在消融过程中持续缓慢推注，一般可以保证手术的安全。

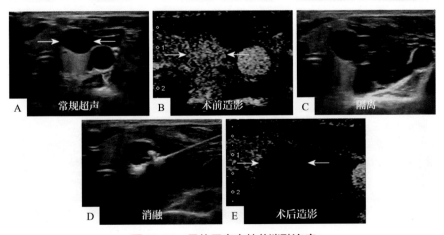

图 15-21　异位甲旁亢结节消融治疗

患者，女，47 岁。继发性甲旁亢全甲状旁腺切除术后 2 年，实验室检查提示 iPTH 增高；甲状腺内异位甲状旁腺（箭头）增生，大小约 1.1cm×0.8cm×0.6cm。对异位甲旁亢结节（箭头）消融（A~E）：消融前 iPTH 608pg/ml，血钙 2.34mmol/L，血磷 2.17mmol/L；消融后 iPTH 105.5pg/ml，血钙 2.68mmol/L，血磷 1.35mmol/L。

4. 前臂肌层内的异位甲旁亢 如果将甲状旁腺组织细胞移植到前臂肌层,其细胞会在低钙血症的刺激下像恶性肿瘤细胞一样浸润性生长,没有明显边界,导致甲旁亢。对上述病变的介入治疗一般有两种方式,一是化学消融,可以达到较好的治疗效果;二是热消融治疗,但是病灶范围较大时要达到根治需损伤较大范围组织,有可能会不同程度地影响肌肉功能。术中技术细节包括:①尽可能注射泡沫硬化剂,可以在注射时采用超声清楚显示硬化剂所达到的范围和有无溢出。使硬化剂填充肿瘤的同时尽可能避免硬化剂的外溢,造成周围筋膜组织的破坏和粘连而影响功能。为了避免外溢可以采用多点注射的方法。②肌肉内甲旁亢结节消融应充分隔离甲状腺周围的肌层,必要时可以采用消融过程中持续注射的方法,在消融病变的同时尽可能少地破坏正常肌纤维,以免影响肌肉功能。

五、甲状旁腺功能亢进症伴高钙危象

高钙危象经常发生于 pHPT,且大部分为高龄女性患者[5]。一旦发生高钙危象,患者可出现各种难以纠正的临床症状,严重者危及生命。药物治疗高钙危象主要目的是缓解症状,其疗效呈阶段性,甚至部分患者没有确切疗效。手术切除疗效确切,但前提是术前应解除高钙危象状态,否则麻醉的风险明显增大。消融技术是治疗高钙危象的理想手段,其优势包括:①局部麻醉,可避免全身麻醉的风险。对患者的一般情况,包括心肺功能没有太高的要求。②可以进行根治性治疗,也可以进行分次治疗,主要取决于增生甲状旁腺结节的大小、数量和患者的状态。需要说明的是,即使是姑息治疗,也可以很大程度上降低 PTH 水平,解除其高钙危象状态,择期再次治疗的安全性更高(图 15-22)。

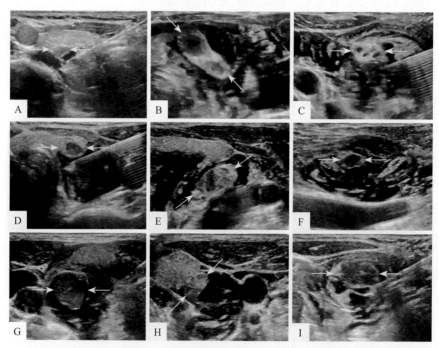

图 15-22 通过经皮穿刺针持续推注隔离液将甲旁亢结节游离

甲旁亢结节(箭头)被隔离液隔离为孤岛样结构(A～I)。

当然高钙危象消融时也应该注意相应的技术细节:①在消融前通过内科药物处理尽量保

证患者处于意识清醒状态，能够配合治疗，尽量避免术中躁动这一危险因素；②采用一次根治性治疗还是分次治疗要根据患者的一般状态和结节的大小、数量决定，如果结节巨大，完全可以先姑息消融安全的部分，待术后结节缩小后再择期行二次根治手术；③术中麻醉医生的协助非常关键，包括患者意识状态、生命体征的监测和必要时的对症处理等；④对于年老体弱的患者，要注意术后严重低钙的预测、及时发现和处理，避免低钙血症导致的危险[6]；⑤术前应向患者及家属充分告知消融的疗效和可能的风险，在医患共同决策下进行消融治疗（图 15-23）。

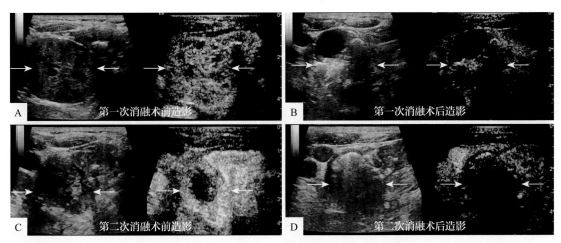

图 15-23 原发性甲旁亢伴高钙危象患者分次消融治疗

患者，女，76 岁。乏力，嗜睡，实验室检查提示 iPTH 增高，血钙增高（最高 3.66mmol/L）；超声提示左下甲状旁腺结节（箭头），大小约 4.7cm×3.7cm×3.5cm。进行第 1 次消融（A、B）：消融前 iPTH 571.8pg/ml，血钙 2.89mmol/L，血磷 0.76mmol/L；消融后 iPTH 188.2pg/ml，血钙 2.36mmol/L，血磷 0.74mmol/L。2 个月后行第 2 次消融（C、D）：术前 iPTH 166.5pg/ml，血钙 2.41mmol/L，血磷 0.96mmol/L；消融后 iPTH 87.5pg/ml，血钙 2.19mmol/L，血磷 1.05mmol/L。

六、气管造瘘后甲状旁腺功能亢进症

气管造瘘后 sHPT 患者行消融治疗极少见，例如：sHPT 患者发生喉癌，肿瘤切除和气管造瘘后需行甲旁亢热消融治疗。该类患者手术切除治疗困难很大，消融治疗也有困难。消融治疗时既要做到安全、有效，又要特别注意术中对气管造瘘口的保护，并避免造瘘口对手术的影响等。需特别注意以下几点。

1. **术前应与患者充分沟通** 告知术中可能出现的情况，防止术中过度紧张，必要时可以请家属穿好隔离服陪同手术，及时了解其诉求。

2. **负压吸引** 对术前有咳嗽症状尤其是有痰的患者，要备好负压吸引装置。

3. **造口处理** 术前消毒应覆盖造瘘口金属支架及周围区域，防止消毒不到位导致术后感染。铺巾时不能覆盖造瘘口，可以在造瘘口上方覆盖 1～2 层纱布，既保证透气性，也保证术区不被呼气和咳嗽时微小飞沫污染，同时有充分的手术野。

4. **超声探头** 尽量选择小巧类型的探头，因为在有气管造瘘口的情况下探头扫查移动范围会明显受影响。

5. 规划进针路径 术前应该对甲状旁腺扫查，规划好进针路径等。要做到既保护造瘘口，又保证手术安全有效。

6. 术中护士协助 包括平复患者的情绪，在患者咳嗽的时候适当保护造瘘口，避免污染手术野，在必要时重复消毒手术区，患者有痰时快速负压吸痰。

7. 药物使用 术前预防性注射止血药，控制血压，尽量减少血肿的形成，避免对气管及造瘘口的压迫。

总之，气管造瘘会给甲旁亢消融带来一些困难，但只要掌握必要的技术细节，以及手术前后的充分准备，就可以进行安全有效的治疗（图15-24）。

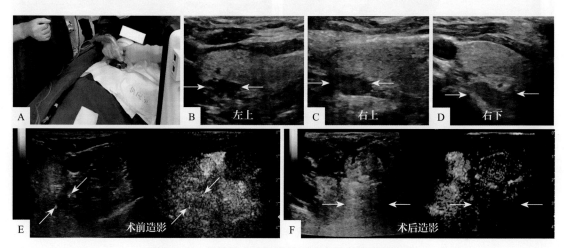

图 15-24 气管造瘘后继发性甲旁亢结节热消融治疗

患者，女，56岁。持续血液透析14年，2年前行肾移植，术后肾功能指标不佳，规律腹膜透析，腰痛；实验室检查发现血钙增高（2.9mmol/L），血磷降低（0.76mmol/L），iPTH增高（191.6pg/ml）；超声提示3枚增生甲状旁腺（箭头），直径0.9~1.3cm；1年前因喉癌行全喉切除术并气管造瘘（A）。对继发性甲旁亢结节进行消融（B~F）：消融前iPTH 257pg/ml，血钙3.0mmol/L，血磷0.76mmol/L；消融后iPTH 6.3pg/ml，血钙2.5mmol/L，血磷0.86mmol/L。

七、孕期甲状旁腺功能亢进症

孕期甲旁亢的发生率为（6~8）/10万。尽管发生率很低，但是一旦出现就会影响母婴健康，甚至带来不良后果，因此孕期甲旁亢是一个应该谨慎对待的问题。药物治疗孕期甲旁亢能起到一定作用，手术是最好的治疗方式。只能在孕中期进行的手术虽然可以根除病灶，但比较大的创伤会给母婴带来一定风险[6]。还有人提出，足月后可以行剖宫产和甲状旁腺腺瘤同时切除，但是孕期甲旁亢已对母婴造成了影响[7-8]。

孕期甲旁亢的微创治疗可能是一种极具前景的方法，一方面可以通过消融完全根除病灶，纠正钙、磷代谢紊乱，另外微创治疗避免了全身麻醉和大的创伤对母婴的影响。临床实践表明，孕期甲旁亢的热消融治疗具有微创、安全、有效等优势，但需要注意以下问题。

1. 治疗时机选择 应选择中孕期，在此阶段胎儿各脏器的发育已经完成，消融治疗理论上不会导致胎儿脏器发育异常，也不会轻易导致流产等情况。

2. 麻醉 术中局麻药一般对母婴没有影响，但是要控制量，不宜过多。

3. **术前教育** 有利于避免孕妇围手术期的紧张，有利于母婴平稳度过围手术期。

4. **手术操作** 应熟练，时间不应太长，尽量减少创伤和对机体微环境的影响。

5. **评估胎儿状态** 手术前后应对胎儿的状态进行评估，如心率等，有利于及时发现可能出现的异常，给予对应处理。

总之，孕期甲旁亢对母婴都会产生影响，药物治疗或手术切除并非理想治疗方式。热消融可用于治疗孕期甲旁亢（图 15-25、图 15-26）。

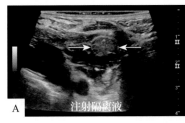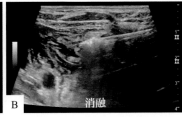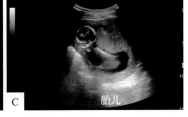

图 15-25　孕期原发性甲旁亢消融治疗 1

患者，女，30 岁，孕 1 产 0，孕 13 周。实验室检查提示 iPTH 增高（145pg/ml），血钙增高（2.9mmol/L）；超声提示左下甲状旁腺结节（箭头），大小约 1.5cm×0.6cm×0.5cm；对原发性甲旁亢结节进行消融（A～C）。消融后半年复查 iPTH 12.7pg/ml，血钙 2.55mmol/L，血磷 1.29mmol/L，足月后顺利生产健康胎儿。

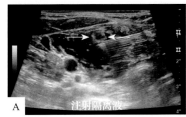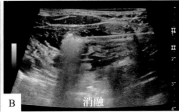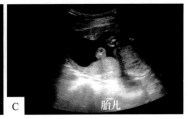

图 15-26　孕期原发性甲旁亢消融治疗 2

患者，女，28 岁，孕 2 产 0，孕 18 周。妊娠剧吐，实验室检查提示 iPTH 增高（93.7pg/ml），血钙增高（2.86mmol/L）；超声提示左下甲状旁腺结节（箭头），大小约 0.6cm×0.4cm×0.4cm；对原发性甲旁亢结节进行消融（A～C）。消融后半年复查 iPTH 26.8pg/ml，血钙 2.37mmol/L，血磷 1.08mmol/L，孕 21 周胎停育引产。

八、再次消融治疗时机选择

分次消融可有几种情况：①多个甲状旁腺结节增生，在消融一侧后发现喉返神经受损，停止消融择期再次消融对侧；② pHPT 巨大结节，一次性消融危险性大，采用分次消融的方法；③术前预测完全消融后发生严重低钙血症的可能性很高，可采用分次消融的方法防止术后严重低钙血症。

喉返神经受损后应待神经功能完全恢复后再行二次消融，恢复时间根据受损情况有所不同，多数情况下 1～3 个月可以恢复。应该注意的是，即使发音正常，也要通过超声或喉镜评估发音正常是由于对侧声带代偿还是声带运动完全恢复。要警惕在代偿情况下如果消融再损伤对侧神经，有可能导致双侧声带同时麻痹而失声严重的情况。

对于巨大甲旁亢结节可以第一次尽可能消融完比较安全的部分，一般情况下 3 个月结节体积会明显缩小，再行二次消融。部分消融后甲状旁腺结节的体积会有一个反抛物线的变化规律，当体积缩小后会有因残余腺体生长而体积再次增大的过程，也就是消融时机应选择在抛物线的最低点，故二次手术一般可以在术后 3～6 个月进行。当然，决定二次手术的时机除了考虑结节大小变化因素外，还应参考患者的 PTH 和血钙、血磷水平等。

为预防严重低钙血症而进行分次手术时，再次消融时机主要考虑因素是患者低钙血症已经纠正，尤其严重低钙得到有效纠正，并且血钙、血磷测值趋于平稳。如果患者还存在明显骨饥饿，则需要大量补钙，应在适量补钙也能保持其平稳状态的情况下再进行二次消融治疗[9]。

（魏　莹　于明安）

参考文献

[1] ZHUO L, ZHANG L, PENG L L, et al. Microwave ablation of hyperplastic parathyroid glands is a treatment option for end-stage renal disease patients ineligible for surgical resection. Int J Hyperthermia, 2019, 36(1): 29-35.

[2] LI X, AN C, YU M, et al. US-guided microwave ablation for secondary hyperparathyroidism in patients after renal transplantation: a pilot study. Int J Hyperthermia, 2019, 36(1): 322-327.

[3] YU MA, YAO L, ZHANG L, et al. Safety and efficiency of microwave ablation for recurrent and persistent secondary hyperparathyroidism after parathyroidectomy: a retrospective pilot study. Int J Hyperthermia, 2016, 32(2): 180-186.

[4] LI X, WEI Y, SHAO H, et al. Efficacy and safety of microwave ablation for ectopic secondary hyperparathyroidism: a feasibility study. Int J Hyperthermia, 2019, 36(1): 647-653.

[5] WEI Y, PENG L L, ZHAO Z L, et al. Risk factors of severe hypocalcemia after US-guided percutaneous microwave ablation of the parathyroid gland in patients with secondary hyperparathyroidism. J Bone Miner Res, 2020, 35(4): 691-697.

[6] DOCHEZ V, DUCARME G. Primary hyperparathyroidism during pregnancy. Arch Gynecol Obstet, 2015, 291(2): 259-63.

[7] MCCARTHY A, HOWARTH S, KHOO S, et al. Management of primary hyperparathyroidism in pregnancy: a case series. Endocrinol Diabetes Metab Case Rep, 2019, 19(1): 39.

[8] ABOOD A, VESTERGAARD P. Pregnancy outcomes in women with primary hyperparathyroidism. Eur J Endocrinol, 2014, 171(1): 69-76.

[9] ZENG Z, PENG C Z, LIU J B, et al. Efficacy of ultrasound-guided radiofrequency ablation of parathyroid hyperplasia: single session vs. two-session for effect on hypocalcemia. Sci Rep, 2020, 10(1): 6206.

第六节　热消融治疗的临床应用价值

随着甲旁亢热消融治疗的临床广泛应用，经验的增多和技术细节的不断优化，热消融技术越来越体现出其微创、安全、有效的优势。热消融在甲旁亢治疗中的作用和地位也会随着人们认识的增多不断发生变化。就当前而言，甲旁亢热消融治疗至少可达到以下效果。

一、根治性治疗

类似于热消融可以根除直径 < 3cm 的原发性肝癌一样，热消融对部分甲旁亢患者可以达到根治性治疗的目的。临床经验表明，对于 pHPT，如果病变只是超声所显示的结节，如腺瘤，绝大部分病例可以一次性根治[1-3]。对于 sHPT，多数患者也可以通过一次或多次消融达到灭活 4 枚结节的根治性治疗目的。

二、姑息治疗

对于部分特殊患者，如甲状旁腺结节过大，或患者一般情况差，如伴有心力衰竭或高钙危象等，一次性完全消融可能导致的低钙血症会危及患者健康，或患者一般情况较差手术操作时间过长，可以先行姑息治疗，待患者一般情况好转后再决定二次治疗方式和时间。

三、桥梁作用

对于部分一般情况差的患者，如 sHPT 伴有心力衰竭，需要进行手术切除但又不能耐受的情况下，可以先行部分结节的消融，PTH 和血钙会随之下降，患者钙、磷代谢优化，一般情况好转后再次评估是否可行手术切除。由于甲旁亢消融治疗只需要在局部麻醉下进行，在操作过程中患者出现异常情况只要拔针就等于结束了治疗，可以马上进入抢救模式。所以热消融技术的适用范围远远大于手术治疗。对于心肺功能不全、极低体重患者，甚至是因喉癌气管造瘘患者都可以进行有效治疗。所以热消融在甲旁亢治疗中的作用甚至对甲旁亢的治疗理念都需要在临床中继续探索。

（于明安）

参考文献

[1] WEI Y, PENG L, LI Y, et al. Clinical study on safety and efficacy of microwave ablation for primary hyperparathyroidism. Korean J Radiol, 2020, 21(5):572-581.

[2] YE J, HUANG W, HUANG G, et al. Efficacy and safety of US-guided thermal ablation for primary hyperparathyroidism: a systematic review and meta-analysis. Int J Hyperthermia, 2020, 37(1):245-253.

[3] FAN B Q, HE X W, CHEN H H, et al. US-guided microwave ablation for primary hyperparathyroidism: a safety and efficacy study. Eur Radiol, 2019, 29(10):5607-5616.

甲状旁腺功能亢进症热消融
治疗围手术期护理要点

第一节　原发性甲状旁腺功能亢进症热消融治疗围手术期护理要点

原发性甲旁亢（pHPT）热消融围手术期护理工作尤为重要，包括术前、术中及术后护理。良好的护理可以保证手术的顺利进行，加快术后康复进程，甚至减少并发症的发生。也可以让患者在围手术期体验微创技术的同时提高患者的护理满意度。在很多医院介入超声工作尚处于初期或上升期，医护人员经常紧缺的情况下，护士往往需要从事常规护理和担任术中助手等。因此，优质的护理应包括多方面的重要工作。

一、术前护理

（一）心理护理

心理护理的要点包括以下几方面：①针对患者的性格特征进行针对性的宣教，如对于容易紧张激动的性格应尝试与患者一起进行分析并指出负面情绪可能造成的不利影响，一起制定应对策略；②对手术流程进行讲解，解除患者因对手术不了解而造成的紧张；③对术中可能出现的不适，如疼痛、胀痛等说明原因并嘱其不必紧张；④对术中可能忍不住的动作提出要求，如咳嗽动作可以做，但是咳嗽前一定提前告知医生，在得到医生允许后再行轻咳，以免造成损伤。通过上述心理护理与简单宣教，让患者感受到医护人员对其的关心爱护，促使他们用积极乐观的心态配合手术，以达到最佳疗效。

（二）一般护理

患者一般情况问诊，筛查需要特别注意的事项，包括：①既往史，有无手术史、重大疾病用药治疗史、甲旁亢病史及相关治疗情况等；②患者一般情况，如心肺功能、肝功能、肾功能、凝血功能及抗凝药服用史等；③体质状态，如骨质疏松情况、活动能力、是否有胸廓或短颈畸形，是否能够平卧等；④性格及意识状态，如性格特征、情绪应急反应、意识状态等。通过对上述情况的了解，尽可能找出可能影响手术顺利进行的不利因素并与医生一起制定应对方案。

再次确认术前相关实验室检查、心电图、超声心动图、影像学检查结果等。再次确认患者抗凝药服用史等。

（三）患者准备

健康教育：介绍麻醉方式、术中体位、禁食和禁水的时间及目的。

建议手术前 1 日晚进食清淡、易消化食物。手术当日晨禁食、禁水（上午手术者）。

术前皮肤准备：嘱患者术前 1 日沐浴、更换清洁病号服。女患者除去口红、指甲油等。

（四）血钙监测和饮食指导

甲旁亢的主要临床表现是高钙血症，对高钙危象患者应指导患者禁食牛奶或其他奶制品等高钙食物，减少钙的摄入。同时，在肾功能完好的情况下，嘱患者每日饮水 3 000 ～

4 000ml 以促进排钙。

（五）骨病护理

对于伴严重骨质疏松患者，嘱患者住院期间避免提重物或负重，避免剧烈运动等，外出时应坐轮椅，防止摔倒发生骨折。若四肢疼痛明显，可给予止痛药。

（六）其他物品准备

准备心电监护仪，吸痰、吸氧装置，急救物品和药品等。

二、术中配合

协助患者去枕平卧位，头后仰。

建立静脉通路。给予心电监护、吸氧。严密观察患者呼吸、血压、心率、指尖血氧饱和度等及其变化，如有异常情况应及时告知医生，并进行相应处理，保证手术顺利完成。

准备好手术器材物品，将微波消融针等器械按顺序摆放，以便有序拿取，协助医生完成操作。

手术进行过程中，要根据操作者的需要，协助完成消毒铺巾、手术针具递送、隔离液推注、术中必要时的心理安慰、吸痰等工作。同时还应注意患者生命体征变化，出现异常状况时及时发现、汇报和参与救治等。

术后清点手术台上物品，做好环境清洁消毒。

三、术后护理

（一）常规护理

术后短时间内（一般2小时）应密切观察患者生命体征，如有异常及时通知医生，必要时在医生指导下进行处理。患者头下垫枕头平卧休息，半小时改为半卧位或坐位，取舒适体位休息，保证呼吸道通畅。

（二）血钙检测

术后PTH快速下降，在伴有骨饥饿的情况下血液中钙、磷在骨骼沉积，会导致低钙血症。低钙时会使神经、肌肉兴奋性增高，表现为手足及唇周麻木，严重时可表现为四肢抽搐，甚至出现喉、支气管痉挛。因此要密切观察患者的血钙变化及临床症状。

（三）饮食护理

嘱患者术后2小时食用温凉流食，第1次饮水一定从微量开始，以免喉上神经损伤后导致呛咳和吸入性肺炎。术后患者易发生低血钙，因此，对术后因骨饥饿导致低钙的患者应选择高钙食品，如牛奶、豆制品、芝麻等。另外，应根据术前检查结果，必要时补充维生素D以促进机体对钙的吸收。

（四）骨病护理

术后应继续注意骨病的护理，恢复期间配合合理的适量活动以促进骨及肌力的恢复，减少不必要的体力劳动，防止摔倒，禁止剧烈运动。

四、并发症的观察

（一）声音嘶哑、呛咳的观察

甲状旁腺解剖位置较深，因此在术中可能会对患者的喉上神经和喉返神经造成一定刺激甚至损伤。术后对患者进行饮水试验检查，嘱出现饮水呛咳的患者应小口饮水，半流质饮食，直至呛咳症状消失。

（二）低钙血症的观察

术后 PTH 水平通常会明显下降，血液中大量钙回流骨骼，会导致患者发生低钙血症。因此要密切观察患者的血钙水平及临床症状，必要时给予对应处理。

（三）出血的观察

指导患者正确按压伤口，密切观察伤口敷料是否清洁干燥，有无渗血及伤口肿胀情况。

（四）疼痛的观察

穿刺部位可有轻微疼痛，一般不予处理；对疼痛严重者，可根据医嘱给予止痛药。

（五）发热的观察

极少数患者有发热表现，大多为术后机体吸收坏死消融灶而产生的吸收热，应与术后感染导致的发热相鉴别。体温低于 38.5℃的患者，观察体温变化，向其解释发热的原因，消除顾虑。鼓励患者多喝水，及时更换湿衣物，避免着凉。体温大于 38.5℃的患者，可遵医嘱给予物理降温，必要时给予口服解热镇痛药物。

（李　妍　于明安）

第二节　继发性甲状旁腺功能亢进症热消融治疗围手术期护理要点

护士为继发性甲旁亢（sHPT）围手术期患者提供的整体护理贯穿于术前、术中及术后，目的是对患者行整体评估、心理护理及护理干预，增加其对手术的耐受性，以最佳状态顺利度过围手术期，预防和减少术后并发症，促进患者早日康复。

一、术前护理

1. 心理护理　血液透析是尿毒症患者终身治疗方式，患者与家属有很大的精神压力且常伴有烦躁、恐惧及焦虑心理，术前护士应主动与患者沟通交流，掌握患者心理状态，消除其恐惧、焦虑心理。耐心、仔细地向患者及家属讲解甲状旁腺热消融术，讲解消融过程和注意事项，使患者及家属保持乐观、放松的心态并积极配合治疗。

2. 术前评估　术前对患者进行护理评估，详细询问病史，填写本科室的"术前护理评估表"，内容包括患者基本信息、肾功能衰竭原因、患者的临床表现（如骨骼系统、心血管系统、神经系统及血液系统等）、甲状旁腺手术史、肾移植史、透析方式和时间、合并症、各项实验室检查、术前药物应用、心电图、二维超声心动图、肺功能检查、影像学检查及其他信息（如患者有无动静脉瘘、有无声音嘶哑，使用抗凝或抗血小板药物患者需停药后方可行消融手术，血液透析患者消融治疗前 1 日行无肝素血液透析）。记录患者血压、血氧及心率作为基础值。通过术前详细评估，预估患者在术中、术后对消融手术的耐受程度及危险因素。评估影响手术安全的因素，及时向手术医生汇报，并制定护理预案，使危险因素降到最低，真正做到为热消融手术起到保驾护航的作用。

3. 术前宣教

（1）术前 1 日采用图文并茂的形式让患者及家属更直观地了解疾病相关知识、手术过程、术前和术后的注意事项及配合要点。主管护士配合落实术前准备工作并进行术前宣教，使患者和家属对手术的每一环节都有所了解。

（2）告知患者术前避免饮水过多（透析间期体重增加不超过2.5kg），规律透析，减少术中出血和心脏意外的可能。

（3）手术体位宣教：对于颈椎疾病或颈部缩短畸形患者，指导做颈部过伸运动，每日练习2~4次，并维持体位半小时左右。

（4）对于伴严重骨质疏松的患者，嘱其住院期间注意安全，尤其在进出水房及洗手间时防止滑倒，避免剧烈运动，外出时有家属陪同坐轮椅，防止骨折的发生。

（5）术前1日洗澡、修剪指甲；如果有义齿、助听器等，应取下；更换清洁病号服。嘱患者摘下项链、耳环，除去口红、指甲油，男性患者剃净胡须。

（6）术前1日晚进食易消化食物，手术当日晨禁食、禁水，如有高血压患者手术当日晨6时用清水顺服降压药。

（7）有紧张、焦虑、失眠的患者术前临睡时可给予辅助睡眠的药物。

（8）未绝经女性患者避开月经期，手术当日不能化妆。

二、术中护理

（一）常规准备

（1）抢救物品的准备，包括简易呼吸器、简易麻醉呼吸机、除颤仪、气管插管、气管切开包，抢救车处于备用状态，急救药品在有效期内。

（2）核对患者信息，包括姓名、腕带、年龄、口服药、禁食、禁水及是否有手术签字。

（3）协助患者摆放手术体位，注意保护患者隐私。心电监护生命体征、吸氧。严密观察患者呼吸、血压、心率、指尖血氧饱和度等的变化，此时测得血压和前1日评估的血压作为基础值，如有异常情况应及时告知医生，进行相应处理。

（4）动静脉瘘的管理：避免在有动静脉瘘的手臂上测血压、静脉输液。建立静脉通路，选用20G静脉留置针穿刺，术前CEUS过程中要注意观察有无过敏反应，同时严格控制液体入量，减轻心脏负荷，防止心力衰竭的发生。

（二）手术配合

手术过程中根据术者的需要协助完成消毒铺巾、手术针具递送、隔离液推注、必要时的心理安慰等护理工作，还要密切观察患者有无声音嘶哑、吞咽困难、呼吸困难、窒息、疼痛、出血、血压升高等症状，一旦出现呼吸困难、严重心律失常、心搏和呼吸骤停等意外情况时应及时抢救。要密切关注是否有造影剂过敏反应。

（1）造影剂过敏反应：开展CEUS的科室及相关医护人员应了解造影剂引起过敏的典型症状，对造影后皮肤红斑、呼吸改变等先兆症状应足够了解，并具备熟练的抢救技术，要警惕造影剂可能会导致过敏性休克。造影前应取得患者及家属的知情同意，明确患者过敏史，严格评估高危人群，包括蛋白质过敏、过敏体质、体质虚弱者。造影后应做好对患者生命体征变化的监测，特别是30分钟以内的血压、心率、呼吸和血氧饱和度等变化。由于严重过敏性休克可并发肺水肿、脑水肿、心搏骤停或代谢性酸中毒等，一旦发生，患者经抢救脱离危险后，仍应在医院监护至少12小时，密切监控生命体征，降低过敏性休克导致的严重危害。

造影剂过敏反应可以影响全身各个系统，出现程度不同的症状，可分为：①轻度反应，表现为全身热感、发痒、结膜充血、头痛、头晕、恶心等症状。②中度反应，表现为全身出现荨麻疹样皮疹，眼睑、面颊、耳部水肿，胸闷、气短、呼吸困难等。③重度反应，表现为面色苍白、四肢厥冷、血压下降、心搏骤停、小便失禁、知觉丧失等症状。

（2）造影剂过敏反应的处置方法：①轻度反应，嘱患者安静休息，呼吸新鲜空气或给予吸氧，动态检查结束后大量饮水，口服抗组胺药物等。②中度反应，给氧，注意保暖。皮下注射肾上腺素 0.3～0.5ml。静脉注射地塞米松 10mg+5% 葡萄糖。如有喉头水肿可加用地塞米松 5mg，肾上腺素 1mg，做喉头喷雾。③重度反应，继续上述方法，并立即通知有关科室或急诊室参加抢救。对血压下降、心跳微弱者应用肾上腺素、间羟胺、多巴胺等，必要时另开一条静脉通路静脉滴注 5% 碳酸氢钠 250ml。对严重喉头水肿的患者，应考虑气管插管或气管切开等急救措施。

三、术后护理

（一）常规观察与护理

（1）严密观察生命体征的变化，监测血全段甲状旁腺激素（iPTH）及电解质的变化。

（2）头部垫枕平卧休息，局部按压伤口半小时后如果无不良反应改为半卧位或坐位。

（3）保持伤口敷料清洁干燥，观察有无渗血，颈部是否肿胀，了解患者的发声情况，避免用力咳嗽、大声说话、情绪激动等。

（4）嘱患者术后 2 小时如果无明显呛咳、吞咽困难即可尽早进食温凉流质、半流质饮食。

（二）低钙血症护理

sHPT 消融术后，有些患者 PTH 往往会急剧下降引起低钙血症，表现为手足及唇周麻木，严重的手足抽搐、喉或气管痉挛，多于术后 24 小时内出现，需补钙治疗。因此，术后保持钙平衡是治疗过程中的一个重要环节。

护理要点：①静脉补钙应选择粗、直、弹性好的血管输液。外周血管条件差的患者，应选择深静脉置管泵钙。②密切观察注射部位有无输注液体的外渗，注射部位皮肤有无红、肿、热、痛等静脉炎症状，并询问患者有无穿刺处疼痛、肿胀等不适。③一旦发现钙剂外渗应立即拔除浅静脉置管，重新建立静脉通路。抬高患肢，通过降低患肢毛细血管的流体静水压减轻患肢渗液区的肿胀，促进渗漏药物的消散。④发生外渗的血管可局部用 33% 硫酸镁湿敷或喜疗妥（多磺酸黏多糖乳膏）涂抹，减轻钙剂对血管的刺激，避免引起局部组织坏死。⑤钙剂在输注前应充分稀释（至少 10 倍），缓慢泵入。药物或液体的 pH 是静脉输液中引起静脉炎的一个重要因素，药液 pH 过高或过低均可导致局部酸碱平衡失调，影响上皮细胞吸收水分，造成局部红肿、血液循环障碍、组织缺血和缺氧等。⑥对 sHPT 患者的输液不应使用血液循环差的肢体，或有病变、创伤的部位。

（彭丽丽　于明安）

第三节　特殊病例护理要点

一、甲状旁腺功能亢进危象

术前做好心理护理，加强基础护理和高钙危象的观察及护理，术后重视病情观察，避免不当操作引发的并发症。围手术期的营养支持是该类患者成功救治的重要护理措施。

（一）术前护理

1. 加强心理护理 患者病情变化快，家属的紧张情绪将对患者产生不利影响。护士应及时劝告家属，并积极引导患者及家属，提高他们对疾病的认知水平，并主动配合各项治疗与护理，使其树立战胜疾病的信心。

2. 开通两条以上静脉通路 遵医嘱静脉输入等渗盐水，迅速扩充血容量，稀释血浆中钙的浓度，然后调整输液速度，使尿量维持在 100～150ml/h。

3. 高钙血症 易导致严重的心律失常，直接抑制心肌，使患者发生猝死。应严密观察患者意识、生命体征，给予心电监护，每 4～6 小时测血电解质和肾功能，及时跟踪结果。

高钙血症时会影响肾脏对水的重吸收，因此患者常会有口渴、多饮和多尿等表现，护士应注意观察。

高钙血症患者常伴有恶心、呕吐等不适，为了保证入量及热量供应，每日应输注葡萄糖液体，但长时间输注葡萄糖会引起患者血糖波动，且因葡萄糖为酸性液体，可增加无菌性静脉炎的发生率。故应在每日输液前检测患者静脉通路状况，严格留置针使用时间。

（二）术后护理

术后严密观察患者的生命体征及颈部有无肿胀；定期观察消融区有无渗血，保持敷料清洁干燥，有无术后并发症发生，如喉返神经损伤症状、低钙血症等。如发现患者出现不适，立即报告医生配合抢救。

二、甲状旁腺功能亢进症合并心力衰竭

术前应关注有心力衰竭病史患者的各项实验室检查，动态监测血压，了解是否存在心律失常，做好心理护理，消除患者术前的顾虑。术中严格限制患者输液量，严密监测血压、心率变化。术后重视并发症的观察和处理，加强透析护理、饮食指导，保证患者安全通过围手术期，避免心力衰竭的发生。

（一）术前护理

1. 加强心理护理 积极地宣教，讲解手术过程和必要性，术后可能会出现的并发症及应对措施，消除患者的顾虑，保证其睡眠质量和充分的休息，使其积极配合治疗及护理。

2. 评估患者行消融手术的耐受性

（1）术前护士询问患者睡眠时能否平卧，是否有憋醒的病史，如果患者无以上病史一般可以顺利度过较短的消融操作过程。

（2）可在消融术前 1 日用超声评估患者颈静脉张力情况。患者取平卧位，采用超声检查了解患者颈静脉管腔内张力情况。如果张力高，一般提示体内液体量较多或心功能不全，必要时可酌情加做一次透析。

（二）术中护理

1. 体位 嘱患者取相对舒适的体位，有些患者透析时间长，腰骶部疼痛明显，脊柱有畸形，不能平卧，要使用特殊软垫，不要使脊柱悬空。

2. 术中监测 患者心肺功能差，术中随时可出现心力衰竭，因此应术中严密监测血压、心率变化。术中麻醉医生监护，保证手术顺利完成。

3. 液体管理 术中护士要严格控制造影时输注的液体量，禁止术中输注林格液。

（三）术后护理

出院指导：在无严重低钙的情况下，指导患者保持高钙低磷的饮食习惯，每日摄入适量

优质蛋白质，定期复查 PTH。坚持有效的血液透析治疗。

三、气管造瘘口

（一）术前护理

1. 加强心理护理 因气管造瘘的患者长期带气管插管导致交流障碍，要多关心、了解患者的需求。对不能发出声音的患者应提供笔和纸或画板，用书写或手势来表达内心的需要。护士应积极宣教，详细讲解消融手术的必要性、消融手术的过程、术中有不适如何通过肢体表达、术后可能出现的并发症和应对措施，减轻其心理负担，打消患者的顾虑，使其建立战胜疾病的信心。

2. 对气道情况进行评估 包括气管切开时间、造瘘口处皮肤情况、气管造瘘处套管性质（一次性套管、金属套管）、更换气管套管垫的时间和痰液的性质、量，以及呛咳反应的程度、湿化液的选择等。

3. 气管造瘘的护理 用灭菌生理盐水对造瘘口进行认真清洁，预防造瘘口处皮肤感染，更换造瘘口处灭菌纱布垫 1～2 次 /d，若痰量多，需随时更换，换药时注意勿将剪口处的纱布线头掉入气道内，以免引起感染或导致呛咳，有条件者最好在围手术期采用药物性气管套垫，可预防感染的发生。套管口用 1～2 层纱布覆盖，避免异物吸入气管。

（二）术中护理

术中护士要平复患者的情绪，理解患者在术中的诉求，第一时间为患者提供正确护理。

手术时取下气管套管、气管套管垫，严格对手术区域进行彻底消毒，要求消毒时动作轻柔，注意消毒液用量，避免过量的消毒液沿气管造瘘口流入气管或滴入气管，引起患者呛咳，喷出痰液污染术区。如发生上述情况，护士应快速负压吸痰，重新消毒手术区域，消毒完毕应在气管造瘘口上覆盖一层无菌纱布，以防术中患者因各种刺激从内套管咳出痰液污染术区。

术中密切观察患者的气管造瘘口情况，有痰液时用负压吸引及时吸出，注意操作时动作轻柔。关注心电监护仪各项监测数据，如发现患者出现异常，及时汇报术者，并配合处置。

（三）术后护理

术后采用药物性气管套管垫，严密观察患者的生命体征，特别是颈部有无血肿、观察消融区有无渗血，以免对气管及造瘘口造成压迫，保持敷料清洁干燥，加强气管造瘘气道护理，观察有无术后并发症发生，如喉返神经损伤症状、低钙血症等。

总之，有气管造瘘口的患者进行 sHPT 热消融手术，无疑是增加了围手术期护理的难度。除 sHPT 常规热消融围手术期护理外，特别要加强对气道造瘘口的护理。因为患者交流障碍，要做好围手术期的心理护理，术前重视气道管理，预防气道感染，以免出现咳嗽、咳痰症状。术中做好气管造瘘口及术区的皮肤消毒，同时要保护好气管造瘘口，防止消毒液及异物误入气道；术后保持呼吸道的通畅，加强术区和气管造瘘口管理，重视营养支持，使患者顺利度过围手术期，防止术后感染的发生。

四、孕妇合并原发性甲状旁腺功能亢进症

（一）术前护理

1. 加强心理护理 术前心理护理有利于避免孕妇围手术期的紧张，有利于平稳度过围手术期。护士要及时与患者沟通交流，进行积极的引导，提高患者对疾病的认知水平，主动

配合治疗与护理。

2. 常规护理

（1）安全护理：甲旁亢的患者因高血钙易造成骨质疏松。需警惕病理性骨折的发生。因此，入院后应避免磕碰，使用防滑拖鞋，每日进行安全宣教及评估，加强患者的安全意识。

（2）饮食指导：高钙血症可使患者出现厌食、恶心、呕吐等症状，所以应尽量减少含钙丰富食物，如牛奶、豆制品等。嘱其不要擅自服用钙剂等，鼓励少食多餐，有恶心症状时可吃开胃食品。

（3）高钙危象观察：血钙浓度 ≥ 2.75mmol/L 时为高钙血症，患者早期可无明显症状，后期随着血钙水平升高，血钙浓度 ≥ 3.75mmol/L 时为高钙危象，临床表现主要有食欲减退、恶心、呕吐、精神萎靡嗜睡、反应迟钝等，严重者危及生命。建议这些患者避免可能加重高钙血症的因素，如容量不足、长时间不活动等。在护理上加强护患交流，认真听取患者主诉，密切关注患者的躯体及神经症状。如果发现异常及时报告医生。当确诊高血钙危象时床旁备抢救车，进行遵医嘱静脉补液、降钙素治疗。

（二）术后护理

术后严密观察患者的生命体征，患者如出现手足或面部麻木、抽搐，可能有低钙血症的发生；注意观察有无喉返神经损伤症状；定期观察消融区有无渗血，保持敷料清洁干燥（护理要点同前）；加强对胎儿的监测（护理要点同前）。如发现患者和胎儿有异常，立即报告医生。

（彭丽丽　于明安）

第十七章

甲状旁腺功能亢进症热消融治疗复发和远处结节再生的原因及对策

　　局部复发是肿瘤热消融后可能会遇到的一种情况，一般为肿瘤消融不完全，局部有肿瘤组织或细胞残留，在随访过程中再次生长。甲旁亢热消融后也有局部复发的可能，其原因有多方面。

一、局部复发的原因

（一）结节显示不清

　　甲状旁腺前方为甲状腺组织，如果患者有结节性甲状腺肿，受甲状腺结节内的钙化及甲状腺结节本身回声的影响，甲状旁腺结节的边界可能显示不清，消融时无法准确识别边界。另外，甲状旁腺结节内如存在较大钙化灶，受钙化声影的影响，甲状旁腺结节部分边界显示不清，无法准确辨别消融范围。见图 17-1。

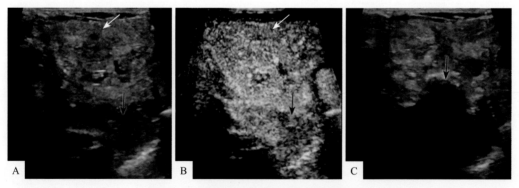

图 17-1　甲旁亢结节前方巨大甲状腺结节

A. 甲状旁腺结节（黑色箭头）受前方巨大甲状腺结节（白色箭头）压迫，甲状旁腺结节边缘显示不清；B. 超声造影可显示甲状旁腺结节（黑色箭头）部分边界；C. 甲状旁腺结节内较大钙化灶（黑色箭头）伴声影，后方甲状旁腺结节部分边界显示不清。

（二）结节残余

　　一般情况下超声所示甲状旁腺为结节状增生的低回声区，周围尚存有受压呈窄条状的正常甲状旁腺组织，如果没有完全消融，残余的甲状旁腺组织在高磷低钙等因素刺激下会继续发展为甲状旁腺增生结节。该情况尤其见于 sHPT（图 17-2）。

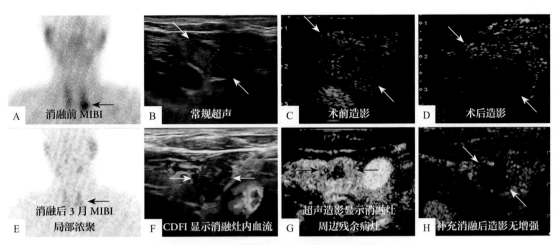

图 17-2　原发性甲旁亢结节未完全消融

患者，男，76 岁。实验室检查提示全段甲状旁腺激素（iPTH）增高（最高 267.8pg/ml），血钙增高（最高 3.23mmol/L）；超声及 MIBI 提示左下甲状旁腺功能亢进结节（箭头），大小约 2.2cm×0.9cm×0.8cm，进行消融治疗（A～H）；第 1 次消融前 iPTH 230.5pg/ml，血钙 3.01mmol/L，血磷 0.5mmol/L；消融后 iPTH 15.3pg/ml，血钙 2.6mmol/L，血磷 0.73mmol/L；术后 1 个月、3 个月复查，血钙进行性增高（最高 2.89mmol/L）；超声及 MIBI 均提示残余病灶，再次消融，消融后 7 个月复查：iPTH 65.3pg/ml，血钙 2.38mmol/L，血磷 0.98mmol/L。

（三）针道种植

热消融过程中如果反复穿刺甲状旁腺增生结节，理论上有可能将甲状旁腺细胞带出，形成类似于恶性肿瘤的针道种植转移。甲状旁腺增生结节为良性肿瘤，但是生长行为类似于恶性肿瘤。种植转移（parathyromatosis）常见于 sHPT 切除术后的患者，发生种植转移的患者再次手术切除较困难，主要因粘连可能增加并发症发生风险及无法完全切除的风险，有些患者经历反复手术而疗效仍然很差。文献报道，种植转移同样会发生于 pHPT 切除术的患者，而且同样容易引起持续性及复发性甲旁亢，因此外科手术后行消融术的患者需要密切随访并清除所有影像学可发现的病灶，避免结节复发及远处结节再生。

二、预防和对策

预防消融后局部复发的首要因素为充分、完全的消融。在术前评估中，要通过超声多切面扫查，结合 CT、MIBI 检查确定肿瘤的边界及周围的毗邻结构。在较大结节的消融过程中，注意消融的先后顺序，一般先深后浅，否则先消融浅部组织可能因气化产生的强回声遮盖未消融肿瘤的边界（图 17-3），导致病灶残留。同时要灵活应用 CEUS 技术判断消融范围是否完全覆盖肿瘤，确保消融后无活性组织残留。根据临床的经验，针对超声所示低回

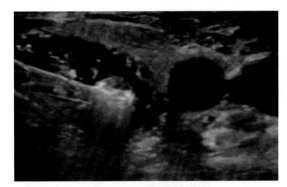

图 17-3　浅部组织消融后

阻滞气化呈强回声，遮盖未消融肿瘤。

声结节，可以在保证安全的基础上扩大消融避免局部复发，保证将增生结节、周围正常甲状旁腺组织和周围滋养动脉完全消融。

与开放性手术不同，热消融对组织没有切割伤，通常不会造成肿瘤被膜破裂。在插入消融针的过程中注意避免不消融情况下反复退针调整针道，以防将细胞带入肿瘤包膜外部。对于发生种植转移的患者，绝大部分仍然可以进行消融治疗，而且效果可能优于其他术式。图 17-4 所示的病例，患者曾先后进行 2 次甲状旁腺切除术，行消融术前超声所见沿甲状腺被膜分布的"串珠状"结节，考虑为之前手术所致的种植转移，血 iPTH 持续大于 2 000pg/ml，消融术后 1 日，iPTH 降至 572.1pg/ml，说明大部分病灶已被灭活。

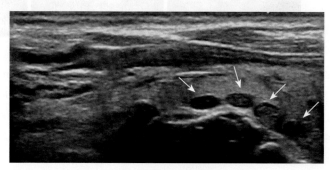

图 17-4　甲旁亢结节切除术后种植

超声可见沿甲状腺被膜分布的"串珠状"低回声甲旁亢结节（箭头）。

监测结节复发的主要方式为血 iPTH 测定及超声检查，iPTH 升高是预测甲状旁腺术后复发的独立危险因素。笔者团队进行的甲状旁腺消融中，局部复发率小于 3%。

（赵朕龙　于明安）

第二节　远处结节再生

一、远处结节再生的原因

远处结节再生一般来说与不完全消融无直接关系。

原发性甲旁亢（pHPT）远处结节再生的原因一般为术后维生素 D 和钙剂补充不足；或是某些遗传病所致多发甲状旁腺肿瘤。当一个甲状旁腺结节功能亢进时，其他甲状旁腺功能处于正常或被抑制状态，表现为结节完全消融，短时间内患者 iPTH 一般很低。当增生结节被消融后，维生素 D 缺乏和低钙会刺激其他甲状旁腺结节功能增强或增生，表现为消融后 iPTH 迅速下降，短期内 iPTH 再次升高甚至高于正常值。因此，在术前测得患者维生素 D 低于正常值时，应从术前开始补充维生素 D，在没有高钙血症的情况下也应该适当补充钙剂，以避免术后其他甲状旁腺结节再增生。

术后短期内 iPTH 升高而血钙正常的现象同样出现于甲状旁腺切除手术的患者，国外文献报道原发性甲状旁腺局部切除术后复发率可达 10.7%，复发中位时间约 77 个月（13 ~ 170 个月）[1]，复发与切除的增生结节的数量无关[2]，原因可能是甲状旁腺切除术后机体对骨饥饿的适应性反应[3]，因此甲状旁腺消融术后需要密切随访，及时补充维生素 D 并监测血钙及 iPTH 水平，避免结节再生导致严重的骨及肾并发症。此外，部分患者甲旁亢的原因为多发性内分泌肿瘤（MEN），这种疾病本身为遗传性，只能短期复查并监测激素水平和超声检查，结节再次形成后可及时行消融治疗。

与 pHPT 不同，继发性甲旁亢（sHPT）一般为 4 枚甲状旁腺都有增生，只是增生程度不同。国外文献报道，sHPT 外科术后复发率约为 21.4%[4]，笔者团队进行的 sHPT 消融复发率在随访时间内约为 17.7%。根据我们的经验，sHPT 由于原发病变为肾功能衰竭，必然导致维生素 D 羟化不足和低钙，再加上血磷增高，对甲状旁腺的刺激始终存在，sHPT 术后如有残留腺体，一般会复发。手术治疗复发性甲旁亢需要面对瘢痕粘连，寻找病变腺体难度增大等问题，而且损伤喉返神经、喉上神经造成并发症的风险增大。与切除术后粘连不同，热消融微创治疗仅在消融灶周围形成轻微粘连，对其他部位的腺体消融不会造成影响。

二、预防和对策

与局部复发不同，预防甲旁亢术后远处结节再生主要集中在术后治疗方面，包括补充足量活性维生素 D 和钙剂，充分的透析频次和透析质量，合理的饮食，通过上述方法尽量减少对残余甲状旁腺的刺激。此外一些新药物的应用，如维生素 D 受体激动剂（帕立骨化醇）、拟钙剂（西那卡塞）也有助于预防或有效治疗 sHPT[5]。需要明确的是，对于肾功能衰竭行规律透析患者，只要存在甲状旁腺腺体，则很可能发生 sHPT。因此，包括 iPTH 检测和超声检查在内的规律复查是必不可少的。iPTH 的持续上升提示甲旁亢，有经验的超声医生可以发现早期增生的甲状旁腺结节，一旦发现增生结节，在药物治疗无效的情况下就应该尽早根除增生的病灶，阻断高 iPTH 对机体钙、磷代谢的影响。

（赵朕龙 于明安）

参考文献

[1] MALLICK R, NICHOLSON K J, YIP L, et al. Factors associated with late recurrence after parathyroidectomy for primary hyperparathyroidism. Surgery, 2020,167(1): 160-165.

[2] MAZOTAS I G, YEN T, DOFFEK K, et al. Persistent/recurrent primary hyperparathyroidism: does the number of abnormal glands play a role? J Surg Res, 2020,246: 335-341.

[3] 曹少博. 甲状旁腺切除术后血钙正常性高甲状旁腺激素血症的临床资料分析. 北京：北京协和医学院，2017.

[4] STEFFEN L, MOFFA G, MULLER P C, et al. Secondary hyperparathyroidism: recurrence after total parathyroidectomy with autotransplantation. Swiss Med Wkly, 2019,149: w20160.

[5] COZZOLINO M, MESSA P. Treatments for secondary hyperparathyroidism in hemodialysis. Pol Arch Intern Med, 2017,127(12): 807-809.

甲状旁腺功能亢进症热消融治疗的
新进展及展望

一、概述

甲状旁腺微创治疗技术最早开始于 20 世纪 90 年代。进入 21 世纪，尤其是近 5 年来，以 MWA 和 RFA 为代表的经皮热消融治疗技术在该领域得到了快速的发展，其不仅具有微创、安全、有效等优势，而且是许多甲旁亢患者不能或不适于手术切除的治疗方法。在快速发展的过程中，热消融从单纯技术应用逐渐向呈体系的完整治疗手段发展，与手术切除比较，也越来越显示出其独特的优势，有可能从技术方法的尝试、改进与成熟，带来治疗方法的变革，甚至治疗理念的变化，逐渐向独立的临床治疗学科发展。

一般甲旁亢患者，无论是原发性还是继发性，在客观了解了该技术特点后，越来越多患者选择该技术。随着对一般甲旁亢患者治疗的进一步深入，甲旁亢热消融治疗的临床应用将会越来越多，并通过越来越多的基础和临床研究，推动该技术发展。因此，在总结现有临床经验和文献的基础上，发布了 2021 版甲旁亢热消融治疗专家共识[1-2]。

二、新进展

（一）患者群体的变化

甲状旁腺热消融技术已经可以作为成熟技术应用于临床。经过近 5 年的快速发展，尤其是大量的临床经验总结，涉及热消融治疗的一系列技术方法已经较成熟，完全可以很好地服务于甲旁亢患者，并逐渐尝试向基础机制研究和治疗理念改进方向发展。就患者纳入标准而言，开始只是针对拒绝手术患者（如不愿意在颈部留下常规手术的瘢痕）、不适宜手术患者（如心肺功能不全、全身麻醉高风险）或术后复发，再次手术容易受到粘连影响的患者等。由于在此类患者的应用中发现微创治疗诸多优势，并对出现的不足进行了改进，患者群逐渐扩大，主要向三个方向发展。

（1）心肺功能不全或部分继发性甲旁亢（sHPT）长期透析患者，由于透析质量差或自身饮食不管控等原因，容易导致心功能不全甚至心力衰竭，当透析龄较长而且甲旁亢没有有效纠正时容易导致胸廓畸形和短颈畸形等，患者无法耐受全身麻醉或手术操作困难增大，微创治疗可能是唯一的有效治疗手段。临床实践证明，采用热消融治疗后不但降低了 PTH，改善了钙、磷代谢，而且提高了患者生活质量，一定程度上逆转了心力衰竭的病程。

（2）其他特殊病例，如异位甲旁亢、孕期甲旁亢、气管造瘘合并甲旁亢、甲旁亢危象、成功肾移植后甲旁亢、极低体重患者甲旁亢等。上述患者除不适宜或不能手术外，各自还有不同的特点。传统方法治疗难度较大，而且具有不同的风险。对上述病例进行微创治疗，临床效果很好，不但解除了甲旁亢，而且对患者其他合并情况没有造成影响，最大限度地体现了该技术微创、安全、有效的优势。

由于甲旁亢热消融治疗在局部麻醉下进行，高频超声可清晰显示各组织结构，热消融本身具有凝血作用，手术可以随时停止等特点，保证了该技术可以应用于绝大多数甲旁亢患者，纳入标准较传统手术明显扩大。在以往研究中初步提出了纳入标准[3]，值得注意的是，随着临床患者数量的不断增多和治疗经验的总结，更加成熟的纳入标准会逐步推出。

（二）液体隔离技术

液体隔离技术是保证手术安全的最关键因素，可以保证充分消融的同时避免对周围重要结构的热损伤。在临床工作中可从多个方面对传统隔离技术进行改进，包括注入隔离液的量、注射部位、一次性注射还是持续注射、隔离液的构成、甲状旁腺推压移位方向等。通过对比研究，发现改进后隔离技术优于传统方法[4]。

（三）术中喉返神经功能的超声实时判定方法

该技术的重要性在于随时决定手术进程和对侧甲状旁腺是否消融等。由于神经热敏感和神经功能丧失对患者影响较大，术中喉返神经功能超声实时监测技术的成功应用，解决了甲旁亢热消融的重要问题，一定程度避免了神经的严重受损和双侧同时受损等严重并发症。

（四）严重低钙血症

甲旁亢术后低钙血症是手术成功的标志，但严重低钙血症也是造成其他不良后果的原因，尤其是对体质虚弱或心肺功能不全的患者。一次手术需尽可能切除所有甲状旁腺，但对减轻低钙血症的作用有限。热消融可以多次进行，完全可以通过分次消融降低严重低钙血症的发生率，这就对术前预测低钙血症发生率并对患者分类以避免高危患者出现严重低钙血症提出了要求。有研究总结了术前和术后两个预测模型[5]，临床实践表明，将模型用于临床决策有利于减少严重低钙的发生，有利于患者安全度过围手术期。

三、展望

因消融结节和剩余甲状旁腺数量不同，甲旁亢热消融后的结果也各不同，对不同结果的客观认识和处理是该技术应用的一个关键挑战。原发性甲旁亢（pHPT）在结果判定和认识上并不复杂，治疗的目的就是将全段甲状旁腺激素（iPTH）降到正常值范围，达不到理想结果者可能是除了消融的病灶，还存在其他增生的小病灶，在超声上难以显示。sHPT iPTH的理想范围为 150 ~ 300ng/ml，部分患者可达到该范围，但许多患者尽管有明显下降，但还是高于该范围，其原因是还有其他增生小病灶。针对上述情况，有必要进行积极有效的内科干预，同时注意定期超声复查，当其余结节增大到超声可以显示时，就可以进行追加消融。由于二次消融不存在广泛粘连的问题，其难度、危险性和成功率与前次比较无明显差别。

甲旁亢热消融治疗具有很好的临床疗效。①热消融可以完全灭活增生的目标甲状旁腺结节，明显降低 iPTH，改善患者的钙、磷代谢，大部分患者血钙、血磷可以降至正常范围；②患者临床症状明显改善或消失，生活质量明显提高，少数患者的软组织异常钙化包块甚至会逐渐消失。此外，很多术前有心力衰竭症状的患者术后此类症状逐渐消失或明显减轻。简而言之，热消融可以完全阻止或延缓甲旁亢对机体的毒害作用。

作为一种在临床上已经可以应用的成熟技术，甲旁亢热消融治疗相关研究将快速发展，主要聚焦于 sHPT，至少包括两方面：①不同水平 PTH 对机体毒害的机制研究；②作为新技术对治疗理念的影响。

（一）机制研究

所谓机制研究主要是指不同水平 iPTH 对机体潜在的影响，有三个区间值得关注：① iPTH 水平在 150 ~ 300ng/ml 时机体状态的变化，根据指南，这是 sHPT 患者最佳 iPTH 范围。②iPTH 水平 > 800ng/ml 时机体状态的变化，根据指南，达到这一范围就应该考虑进行手术切除治疗。③iPTH 水平在 300 ~ 800ng/ml 时机体状态的变化。在临床实践中，这是个灰色地带，iPTH 已经明显增高，但未达到手术阈值，其对机体的危害值得关注。增高 iPTH 的毒害作用主要是对骨质的破骨和异位钙化，这也是对甲旁亢患者机体影响最大的两个方面，所以在研究指标上应聚焦于不同水平 iPTH 对骨密度和相关钙、磷代谢指标的变化，以及机体炎性因子的变化，而炎性因子是代谢的重要因素和指标。当然，长时间大样本研究是得到有效结论的必备因素。

（二）治疗理念的改进

甲旁亢治疗理念改进的背景及原因有两个方面值得关注。①现有国内大部分 sHPT 患者表现出明显的临床症状，如佝偻状态、骨质疏松、骨骼畸形、血管和软组织明显钙化等。这一现象提示现有的治疗理念需要改进。②按照 sHPT 治疗指南，iPTH 的最佳水平为 150 ~ 300ng/ml，但达到 800ng/ml 以上才需要手术治疗，也就是说，当 iPTH 在 300 ~ 800ng/ml 时，即使药物抵抗，也需要被动等待。这是甲旁亢治疗理念需要改进的两大背景。

通过分析，以上问题的焦点在于已经发生药物抵抗，但甲状旁腺并没有明显增生，没有增生或轻度增生的甲状旁腺组织很小、质地很软，手术治疗有很大的漏切或复发风险，因此手术治疗所采用的 iPTH 阈值可能是不得已才确定为 800ng/ml 以上。如果机制研究证明了上述假设，那么在热消融技术已经成熟的情况下，甲旁亢治疗理念就必须改进。简而言之，就是要以患者机体状态为唯一考虑因素，将以往的实验室检查指标和手术时机固定化的治疗模式，向动态干预转变，保证甲旁亢患者的实验室和身体素质等各项指标与健康人无明显差别。

大部分 sHPT 患者是由于肾功能衰竭，长期透析发展而来。透析技术的应用延长了此类患者的生存期，但生存质量无法保证。甲旁亢使此类患者体内的钙、磷从骨组织转移到软组织，导致一系列的临床症状和体征，严重影响患者的生活质量和预后。甲旁亢热消融技术的出现是对传统药物治疗和手术切除的最佳补充，三者的灵活组合应用可以控制甲旁亢的病程，保证患者始终处于甲状旁腺功能正常或轻度亢进的状态，在保证患者生命安全的同时，也保证了患者的体质、体能和生活质量。

（于明安）

参考文献

[1] 白求恩精神研究会内分泌和糖尿病学分会介入内分泌专业委员会 (学组)，中国健康促进基金会骨代谢疾病防治专项基金管委会 . 原发性甲状旁腺功能亢进热消融治疗专家共识（2021 版）. 中日友好医院学报，2021, 35(5): 259-264.

[2] 魏莹，卓莉，于明安，等 . 继发性甲状旁腺功能亢进热消融治疗专家共识（2021 版）. 中日友好医院学报，2021,35(4):195-202.

[3] 于明安，董雪娟，穆梦娟，等 . 微波消融治疗原发性甲状旁腺功能亢进的初步临床探讨 . 中华老年多器官疾病杂志，2016, 15(7): 491-494.

[4] 肖蕊，赵朕龙，魏莹，等 . 改良液体隔离法微波消融治疗继发性甲状旁腺功能亢进 . 中国介入影像与治疗学，2020, 17(3): 137-140.

[5] WEI Y，PENG L L，ZHAO Z L，et al. Risk factors of severe hypocalcemia after US-guided percutaneous microwave ablation of the parathyroid gland in patients with secondary hyperparathyroidism. J Bone Miner Res, 2020, 35(4): 691-697.

索引

C

超声造影	009
持续性甲旁亢	247

D

低钙血症	216, 247, 258
多发性内分泌腺瘤Ⅱ型	214
多发性内分泌腺瘤Ⅳ型	214
多发性内分泌腺瘤Ⅰ型	213

F

复发性甲旁亢	247

G

钙敏感受体	215
钙敏感受体（CaSR）激动剂	246
高磷血症	216
骨饥饿现象	258
固定消融	084

J

激光消融	002
继发性甲状旁腺功能亢进症	186
家族性低尿钙高钙血症	214
家族性孤立性 pHPT	214
甲氧异腈闪烁成像	208
甲状旁腺功能亢进症	186
甲状旁腺腺癌	202
甲状腺癌	024
甲状腺包裹型乳头状癌	062

甲状腺低分化癌	064
甲状腺毒性腺瘤	058
甲状腺非典型腺瘤	058
甲状腺高细胞型乳头状癌	061
甲状腺功能亢进症	033
甲状腺结节	002
甲状腺滤泡癌	063
甲状腺滤泡型乳头状癌	060
甲状腺滤泡性腺瘤	057
甲状腺滤泡性腺瘤伴怪异核	058
甲状腺弥漫硬化型乳头状癌	061
甲状腺内胸腺癌	064
甲状腺黏液癌	065
甲状腺黏液表皮样癌	065
甲状腺乳头状癌	058
甲状腺筛状 - 桑葚样型乳头状癌	061
甲状腺实体 / 梁状型乳头状癌	062
甲状腺嗜酸细胞变型乳头状癌	062
甲状腺嗜酸细胞腺瘤	057
甲状腺髓样癌	063
甲状腺梭形细胞滤泡性腺瘤	057
甲状腺梭形细胞型乳头状癌	063
甲状腺胎儿型腺瘤	058
甲状腺透明细胞变型乳头状癌	062
甲状腺透明细胞滤泡腺瘤	058
甲状腺微小乳头状癌	060
甲状腺未分化癌	064
甲状腺沃辛瘤样变型乳头状癌	063
甲状腺腺瘤	019, 057
甲状腺鞋钉样型乳头状癌	062

甲状腺印戒样细胞滤泡性腺瘤　　058
甲状腺影像报告和数据系统　　008
甲状腺脂肪瘤　　058
甲状腺柱状细胞型乳头状癌　　061
结节性甲状腺肿　　021

P

PTC 伴纤维瘤病样 / 筋膜炎样间质　　062

Q

桥本甲状腺炎　　035
全段甲状旁腺激素　　221

R

热消融　　002

S

三发性甲状旁腺功能亢进症　　186
射频消融　　002

T

弹性成像　　011

W

微波消融　　002
围手术期护理　　175
无动力骨病　　241

X

细针抽吸细胞病理学　　039

Y

液体隔离技术　　249
移动消融　　083
遗传性 HPT- 颌骨肿瘤综合征　　214
异位甲状旁腺　　200
原发性甲状旁腺功能亢进症　　186